LEHRBUCH DER ERNÄHRUNGSTHERAPIE FÜR INNERE KRANKHEITEN

VON

PROFESSOR DR. MED. F. KLEWITZ
KÖNIGSBERG I. PR.

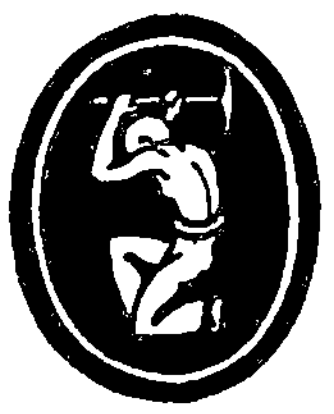

MÜNCHEN · VERLAG VON J. F. BERGMANN · 1925

ISBN-13: 978-3-642-89950-8   e-ISBN-13: 978-3-642-91807-0
DOI: 10.1007/978-3-642-91807-0

Meiner Frau.

Vorwort.

Das Buch verdankt seine Entstehung Vorlesungen über Ernährungstherapie, die ich seit mehreren Jahren an der medizinischen Klinik abgehalten habe. In diesen kam es mir weniger darauf an, meine Hörer mit Diätschemen als mit den Gründen, die eine Abweichung von der „Normalkost" nötig machen, vertraut zu machen. Sie sollten lernen diätetisch zu denken, um nicht in die Gefahr zu kommen, an starren Schemen festhalten zu müssen. Es ergab sich also von selbst die Notwendigkeit, mehr als es sonst in Leitfäden der praktischen Ernährungstherapie üblich ist, auf das pathologische Geschehen bei den einzelnen Krankheiten, bei denen die diätetische Therapie eine maßgebende Rolle spielt, einzugehen. Es konnte das natürlich nicht in erschöpfender Weise geschehen, denn der Charakter eines in erster Linie für die Praxis geschriebenen Lehrbuches mußte gewahrt bleiben.

Ich habe keineswegs darauf verzichtet, Beispiele bewährter Kostformen anzuführen, dabei aber immer die Möglichkeit von ihnen abzuweichen betont, ohne daß deswegen der Grundcharakter der Kost geändert zu werden braucht. Die einschlägige besonders auch neuere Literatur ist ausgiebig berücksichtigt; es wurde aber absichtlich darauf verzichtet, Werke und Autoren im einzelnen zu zitieren.

Königsberg, Juni 1925.   F. Klewitz.

Inhalt.

Allgemeine Ernährungslehre.

Die Ernährungstherapie hat das Bestreben, durch eine zweckentsprechende Ernährung den Verlauf einer Erkrankung günstig zu beeinflussen. Dieses Bestreben ist uralt; es reicht zurück bis zu den Anfängen der Medizin überhaupt. Die Methoden haben vielfach gewechselt, auch wurde der Wert der Ernährungstherapie zu den verschiedenen Zeiten verschieden hoch eingeschätzt, ganz vernachlässigt wurde sie aber nie. Die wissenschaftliche Begründung der Ernährungstherapie ist viel jüngeren Datums als ihre praktische Anwendung; sie war erst möglich, nachdem der Stoffwechsel in gesunden Tagen und seine Störungen bei den verschiedenen Krankheiten in exakter Weise erforscht waren. Seither sind wir in der Lage, eine kausale Ernährungstherapie zu treiben, d. h. also, Menge und Zusammensetzung der üblichen Kost in einer für den einzelnen Krankheitsfall zweckmäßigen Weise zu ändern. Diese Notwendigkeit liegt bei vielen inneren Erkrankungen vor; schon fieberhafte Zustände machen Änderungen der in gesunden Tagen genossenen Kost notwendig. Bei vielen anderen Erkrankungen vollends steht die Ernährungstherapie ganz im Vordergrunde unseres therapeutischen Handelns.

Die Möglichkeit, die übliche Kost zu ändern, ist aber begrenzt. Schon Änderungen hinsichtlich der Quantität haben ihre Grenzen. Nun ist aber auch die Zusammensetzung der in gesunden Tagen genossenen Kost derartig, daß die Beteiligung der verschiedenen Nahrungsstoffe an ihrem Aufbau eine einigermaßen gesetzmäßige ist. Ganz unbewußt befolgt der Gesunde, eine vernünftige Lebensweise vorausgesetzt, bei der Wahl der Speisen diese Gesetze, die eine genügende Beteiligung aller Hauptnahrungsstoffe an seiner Kost gewährleisten; sie können nur in gewissen Grenzen überschritten werden.

Es ist also klar, daß nur der Arzt eine rationelle Ernährungstherapie zu treiben vermag, der mit den für gesunde Tage gültigen Gesetzen der Ernährung und des Stoffwechsels und den Abweichungen vom Normalen bei den einzelnen Krankheiten völlig vertraut ist. Er entgeht dann den Gefahren, die eine kritiklose Änderung der Kost hinsichtlich Menge und Zusammensetzung mit sich bringen kann; auch ist er nicht genötigt, starr an vorgeschriebenen Diätschemen festzuhalten.

Es ist also gerechtfertigt, wenn wir zunächst einen kurzen Abriß der für gesunde Tage gültigen Ernährungsgesetze vorausschicken; die Abweichungen bei den verschiedenen Krankheiten werden, soweit sie uns bekannt sind, im speziellen Teil besprochen werden.

Unsere *Nahrungsmittel* entstammen dem Tier-, Pflanzen- und Mineralreich; sie sind ein sehr ungleichmäßiges Gemisch verschiedener, chemisch genau definierbarer Stoffe, und zwar solcher organischer und anorganischer Natur; wir nennen sie *Nahrungsstoffe*. Beide sind gleich wichtig und unentbehrlich für unsere Ernährung; sie unterscheiden sich aber grundsätzlich dadurch voneinander, daß maßgebend für den Nährwert der einzelnen Nahrungsmittel die organischen Nahrungsstoffe allein sind. Wir besprechen sie zuerst. Ihre wichtigsten Vertreter sind die Kohlehydrate, die Fette, die Eiweiße, ferner die Vitamine und die Extraktivstoffe.

Die organischen Nahrungsstoffe. Die *Kohlehydrate* entstammen fast ausschließlich, wenn man von dem in der Milch enthaltenen Milchzucker absieht, dem Pflanzenreich. Das für unsere Ernährung wichtigste Kohlehydrat ist die Stärke, ein Polysaccharid, das im Getreide, in den Kartoffeln, im Reis, in den Hülsenfrüchten u. a. enthalten ist. Andere wichtige Kohlehydrate sind der im Haushalt verwandte Rohrzucker (ein Disaccharid, Dextrose + Lävulose), der Milchzucker (gleichfalls ein Disaccharid aus Dextrose und Galaktose bestehend), die im Bier enthaltene Maltose (Dextrose + Dextrose); der in den Früchten enthaltene Rohrzucker ist zum Teil bereits in seine Bestandteile, Dextrose und Lävulose, gespalten (Invertzucker). Von praktisch geringerer Bedeutung sind die Monosaccharide: Dextrose und Lävulose (mit 6 C-Atomen), die gleichfalls in Früchten vorkommen; sie finden gelegentlich auch therapeutische Verwendung.

Eine *Resorption* der Kohlehydrate erfolgt erst nach ihrer Spaltung in Monosaccharide; diese Spaltung geschieht durch das diastatische Ferment des Speichels und des Pankreassaftes und weiterhin durch die „Maltase" des Dünndarms, durch die die Spaltung in die Monosaccharide zu Ende geführt wird. Diese werden nunmehr vom Darm resorbiert und gelangen durch die Pfortader zur Leber, wo sie durch einen fermentativen Vorgang zu einem Polysaccharid — dem Glykogen — umgewandelt und abgelagert werden. Ein anderer Teil überschüssig zugeführter Kohlehydrate wird in Fett umgewandelt und als solches in den Fettdepots als Reservematerial abgelagert. Die Leber vermag aus dem Glykogen Traubenzucker zu bilden, den sie an das Blut abgibt. Der Blutzucker wird vor allem in den Muskeln wieder zu Glykogen umgewandelt. Das Muskel-Glykogen wird im Bedarfsfalle durch „Glykolyse" in Traubenzucker zurückverwandelt, der den wesentlichsten Energiespender für den Muskel darstellt. Ein Zwischenprodukt bei der Muskelarbeit ist die Milchsäure. Bei Besprechung des Diabetes werden wir auf den Zuckerstoffwechsel näher zurückkommen. Die Endprodukte des Zuckerstoffwechsels sind Kohlensäure und Wasser.

Die wichtigsten *Kohlehydratträger* in unserer Kost sind die Backwaren, Kartoffeln, Hülsenfrüchte, der Reis, verschiedene Gemüse, die Früchte.

Die *Fette* unserer Nahrung sind tierischer und pflanzlicher Herkunft. Sie sind bekanntlich aus Fettsäuren und Glyzerin zusammengesetzt, die esterartig miteinander verbunden sind. In diese Bestandteile werden die Fette der Nahrung im Magendarmkanal zerlegt, und zwar im wesentlichen durch ein Ferment der Bauchspeicheldrüse („Lipase"). Der Pankreassaft muß, um wirksam zu werden, vorher durch die Galle aktiviert werden. Dadurch, daß die Fette unter der Einwirkung der gallesauren Salze und der kohlensauren Alkalien der Galle in feinste Verteilung gebracht — emulgiert — werden, wird die Verdauungsarbeit der Bauchspeicheldrüse wesentlich erleichtert. Nach der Spaltung in ihre Bestandteile sind die Fette resorptionsfähig. Schon in der Darmwand selbst aber unter der Einwirkung derselben Fermente, die die Spaltung der Fette bewirkten, werden die Spaltungsprodukte, Fettsäure und Glyzerin, wieder zu Neutralfetten zusammengesetzt und im wesentlichen durch den Ductus thoracicus, der Rest durch die Pfortader, dem Kreislauf zugeführt. Überschüssiges Fett wird in den Fettdepots des Körpers abgelagert. Die Endprodukte des Fettes bei der Verdauungsarbeit sind Kohlensäure und Wasser.

Die wichtigsten Fette bzw. *Fetträger* unserer Nahrung sind von Tierfetten: Butter, Schmalz, fette Fleische; von Pflanzenfetten: Öle, Pflanzenmargarine, einige fetthaltige Früchte, wie Nüsse und Mandeln.

Die *Eiweiße* unserer Nahrung sind gleichfalls tierischer und pflanzlicher Herkunft. Da die Tiere, deren Fleisch wir genießen, sämtlich Pflanzenfresser

sind, entstammt letzten Endes alles von uns genossene Eiweiß dem Pflanzenreich. Dadurch, daß das Eiweiß im Gegensatz zu den Kohlehydraten und
Fetten Stickstoff enthält, nimmt es eine *besondere Stellung* unter den
organischen Nahrungsstoffen ein, auf die wir noch wiederholt werden hinweisen müssen.

Die *Verdauung* des Nahrungseiweißes beginnt im Magen, in dem die
Eiweißkörper bei Gegenwart von Salzsäure durch das Pepsin zu löslichen Azid-
albuminaten umgewandelt werden, die dann bis zu den Peptonen gespalten werden.
Die Hauptarbeit aber fällt wieder der Bauchspeicheldrüse, und zwar dem von
ihr sezernierten Trypsin zu, das bei alkalischer Reaktion die Spaltung teilweise schon bis zu den Aminosäuren fortführt; der endgültige Abbau bis zu
seinen letzten Bausteinen erfolgt erst durch das Erepsin des Dünndarms. Ob
auch höher molekuläre Bausteine des Eiweißes normalerweise vom Darm
resorbiert werden, ist mindestens fraglich. Ein Teil der Aminosäuren dient,
nachdem die Aminogruppe abgespalten ist, energetischen Zwecken oder er
wird als Glykogen in der Leber gestapelt. Ein anderer Teil wird zum Aufbau
des Art- bzw. Organeiweißes benutzt. Man nahm früher an, daß dieser Umwandlungsprozeß in der Darmwand vonstatten geht; es ist aber sehr wahrscheinlich,
daß die Aminosäuren als solche ins Blut übergehen. Diese resorbierten Aminosäuren bleiben nun aber nicht im Blut, sondern die Gewebe, speziell das Muskel-
gewebe, haben für sie eine große Aufnahmefähigkeit, die wahrscheinlich ihrem
Ersatzbedürfnis parallel geht. Gleichzeitig geht ein Abbau der Aminosäuren
einher, der um so lebhafter ist, je näher die Menge der Aminosäuren an die
obere Grenze der Stapelungsfähigkeit herankommt. Sinkt dagegen, z. B. im
Hunger, der Aminosäuregehalt des Blutes, so werden durch Gewebszerfall
Aminosäuren gebildet, die in das Blut übertreten. Es besteht also eine doppelte
Regelung des Aminosäuregehaltes des Blutes (*Folin*). Es ist verständlich,
daß bei diesem Umwandlungsprozeß des Nahrungseiweißes in das Arteiweiß
leicht Verluste eintreten können; denn die verschiedenen Eiweißkörper enthalten die verschiedenen Aminosäuren nicht in denselben Proportionen; andererseits muß der Körper aus den ihm mit dem Nahrungseiweiß angebotenen Aminosäuren diejenigen im richtigen Verhältnis herauswählen, deren er zum Aufbau
des arteigenen Eiweißes bedarf. Es gilt also für den Eiweißstoffwechsel das
Gesetz des Minimums (*Abderhalden*); nur wurde früher eben der Umwandlungsprozeß in die Darmwand verlegt, was aber wohl nicht zutrifft. Auf die
komplizierten Verhältnisse des Eiweißstoffwechsels werden wir noch wiederholt
zurückkommen.

Die Endprodukte des Eiweißstoffwechsels sind vorwiegend: Harnstoff,
ferner Harnsäure, Ammoniak, Aminosäuren, Kreatinin; sie werden mit dem
Urin, zum kleineren Teil mit dem Kot ausgeschieden.

Haupteiweißträger unserer Kost sind vom tierischen Eiweiß das Fleisch,
die Milch, die Eier; pflanzliches Eiweiß ist in allen Pflanzen enthalten, in den
meisten jedoch nur in geringer Menge. Reich an Eiweiß sind die Hülsenfrüchte
(Erbsen, Linsen, Bohnen), die Mehle der einheimischen Körnerfrüchte, ferner
Reis, Mais und Hirse.

Einige *andere organische Nahrungsstoffe* wie Fruchtsäuren, Essigsäure treten gegenüber den Genannten ganz in den Hintergrund; ihre Beteiligung
an unserer Kost ist so gering, daß sie wenigstens hinsichtlich ihres Nährwertes
vernachlässigt werden können. Dagegen spielen die bereits erwähnten Vitamine
und Extraktivstoffe eine ganz eigenartige Rolle in unserem Stoffwechsel; ihre
Bedeutung liegt nicht darin, daß ihr Vorhandensein den Nährwert der einzelnen
Nahrungsmittel erhöht; aber ihr Fehlen, vor allem das der Vitamine, hat für
den Organismus die schwerwiegendsten Folgen.

Unter *Vitaminen* versteht man eine Gruppe organischer Substanzen, die weder den Eiweißkörpern noch den Kohlehydraten noch den Fetten zugerechnet werden können, die aber trotz der geringen Menge, in der sie in unserer Nahrung enthalten sind, für Wachstum und Erhaltung des Lebens unentbehrlich sind. Von *Hofmeister* werden die Vitamine (*Funk*) „akzessorische Nährstoffe", von *Boruttau* „Ergänzungsstoffe", von *Abderhalden* „Nutramine" genannt. Über die Art der Wirkung der Vitamine sowie über die für den Organismus nötige Menge sind wir nur mangelhaft unterrichtet; wir kennen aber bereits eine Reihe von Krankheiten, die als Folge von Vitaminmangel aufzufassen sind. Diese Krankheiten nennen wir: „*Avitaminosen*".

Man unterscheidet drei verschiedene Vitamine:
1. Das fettlösliche Vitamin oder Vitamin A,
2. das antineuritische Vitamin oder Vitamin B,
3. das antiskorbutische Vitamin oder Vitamin C.

Vitamin A ist vor allem in den tierischen Fetten: Sahne, Butter (gelbe Butter ist vitaminreicher wie weiße), Rinderfett, Nierenfett, Leberfett und besonders reichlich im Lebertran enthalten. Fett von Tieren, die mit wenig Grünfutter gefüttert werden, ist vitaminärmer, z. B. Schweineschmalz. Pflanzenmargarine und Pflanzenöle enthalten kein Vitamin A. Auch im Pflanzenreiche kommt Vitamin A vor, besonders im Spinat, in den Kohlarten, den grünen Salaten, vielen Rüben, besonders reichlich in den Tomaten, ferner in den Getreidekörnern.

Mangel an Vitamin A hat beim Säugling schlechte Entwicklung, Augenkrankheiten (Xerophthalmie, Keratomalazie) und Störung des Skelettwachstums (Rachitis) zur Folge; auch bei Erwachsenen kann es zu Knochenerkrankungen (Hungerosteomalacie) kommen.

Vielleicht wird auch die Empfänglichkeit für Infektionen durch Mangel an Vitamin A erhöht.

Vitamin B kommt im Tierreich in der Milch, den Eiern und in dem Fleisch der inneren Organe (Leber, Nieren, Herz, Hirn), nur in geringer Menge im Muskelfleisch und Fischfleisch vor.

Im Pflanzenreich ist Vitamin B enthalten: in der äußeren Schicht der Körnerfrüchte (beim Roggen ist das Vitamin B über das ganze Korn verteilt), in Karotten, Kohlrüben, Salaten, Kohlarten, Tomaten und besonders reichlich in den Hülsenfrüchten. Die Kartoffeln enthalten zwar wenig vom Vitamin-B, werden aber meist in so reichlicher Menge genossen, daß der Bedarf gedeckt wird. Von Früchten enthalten Vitamin B: Orangen, Zitronen, Trauben, weniger reichlich Pflaumen, Äpfel, Birnen.

Besonders reich an Vitamin-B ist die Bierhefe. Mangel an Vitamin B führt zu Beriberi.

Auch das Kriegs- bzw. Hungerödem ist, zum Teil wenigstens, auf Mangel an Vitamin-B zurückzuführen; hier spielt aber die ungenügende Kalorienzufuhr überhaupt sowie unzweckmäßige Zusammensetzung der Kost (zu reichlicher Wasser- und Kochsalzgehalt) mit eine Rolle.

Vitamin C ist im Tierreich in der Milch des mit Grünfutter ernährten Tieres enthalten; im Pflanzenreich kommt es vor in allen grünen Gemüsen, in Kohlarten, Salaten, Rüben, Zwiebeln, Radieschen, neuen Kartoffeln.

Mangel an Vitamin C führt zu Skorbut und zur Barlowschen Krankheit (dem Skorbut der Kinder).

Von praktischer Wichtigkeit ist, daß durch den Konservierungsprozeß, durch langes Aufbewahren (Trockengemüse), ferner durch zu starkes Erhitzen, besonders unter Druck, die Vitamine geschädigt oder gar zerstört werden.

Zusammenfassend läßt sich sagen: Sämtliche Vitamine (A, B, C) sind enthalten in allen grünen Gemüsen, besonders reichlich in Tomaten; da Vitamin B und C wasserlöslich sind, soll das Kochwasser nicht fortgegossen werden. Ferner enthalten alle drei Vitamine: Eier, Butter, Milch (von mit Grünfutter gefütterten Tieren) und in geringer Menge das Fleisch. Konzentriert enthalten ist:

Vitamin A: im Lebertran,
Vitamin B: in Hefe,
Vitamin C: in Zitronen und Apfelsinen (nach *Stepp*).

Die *Therapie der durch Vitaminmangel* hervorgerufenen Krankheiten ergibt sich von selbst; sie besteht in der Zufuhr des fehlenden Vitamins. Eine frei gewählte gemischte Kost enthält immer eine genügende Menge aller drei Vitamine. Bei rationierter Ernährung und in Zeiten der Not besteht aber die Gefahr ungenügender Zufuhr. Auch manche einseitige Kostformen sind arm an Vitaminen, für längere Anwendung sind sie also ungeeignet.

Die *Extraktivstoffe* endlich sind Stoffe, die teils bereits in den Nahrungsmitteln enthalten sind (Kreatin, Xanthin im Fleisch, ätherische Öle in den Pflanzen), teils als

Gewürze den Speisen zugesetzt werden. Ihre Bedeutung besteht darin, daß sie vor allem die Speisen schmackhaft machen und dadurch den Appetit fördern; auf die Magensaftabscheidung üben sie eine anregende Wirkung aus, was unter Umständen (siehe Hyperazidität) ihre Einschränkung nötig macht. Eine an Extraktivstoffen arme Kost schmeckt fade und wird auf die Dauer nur mit Widerwillen genommen. Auf das Nervensystem üben die Extraktivstoffe eine den in den Genußmitteln (Kaffee, Tee, Kakao) enthaltenen Methylpurinen ähnliche Wirkung aus. Vielleicht kommt den Extraktivstoffen auch noch eine bisher nicht näher bekannte Rolle im Stickstoff-Stoffwechsel zu. Ein kritikloses Verbot ist jedenfalls nicht angebracht.

Wir fügen hier anhangsweise einige Worte hinzu über die sog. *Genußmittel*. Unter diesen versteht man organische Bestandteile unserer Kost, die im allgemeinen wenigstens, nicht wegen ihres kalorischen Wertes, sondern wegen ihrer angenehm empfundenen Wirkung auf den Organismus genossen werden. Die wichtigsten sind der Alkohol, der Kaffee, Tee, Kakao. Schädigungen des Organismus werden mit übertriebenem oder auch nur gewohnheitsmäßigem Verzehr dieser Genußmittel vielfach in Beziehung gebracht, sicherlich auch mit Recht. Man darf aber doch nicht verkennen, daß bei allen Völkern zu jeder Zeit die Neigung bestand und besteht, Genußmittel ausfindig zu machen, die eine anregende Wirkung auf den Organismus ausüben. Hier stehen die genannten Genußmittel an erster Stelle. Ihre völlige Ausscheidung aus der Kost hat sicher keine nachteiligen Folgen; eine andere Frage ist aber die, ob es gerechtfertigt ist, auch einen sich in mäßigen Grenzen haltenden Genuß, falls nicht bestimmte Indikationen vorliegen, zu verbieten. Hier sowohl wie ja bei allen Diätvorschriften überhaupt, die nur zu oft gewisse Entbehrungen für den Kranken bedeuten, soll der Grundsatz gelten, daß alle Einschränkungen nicht über das erforderliche Maß hinausgehen, wodurch der Lebensgenuß der Kranken nur unnötig beeinträchtigt wird.

Der *Alkohol* nimmt insofern eine Sonderstellung ein, als er im Gegensatz zu den anderen Genußmitteln einen hohen Nährwert hat, der den der Kohlehydrate und Eiweiße erheblich übertrifft; 1 g Alkohol enthält 7,1 Kalorien. Es kommt dazu, daß er gut ausgenutzt wird; nur ein kleiner Bruchteil geht mit der Atemluft und dem Urin verloren. Seine Endprodukte sind Kohlensäure und Wasser.

Auf die Schädlichkeit übertriebenen Alkoholgenusses soll hier nicht eingegangen werden. Auch die Indikationen, seinen Genuß zu verbieten oder einzuschränken, sowie die selteneren, ihn zu verordnen, werden in dem speziellen Teil besprochen werden.

Die wirksamen Bestandteile des *Kaffee, Tee, Kakao* sind die in ihnen enthaltenen Methylpurine: Koffein, Teein, Theobromin. In chemischer Hinsicht und auch hinsichtlich ihrer Wirkung stehen sie manchen Extraktivstoffen (den Xanthinen) nahe. Ihr kalorischer Wert kommt nicht in Betracht. Die Notwendigkeit, den Genuß dieser Genußmittel einzuschränken, liegt öfters vor. Einzelheiten werden gleichfalls im speziellen Teil besprochen werden.

Die anorganischen Nahrungsstoffe. Hierher gehören die Salze und das Wasser. Auf den Nährwert der einzelnen Nahrungsmittel hat ihr Gehalt an anorganischen Nahrungsstoffen zwar keinen Einfluß, aber schon aus der Unentbehrlichkeit der Extraktivstoffe und besonders der Vitamine ist zu ersehen, daß die Einschätzung der Nahrungsmittel nach ihrem Nährwert allein ganz ungenügend ist. Diese einseitige Beurteilung hatte in der Tat dazu geführt, daß die Bedeutung der anorganischen Nahrungsstoffe bei der Ernährung früher unterschätzt wurde. Nun darf man allerdings annehmen, daß in einer gemischten, frei gewählten Kost immer und im allgemeinen auch in der Krankenkost eine ausreichende Menge von anorganischen Nahrungsstoffen enthalten ist; aber schon bei einer Zwangsernährung, wie sie beispielsweise die Kriegszeit mit sich brachte, und noch viel mehr bei ganz einseitigen Kostformen, wie sie bei manchen Erkrankungen nötig sind, ist immer mit der Möglichkeit zu rechnen, daß die Mineralien im ganzen nicht in genügender Menge oder wenigstens nicht in dem richtigen Mengenverhältnis in der Nahrung vorhanden sind. Die Beurteilung, ob dies der Fall ist, ist deswegen schwierig, weil wir über die Folgeerscheinungen ungenügender Zufuhr der einzelnen Mineralien noch mangelhaft unterrichtet sind. Krankheiten, die mit unzureichender Zufuhr von einzelnen Salzen im Zusammenhang stehen, sind uns allerdings bekannt. Aber im ganzen sind wir doch über den Mineralstoffwechsel viel weniger unterrichtet wie über den der organischen Nahrungsstoffe. Abgesehen von methodischen Schwierigkeiten liegt dies daran, daß einseitige Bilanzversuche, ein einzelnes Mineral allein betreffend, nur einen bedingten Wert haben; denn es kommt

nicht nur darauf an, daß dieses in genügender Menge, sondern vor allem auch
in dem richtigen Mischungsverhältnis mit den anderen Mineralien in dem Organismus zur Wirkung kommt. Eine weitere Schwierigkeit liegt darin, daß die
Entscheidung, welche Mineralien als solche, d. h. als anorganische Stoffe im
Organismus wirken, nicht leicht ist; Asche-Analysen einzelner Organe und des
Blutes besagen hierüber nichts Entscheidendes. Denn hiermit wird ja nur
das Vorhandensein eines Minerals überhaupt festgestellt, nicht aber, ob dieses
in organischer oder anorganischer Bindung im Organismus vorhanden war.
Die Art der Bindung aber kann, wie das *Wiechowski* neuerdings vorgeschlagen
hat, als Maßstab dafür gelten, ob der Stoff sich im Leben wirklich als anorganischer beteiligt hat oder nicht. Diesem Gedankengang folgend besprechen wir
im folgenden ausschließlich diejenigen Mineralien, die im Organismus tatsächlich
auch als anorganische Stoffe gewirkt haben.

Die anorganische Bindung ist dadurch gekennzeichnet, daß sie in wässeriger Lösung,
namentlich bei höherer Temperatur, nicht beständig ist. Eine wässerige Salzlösung ist
also nicht als eine bloße Auflösung der betreffenden Salz-Moleküle anzusehen, es sind vielmehr neben den Molekülen auch elektrisch geladene Atome, „Ionen", vorhanden. Beispielsweise sind in einer wässerigen Kochsalzlösung nicht freie Chlornatrium-Moleküle
vorhanden, sondern diese sind zum größten Teil in Na-Ionen und Cl-Ionen zerfallen. Bei
Durchleitung von elektrischem Strom wandert nun ein Teil dieser Ionen zur (negativen)
Kathode, ein anderer zur (positiven) Anode; die ersteren sind die (positiv geladenen)
Kationen, die letzteren die (negativ geladenen) *Anionen*. Die Stärke des Zerfalls der
Salze in ihre Ionen, ihr „Dissoziationsgrad" ist für verschiedene Salze verschieden und
bei einem und demselben Salz die Stärke der Ionisierung wiederum abhängig von der Ver-
dünnung der Lösung und der Höhe der Temperatur. Im Blute ist jedenfalls der größte
Teil der Mineralsalze in Ionen dissoziert.

Der Organismus ist bestrebt, einen Gleichgewichtszustand der gelösten Bestandteile
im Blute aufrecht zu erhalten; diese seine Fähigkeit ist die Voraussetzung für die normale
Funktion der Körperflüssigkeit. Und zwar bezieht sich dieser Gleichgewichtszustand:
1. auf Erhaltung eines konstanten osmotischen Druckes, „*Isotonie*", 2. auf ein gleich-
bleibendes Mischungsverhältnis der einzelnen Salze bzw. ihrer Ionen, „*Isoionie*", 3. auf
Erhaltung der normalen Blutreaktion, also der Konstanz der Wasserstoffionenkonzen-
tration, „*Isohydrie*". Maßgebend für die Höhe des osmotischen Druckes ist die Menge
der im Serum in Lösung befindlichen Moleküle und Ionen; Aufschluß über ihre Menge
gibt die Bestimmung des Gefrierpunktes (Kryoskopie). Eine Steigerung des osmotischen
Druckes im Serum würde die Zellen unter Wasseraustritt schrumpfen, eine Verminderung
unter Wassereintritt quellen lassen. Den Hauptanteil der Arbeit zur Aufrechterhaltung
der osmotischen Isotonie übernimmt die Niere.

Die Ionenkonzentration wird gemessen mittels der elektrischen Leitfähigkeit der
Lösungsflüssigkeit. Die normale Funktion der Körperzellen ist nur gewährleistet innerhalb
einer Lösung, in welcher sich die Ionen, speziell die Kationen, in einem bestimmten Gleichgewicht befinden. Es kommt also nicht nur auf die absolute Menge der Kationen an, sondern
vor allem auch auf das richtige Mischungsverhältnis. Für sich allein ist jedes Kation giftig.
Der Schwerpunkt der Wirkung der positiv geladenen Kationen liegt in ihrer Beziehung
zu den (meist negativ geladenen) Kolloiden. Zustandsänderungen der Kolloide hinsichtlich
Quellung, Lösung, Flockung stehen unter dem Einfluß der verschiedenen Ionen. Das
Mengenverhältnis der Anionen ist (unter krankhaften Verhältnissen) viel größeren Schwankungen unterworfen wie das der Kationen.

Die Reaktion einer Flüssigkeit hängt bekanntlich ab von dem Verhältnis der in ihr
gelösten Wasserstoff-(H)-Ionen und Hydroxyl-(OH)-Ionen. Sie reagiert neutral, wenn diese
beiden Ionen in dem gleichen Verhältnis stehen; ein Überwiegen der H-Ionen bedingt
saure, ein Überwiegen der OH-Ionen alkalische Reaktion. Das Blut ist eine neutrale Flüssigkeit und der Organismus ist bestrebt, diese Reaktion unter allen Bedingungen aufrecht
zu erhalten; sie ist Voraussetzung für eine normale Funktion der Organzellen. Im Körper
werden schon normalerweise im intermediären Stoffwechsel Säuren gebildet; es besteht
also ständig die Neigung zur Säuerung. Der Organismus verfügt aber über Einrichtungen,
die eine Konstanz der H- und OH-Ionen-Konzentration gewährleisten. Zum Teil erfolgt
diese Regulierung vermittels der „Puffersubstanzen", die nach Art schwacher Säuren
bei Bedarf Alkali neutralisieren, das sie aber ebenso leicht wieder abgeben, ohne selbst
H-Ionen abzudissoziieren. Wirksame Puffersubstanzen sind das Hämoglobin, die Karbonate.
Ferner besitzt der Körper in der Kohlensäure des Blutes eine Substanz, mit der er die
Erhaltung der normalen H-OH-Konzentrationen weitgehend regulieren kann. Gelangen
größere Mengen Säuren ins Blut, so wird sofort in entsprechender Menge Kohlensäure
aus dem Blute durch die Lungen entfernt, so daß die normale Wasserstoffzahl wieder

erreicht wird. Wir werden später bei Besprechung der Azidosis noch näher darauf zu sprechen kommen. An der Aufrechterhaltung der normalen Reaktion ist weiterhin die Niere hervorragend durch die Möglichkeit der Variation der Harnreaktion beteiligt. Ferner besitzt der Organismus in der Fähigkeit der Erzeugung von sauren bzw. alkalischen Drüsensekreten ein wirksames Mittel, die Neutralität seines Blutes zu bewahren.

Wir mußten diese allgemeinen Bemerkungen zum besseren Verständnis der folgenden Ausführungen vorausschicken. Wir haben also zu unterscheiden zwischen *Kationen und Anionen*. Kationen sind: Na-, K-, Mg-, Ca-Ionen, Anionen: Cl-, SO_4-, PO_4-Ionen. Es besteht nun zwischen Säften und Zellen des Organismus hinsichtlich der Kationenzusammensetzung insofern eine Gegensätzlichkeit, als im Serum und in der Lymphe das Natrium- und Kalziumion überwiegt, während in den Zellen das Kalium- und Magnesiumion in weitaus größerer Menge enthalten ist. Auch hinsichtlich der Anionen besteht eine solche Gegensätzlichkeit: das Chloridion herrscht in den flüssigen, das Phosphation in den zelligen Bestandteilen vor. Den verschiedenen Kationen entspricht also nur ein Anion in den Gewebesäften und eines in den Zellen. Aber auch zwischen den einzelnen Kationen besteht eine Gegensätzlichkeit; besonders ausgesprochen ist der Antagonismus zwischen Kalzium und Natrium, wahrscheinlich besteht auch zwischen Magnesium und Kalium eine solche Gegensätzlichkeit. Zwischen den einzelnen Anionen ist ein derartiger Antagonismus dagegen nicht nachweisbar. Die Kationen müssen sich also, wie schon oben angedeutet, in einem bestimmten Mischungsverhältnis befinden, wenn eine normale Funktion der Zellen gewährleistet werden soll, und zwar sind einander äquivalent: 12 g Magnesium, 20 g Kalzium, 23 g Natrium, 39 g Kalium. Verschiebungen dieses Gleichgewichtes können Änderungen im funktionellen Verhalten des Organismus zur Folge haben: Temperaturänderung, Veränderung der Blutgerinnung u. a.

Der Körper nimmt mit der Nahrung die gleichen *Mineralien* ein, die in ihm enthalten sind und zwar, wenn man von dem im Chlorophyll enthaltenen Magnesium absieht, in anorganischer Bindung, so daß sie schon bei dem Verdauungsprozeß für die Resorption frei werden. Es verdient in diesem Zusammenhang die Frage einer kurzen Erörterung, inwieweit der Mineralstoffgehalt des Organismus bzw. das Mischungsverhältnis der einzelnen Mineralien durch die Ernährung zu beeinflussen ist. Im Tierexperiment hat sich nun gezeigt, daß in der Tat wenigstens hinsichtlich der Kationen ein Ansatz (*Mineralisation*), aber auch eine negative Kationenbilanz (*Demineralisation*) möglich ist. Der Ansatz erfolgt aber nicht im Verhältnis zum Angebot. Es läßt sich durch Zufuhr eines bestimmten Kations bisweilen überhaupt nicht ein Ansatz dieses Minerals erzielen; ob dies gelingt oder nicht, hängt vor allem auch von der Menge der gleichzeitig mit eingeführten anderen Kationen und Anionen ab. Es kann ein Austausch stattfinden, derart, daß der Organismus auf Kosten eines seiner Kationen an einem anderen reicher wird und umgekehrt (*Transmineralisation*). Beim Kaninchen beispielsweise, das bei Haferernährung eine negative Kalziumbilanz aufweist, kann durch Kalziumchloridzulage die Kalziumbilanz nicht beeinflußt werden; es gelingt dies aber sofort durch die Zufuhr gewisser Mineralwässer, die neben anderen Kationen nur sehr wenig Kalzium enthalten. Ein Ansatz von Anionen gelingt zwar auch, aber viel schwerer, am ehesten noch von Phosphationen.

Die Verhältnisse sind also viel komplizierter, als es zunächst den Anschein hat, und eine kritiklose Verordnung der vielfach propagierten „*Nährsalze*" ist demnach nicht gerechtfertigt. Ein Nährsalz, das die einzelnen Mineralien in einem physiologischen Mischungsverhältnis enthält, ist das „Nemsalz" von *v. Pirquet*; das Physiologische der „Ringerlösung" liegt in der richtigen Mischung der einzelnen Mineralien, das Unphysiologische der „physiologischen" Kochsalzlösung in dem ganz einseitigen Mineralgehalt.

Wir bringen nunmehr im folgenden eine kurze Zusammenstellung über den Bedarf des Organismus an den einzelnen Mineralien sowie über die auftretenden Störungen, soweit sie uns bekannt sind, die mit ungenügender Zufuhr eines Minerals in Zusammenhang gebracht werden. Wenn wir uns in den folgenden Ausführungen der alten Bezeichnungen, wie Kochsalz, Kalk, Kalium usw., bedienen, so geschieht dies aus rein äußerlichen Gründen; nach unseren früheren Ausführungen wäre die Bezeichnung Chlor-Kalzium-, Kaliumionen die korrektere, es wurde ja gezeigt, daß man viel weniger von einer Salz- wie von einer Ionenwirkung der Mineralien sprechen kann.

Das *Kochsalz* nehmen wir zum größten Teil als Würzstoff zu uns, zum kleineren Teil ist es in den Nahrungsmitteln enthalten. Das Kochsalz ist in erster Linie an der Aufrechterhaltung des normalen osmotischen Druckes beteiligt. Die Menge des täglich genossenen Kochsalzes ist sehr schwankend und abhängig von der Beschaffenheit der Kost und der Geschmacksrichtung; bei einer gemischten Kost dürfte sie etwa 15 g für den Tag betragen. Zur Deckung des Bedarfes sind viel geringere Mengen — etwa 2 g — nötig, und 5 g genügen, um die Speisen schmackhaft zu machen. Die Resorption erfolgt vom oberen Darm aus, von wo das Salz durch die Pfortader dem Kreislauf zugeführt wird. Die Ausscheidung erfolgt zum größten Teil durch die Nieren, in viel geringerem Maße durch den Darm. Zwischen Salzsäureproduktion des Magens und Kochsalzzufuhr bestehen insofern Beziehungen, als bei starker Beschränkung der Kochsalzzufuhr die Saftsekretion des Magens sinkt. Die Salzsäure des Magens und das in den übrigen Verdauungssäften enthaltene Kochsalz wird zum größten Teil wieder resorbiert. Unter krankhaften Bedingungen, beispielsweise bei Ödembildung, wird Kochsalz mit der Ödemflüssigkeit zurückgehalten, doch kann auch eine trockene Speicherung, besonders in der Haut, stattfinden, in krankhafter Weise z. B. bei manchen fieberhaften Zuständen. Störungen der Kochsalzausfuhr werden besonders bei Erkrankungen der Niere beobachtet. Lange andauernder Kochsalzmangel führt zu Appetitlosigkeit, Erbrechen und nervösen Zuständen.

Kalzium, vorwiegend als anorganisches Salz an Phosphorsäure und Kohlensäure gebunden, ist in den pflanzlichen Nahrungsmitteln viel reichlicher enthalten als in den tierischen, von denen sich nur die Milch und die Eier durch Kalkreichtum auszeichnen. Die Resorption erfolgt vom oberen Dünndarm aus. Durch diesen erfolgt auch die Ausscheidung, an der die Nieren sich nur ausnahmsweise stärker beteiligen, nämlich unter Bedingungen, die einen stark sauren Harn zur Folge haben, z. B. nach reichlicher Fleischnahrung und bei Azidosis der Zuckerkranken. Die notwendige Tagesmenge dürfte etwa 2 g betragen.

Verschiedene Erkrankungen der Knochen: Osteomalazie, Rachitis, Osteoporose werden mit Störung des Kalkstoffwechsels in Beziehung gebracht; auch bei der Entstehung des Kriegsödems ist möglicherweise Mangel an Kalksalzen beteiligt. Bei der Tetanie ist der Kalziumgehalt des Blutes vermindert. Die Kalziummenge des Blutes unterliegt im übrigen in den verschiedenen Lebensaltern starken Schwankungen; in der Kindheit beispielsweise ist der Kalziumgehalt höher und bei der Geburt fast doppelt so hoch wie im reifen Alter, um bis zur Pubertät langsam abzusinken. Die Wirkung des Kalziums auf das Herz (Förderung der Systole), auf die Gefäßwände, ferner seine entzündungshemmende Eigenschaft verdienen vorderhand ausschließlich pharmakologisches Interesse. Kalziumentziehung führt auch bei sonst ausreichender Ernährung bei jungen Ratten rasch zum Wachstumsstillstand.

Auch das *Kalium* entstammt vorzugsweise der pflanzlichen Kost, in der es an Chlor, Phosphor- und Kohlensäure gebunden enthalten ist. Die Resorption erfolgt gleichfalls vom Darm aus, die Ausscheidung durch Darm und Nieren. Die zum Leben notwendige Menge ist nicht bekannt, die durchschnittliche Tagesmenge beträgt etwa 6—8 g (von *Noorden*). In seiner Wirkung auf das Herz ist das Kalium ein Antagonist des Kalziums. Kalireich sind die Kartoffeln, das Brot, das Fleisch.

Magnesium wird ebenso wie Kalzium und Kalium vom Darm aus resorbiert. Die Ausscheidung erfolgt von Darm und Nieren. Der Tagesbedarf wird auf 0,75 MgO geschätzt. Störungen, verursacht durch Magnesiummangel, sind zur Zeit nicht bekannt.

Phosphor wird vom Organismus als Phosphorsäure, und zwar im wesentlichen als anorganische Säure, zum kleineren Teil in organischer Verbindung aufgenommen. Der Tagesbedarf wird mit 1—2 g angegeben. Die Ausscheidung erfolgt bei gemischter Kost zum größten Teil durch die Nieren, zum kleineren Teil durch den Darm. Die Beteiligung des Darmes an der Ausscheidung hängt ab von dem Kalkreichtum der Nahrung und von den dem Organismus zugeführten oder in ihm entstehenden Säuren und Basen. Bei kalkreicher, alkalische Asche liefernder Pflanzenkost überwiegt die Ausscheidung durch den Darm, bei kalkarmer, saure Asche liefernder Fleischkost durch die Nieren.

Phosphormangel wird mit Erkrankungen der Knochen in Verbindung gebracht. Auf die Bedeutung der Phosphorsäure beim Zuckerstoffwechsel werden wir später zu sprechen kommen (s. Diabetes). Zufuhr von Phosphorsäure soll nach Embden die körperliche Leistungsfähigkeit steigern.

Reich an anorganischer Phosphorsäure sind Eidotter, manche Fleischsorten (z. B. Rindfleisch), Kuhmilch, Spinat; in der Frauenmilch ist Phosphorsäure fast ausschließlich in organischer Form vorhanden.

Wir fügen hier anhangsweise einige Worte über den *Eisen*stoffwechsel hinzu, obwohl das Eisen im Organismus ausschließlich in organischer Bindung vorkommt und somit nach unseren einleitenden Vorbemerkungen nicht zu den Stoffen zu rechnen ist, die sich im Organismus als anorganische beteiligen. Das Eisen ist im Körper im wesentlichen an das Hämoglobin gebunden. Die Zufuhr erfolgt fast ausschließlich in organischer Bindung, aber eine Resorption auch anorganischen Eisens ist entgegen früherer Annahme sichergestellt. Die Menge des Tagesbedarfs ist nicht bekannt; bei einem Hungerkünstler wurde eine Tagesausscheidung von 7 mg festgestellt (*E. Müller*). Die Resorption erfolgt im Dünndarm, und zwar vorwiegend im Zwölffingerdarm, von wo aus das Eisen dem Körper durch Lymphe und Blut zugeführt wird. Die Ausscheidung erfolgt im wesentlichen durch die unteren Darmabschnitte. Überschüssiges Eisen wird in Leber und Milz abgelagert und im Bedarfsfalle zur Blutneubildung herangezogen Der Säugling kommt mit einem solchen Eisenvorrat zur Welt, von dem er während der eisenarmen Laktationsperiode zehrt. Zu einer erheblichen Eisenablagerung in Leber und Milz kommt es bei Erkrankungen des Blutes, die mit einem gesteigerten Zerfall von roten Blutkörperchen einhergehen, z. B. bei perniziöser Anämie. Eisenarme Kost, z. B. ausschließlicher Ernährung mit Milch, für längere Zeit fortgesetzt, kann zu Blutarmut führen.

Das *Wasser* bildet den Hauptbestandteil des Serums, das zu etwa 90% aus Wasser besteht. Die Bedeutung des Wassers liegt einmal darin, daß es das Lösungsmittel für die Salze bildet, die in ihm, wie früher hervorgehoben, besonders leicht in ihre Ionen zerfallen, dann aber bildet das Wasser selbst auch wirksame Ionen. Mit diesen seinen H- und OH-Ionen nimmt das Wasser Anteil an der Aufrechterhaltung des Säurebasengleichgewichtes des Organismus, wodurch die Isohydrie gewährleistet wird. Den größten Teil des Wassers nehmen wir mit der Nahrung zu uns, davon die Hälfte bis $^2/_3$ als eigentliche Flüssigkeit. Die Tagesmenge ist weitgehend abhängig von der Gewohnheit und der Beschaffenheit der Kost; bei sehr kochsalzreicher Kost beispielsweise steigt das Bedürfnis nach Flüssigkeit, anscheinend wegen der hohen osmotischen Konzentration in den Geweben. Die durchschnittliche Tagesmenge dürfte etwa $2^1/_2$ Liter betragen. Ein kleiner Teil des Wassers, etwa $^1/_4$ der Gesamtausscheidung, stammt aus dem zu Wasser verbrannten Wasserstoff der Nahrungsmittel. Die Resorption erfolgt nicht vom Magen, sondern vom Darm aus. Die Ausscheidung erfolgt zum größeren Teil durch die Nieren, der Rest wird durch die Haut, die Lungen und den Darm ausgeschieden; bei extremer Anstrengung kann aber die Verdunstung durch die Haut mehrere Liter betragen. Bei Störungen der Nierentätigkeit kann der Darm und auch der Magen kompensatorisch in Tätigkeit treten und große Wassermengen nach außen entleeren. Die mit den Verdauungssäften sezernierten, mehrere Liter betragenden Wassermengen werden zum größten Teil zurückresorbiert und wieder verwertet.

Wasserretention und Kochsalzretention stehen in inniger Beziehung, ohne indessen einander proportional zu sein (s. a. unter Kochsalz). Auch die Ernährung ist von Einfluß auf die Retention von Wasser; sie wird beispielsweise beobachtet bei reichlicher Kohlehydratzufuhr, z. B. bei den Haferkuren der Zuckerkranken. Andererseits führt Kohlehydratentziehung, z. B. bei Fettleibigen, zu vermehrter Wasserausscheidung. Zu hochgradigen Wasserverlusten kann es bei Erkrankungen des Magens und vor allem des Darms, z. B. der Cholera, kommen. Bei Verengerungen des Magenausganges kann die Wasserresorption leiden, eine Wasserverarmung der Gewebe ist die Folge. Auf die Größe des Eiweißstoffwechsels hat reichliche Flüssigkeitszufuhr entgegen früherer Annahmen keinen Einfluß; durch intensive, länger fortgesetzte Wasserentziehung kann es aber zu einem (toxogenen) Eiweißzerfall kommen; anscheinend werden manche Zellen durch Wassermangel frühzeitig geschädigt und zerfallen. Sehr reichliche einmalige Wasserzufuhr ist von einer vorübergehenden Verwässerung des Blutes (Hydrämie) gefolgt; einige Zeit später ist das Blut eingedickt.

Es ist üblich, die Nahrungsstoffe in der Weise, wie es hier geschehen ist, in organische und anorganische einzuteilen; sie werden auf diese Weise auch in der Tat am besten charakterisiert. Ihre markantesten Eigenschaften, die im Stoffwechsel zur Geltung kommen, werden damit aber nur unvollkommen erfaßt. Zwar unterscheiden sich die organischen Nahrungsstoffe von den anorganischen grundsätzlich dadurch, daß erstere die tatsächlichen Kraftspender sind, die also den jeweiligen Energieverbrauch decken oder bei überflüssiger Zufuhr als Reservematerial deponiert werden, aber diese Eigenschaft ist, wie wir sehen, doch nicht allen organischen Nahrungsstoffen durchweg eigen; sie fehlt den Vitaminen und den Extraktivstoffen. Man könnte also auch unterscheiden zwischen Nahrungsstoffen, die Kraftspender sind, und solchen, die auf den Nährwert der Nahrungsmittel keinen unmittelbaren Einfluß ausüben. Zu den ersten gehören dann im wesentlichen die Kohlehydrate,

Fette, Eiweiße, zu den letzteren die Vitamine, Extraktivstoffe, die Mineralien und das Wasser. Aber auch noch durch eine andere Eigenschaft sind die einzelnen Nahrungsstoffe und ihre Hauptträger in der Kost charakterisiert, und zwar durch ihren verschiedenen Sättigungswert, der mit dem Nährwert nicht in unmittelbarer Beziehung steht. Wir werden später auf praktisch wichtige Eigenschaften der verschiedenen Nahrungsmittel näher eingehen (s. Fettleibigkeit).

Wie bereits erwähnt, ist bestimmend für den Nährwert eines Nahrungsmittels ausschließlich sein Gehalt an organischen Nahrungsstoffen. Die Größe des Nährwertes wiederum hängt ab von der prozentualen Beteiligung der einzelnen organischen Nahrungsstoffe an seiner Zusammensetzung. Ein Nahrungsmittel beispielsweise, das sehr fettreich ist, ist nahrhafter als ein solches, das viel Kohlehydrate oder Eiweiße und wenig Fett enthält; denn der *Nährwert* (= Brennwert) *der einzelnen Nahrungsstoffe* ist verschieden. Als Maßeinheit für den Nährwert gilt die (große) *Kalorie*. Mit dieser bezeichnet man bekanntlich diejenige Wärmemenge, die nötig ist, die Temperatur von einem Liter Wasser um 1 Grad Celsius zu erhöhen. Es hat sich nun gezeigt, daß bei geeigneter Anordnung durch Verbrennung eines Grammes Fett die Temperatur von 1 Liter Wasser um 9,3 Grad Celsius, durch Verbrennung von 1 g Kohlehydrat um 4,1 Grad Celsius erhöht wird, oder anders ausgedrückt: 1 g Fett liefert 9,3, 1 g Kohlehydrat 4,1 Kalorien. Wir können hier gleich hinzufügen, daß 1 g Eiweiß gleichfalls einen Nährwert von 4,1 Kalorien hat.

Diese Bestimmungen werden im *Kalorimeter* ausgeführt. Dieser besteht im wesentlichen aus einer verschließbaren Stahlbombe, auf deren Boden auf einem Platinteller die zu untersuchende Substanz untergebracht wird. Die Bombe wird mit Sauerstoff gefüllt und in ein zweites mit Wasser gefülltes Gefäß gestellt; ein Thermometer erlaubt genaue Temperaturablesung des Wassers. Durch einen starken elektrischen Strom, der mittels Drahtverbindungen mit der zu untersuchenden Substanz in Verbindung steht, wird diese zum Verbrennen gebracht. Aus der am Thermometer ablesbaren Temperatursteigerung als Folge des Verbrennungsprozesses läßt sich der kalorische Wert des verbrannten Stoffes errechnen. Fette und Kohlehydrate verbrennen momentan im Kalorimeter zu Kohlensäure und Wasser. Im Organismus freilich erfolgt diese Verbrennung ganz allmählich und durchläuft eine Reihe von Zwischenstufen, ehe die Endprodukte: Kohlensäure und Wasser, entstanden sind. Es ist aber durch zahlreiche Versuche festgestellt, daß die auf solchen Umwegen erfolgte Verbrennung in der Summe genau soviel Wärme liefert wie die schnelle direkte Verbrennung im Kalorimeter. Die für Fette und Kohlehydrate errechneten Kalorienwerte sind also in der Tat auf die komplizierteren Verhältnisse im Stoffwechsel übertragbar. Anders liegt es bei den Eiweißen. Diese werden im Organismus nicht so restlos verbrannt wie im Kalorimeter; vielmehr geht mit den in Harn und Kot ausgeschiedenen Schlacken (in der Hauptsache Harnstoff) ein Teil des Brennwertes unausgenutzt verloren und dieser zu Verlust gehende Anteil muß von dem im Kalorimeter ermittelten Werte (5,7 Kalorien für 1 g) in Abzug gebracht werden; empirisch ermittelte Werte haben nun ergeben, daß der Nutzeffekt im Stoffwechsel für 1 g Eiweiß durchschnittlich 4,1 Kalorien beträgt, streng genommen unter der Voraussetzung, daß 60% des Nahrungseiweißes dem Tierreich, 40% dem Pflanzenreich entstammen.

Wenn nun 1 g Kohlehydrat 4,1 Kalorien, 1 g Fett 9,3 Kalorien liefert, so müssen, wie eine einfache Rechnung ergibt, $\frac{9,3}{4,1} = 2,3$ g Kohlehydrate dieselbe Wärmemenge liefern wie 1 g Fett, oder mit anderen Worten: 2,3 g Kohlehydrate sind 1 g Fett "isodynam". Man kann also das Fett durch eine entsprechende Menge Kohlehydrate und umgekehrt, wenigstens bis zu einem gewissen Grade, die Kohlehydrate durch Fette ersetzen. Aber dieses *Gesetz der „Isodynamie" hat doch seine Grenzen.* Schon die Kohlehydrate können nicht völlig durch andere Nahrungsstoffe ersetzt werden. Versucht man nun aber gar beim Tier die Eiweiße der Nahrung durch eine isodyname Menge Kohlehydrate oder Fette zu ersetzen, so geht das Tier alsbald zugrunde, selbst dann, wenn die Kost in kalorischer Hinsicht vollständig ausreichend ist. Auch der Mensch kann ohne Eiweiß nicht leben; es kann zwar zum Teil durch die beiden anderen Nahrungsstoffe ersetzt, aber nie völlig aus der Nahrung entfernt werden. Damit hat es folgende Bewandtnis: Das Eiweiß ist der einzige

Nahrungsstoff, der Stickstoff enthält. Nun gehen aber dauernd gewisse, wenn auch geringe Mengen stickstoffhaltigen Materials bei der Tätigkeit der verschiedenen Organe infolge Abnützung zugrunde oder werden zum Wachstum beispielsweise der Haare und Nägel verwandt. Die durchschnittliche Menge des hierdurch zu Verlust gehenden Stickstoffes beträgt etwa 30—60 mg pro Kilogramm Körpergewicht, für einen Menschen von 70 kg Gewicht also 2,1 — 4,2 g N (= 13,1 — 26,2 g Eiweiß); man nennt sie die „*Abnützungsquote*". Um also den Organismus vor Stickstoffverlusten zu bewahren, muß ihm eine bestimmte Menge Eiweiß zugeführt werden, und zwar ist hierzu eine etwas größere Menge Eiweiß nötig, als mit der Abnützungsquote zu Verlust geht. Wird dem Körper ebensoviel Eiweiß zugeführt, wie er verbraucht, so befindet er sich im „*Stickstoffgleichgewicht*"; scheidet er mehr Stickstoff aus, als er erhält, so ist er im „*Stickstoffdefizit*". Die niedrigste Eiweißmenge, die zur Erreichung des niedrigsten Stickstoffgleichgewichts gerade nötig ist, nennt man das „*Stickstoffminimum*".

Viel wichtiger als die Kenntnis des Stickstoffminimums ist die des „*Stickstoffoptimums*"; damit bezeichnet man diejenige Stickstoffmenge, die für das Gedeihen des Organismus die besten Garantien bietet und ihn auch unter unvorhergesehenen Bedingungen, die mit einem größeren Eiweißbedarf verbunden sind, am sichersten vor Verlusten schützt. Man kann annehmen, daß das Stickstoffoptimum etwa 16 g Stickstoff, bei der üblichen Umrechnung also 100 g Eiweiß beträgt.

Diese Menge Eiweiß nimmt jedenfalls bei frei gewählter gemischter Kost ungefähr der Gesunde zu sich, unter Umständen auch mehr. *C. Voit* berechnete einen durchschnittlichen Eiweißverzehr bei der Münchener Bevölkerung von 118 g; in seiner „*Normalkost*" sind denn auch neben 500 g Kohlehydraten und 56 g Fett 118 g Eiweiß enthalten. Für schwer arbeitende Klassen und Soldaten forderte *Voit* eine noch etwas größere Beteiligung des Eiweißes an der Kost. Die *Voit*sche Angabe ist nicht dahin zu verstehen, als müsse die Kost jedes Menschen unbedingt mindestens 118 g Eiweiß enthalten, um ihn vor Eiweißverlusten zu schützen; die von *Voit* errechnete Eiweißmenge soll nur das „Eiweißoptimum" für den gesunden Menschen darstellen. Daß der Mensch auch mit erheblich weniger Eiweiß wirtschaften kann, ohne Eiweißverluste zu erleiden, wurde dann auch bald erwiesen. In älteren *Versuchen* von *Hirschfeld* und *Klemperer* wurde bei einer allerdings sehr kalorienreichen Kost (s. u.) mit 35—42 g Eiweiß Stickstoffgleichgewicht erzielt. Überzeugender als diese bei Bettlägerigen ausgeführten Versuche wirkten aber die Versuche von *Chittenden*, aus denen hervorgeht, daß bei einer über Monate fortgesetzten täglichen Eiweißzufuhr von 56—67 g völlige körperliche und geistige Leistungsfähigkeit bestehen bleibt. Viele spätere Versuche haben das bestätigt. An sich wäre es ja von untergeordneter Bedeutung, ob der Organismus etwas mehr oder weniger Eiweiß erhält, sofern er nur vor Eiweißverlusten geschützt wird. Aber es fehlt nicht an zum Teil fanatischen Vertretern unter Ärzten und Laien, die reichlichem Eiweiß-, besonders Fleischverzehr, einen schädigenden Einfluß auf den Organismus zuschreiben und in ihm die Quelle mannigfaltiger Leiden sehen. Besonders *Hindhede, Röse* u. a. haben auf die Schädlichkeit, mindestens Unzweckmäßigkeit reichlichen Eiweißgenusses hingewiesen und in Selbstversuchen gezeigt, daß man mit sehr wenig Eiweiß (etwa 30 g) bei sogar höchst einförmiger Kost nicht nur bestehen, sondern auch leistungsfähig sein kann. Von einem gewissen praktischen Wert sind diese Experimente insofern, als sie uns zeigen, daß wir bei manchen Krankheiten, bei denen eine Beschränkung der Eiweißzufuhr angezeigt ist, ohne Bedenken für längere Zeit den Eiweißverzehr sehr erheblich ohne Gefahr für den Kranken einschränken können. Im übrigen geht aber aus einem Selbstversuch *Röses* hervor, wie unzweckmäßig eine äußerste Beschränkung der Eiweißzufuhr ist; schon ein geringfügiger Infekt, z. B. Schnupfen, genügte, um das gerade erreichte Stickstoffgleichgewicht in ein Stickstoffdefizit umzuändern. Andererseits kann nicht genug betont werden, daß ein übermäßiger Eiweißverzehr, der praktisch immer mit übermäßigem Fleischverzehr vergesellschaftet ist, durchaus unzweckmäßig ist. Es bleibe dahingestellt, inwieweit gewohnheitsmäßiger reichlicher Fleischgenuß mit der Entstehung verschiedener Erkrankungen, z. B. der Gicht, der Arteriosklerose, in Zusammenhang steht; aber es liegen andere Gründe vor, die eine gewisse Beschränkung des Eiweißverzehrs gerechtfertigt erscheinen lassen; zum Teil sind sie ökonomischer Art insofern, als eine eiweißreiche Kost, wenigstens wenn das Eiweiß im wesentlichen als Fleischeiweiß genossen wird, teurer ist als eine eiweißarme. Dann aber ist ein übermäßiger Eiweißgenuß überhaupt unpraktisch. In Laienkreisen steht zwar Fleisch vielfach in dem Rufe eines besonderen Kraftspenders; es herrscht dabei die Vorstellung, als werde das mit der

Nahrung genossene Fleischeiweiß besonders leicht zu Muskeleiweiß umgesetzt. Diese Vorstellung ist aber doch nur bedingt richtig. Es gelingt nämlich nur *schwer* und unter besonderen Bedingungen, *Eiweiß zum Ansatz* zu bringen, z. B. im Wachstum und nach Eiweißverlusten bei unzureichender Ernährung oder nach langen Krankheiten oder endlich auch bei sportlicher Betätigung. Übrigens bedarf es hier keiner besonders großen Eiweißmenge, um Ansatz zu erzielen. Aber sonst ist beim ausgewachsenen Menschen ein Eiweißansatz nur schwer zu erzielen. Ausschließliche Eiweißkost wäre hierzu ganz ungeeignet; eher gelingt es schon durch eine Kohlehydrat-Eiweißkost, am besten durch eine gemischte Kost, die neben reichlich Eiweiß Fette und Kohlehydrate enthält. Dieses zurückgehaltene Eiweiß — „*zirkulierendes Eiweiß*", „*Reserveeiweiß*" — wird aber nicht sofort als Organeiweiß angesetzt; es fällt vielmehr einer Zersetzung viel leichter anheim als das zäh widerstrebende Organeiweiß.

Es muß übrigens bemerkt werden, daß die Höhe des Eiweißminimums sowohl wie der Eiweißbedarf überhaupt starken Schwankungen unterliegt. Bei einer Kost beispielsweise, die reichlich Kohlehydrate enthält, kann der Organismus mit viel weniger Eiweiß auskommen wie bei einer Kost, die wenig Kohlehydrate und viel Fette enthält. Die Kohlehydrate sind „*Eiweißsparer*"; auf diese wichtige Eigenschaft der Kohlehydrate werden wir noch wiederholt zu sprechen kommen. Aber auch die Art des zugeführten Nahrungseiweißes ist von Bedeutung. Denn die Fähigkeit der einzelnen Eiweiße, das Organeiweiß zu ersetzen, ist verschieden. Bei alleiniger Kartoffelkost beispielsweise beträgt das Stickstoffminimum 5,5 g, bei alleiniger Brostkost 13 g Stickstoff. Das Kartoffeleiweiß ist anscheinend besser geeignet, das Organeiweiß zu ersetzen wie das Broteiweiß.

Diese unterschiedliche Fähigkeit des Nahrungseiweißes, das Organeiweiß zu ersetzen, bezeichnet man als „*biologische Wertigkeit*" (*Thomas*). Ein Nahrungseiweiß, welches das Organeiweiß vollwertig, im Verhältnis 1 : 1, zu ersetzen vermag, hat eine biologische Wertigkeit von 100. (Biologische Wertigkeit des Rindfleisches etwa 90, der Milch etwa 100, des Reis etwa 90, der Kartoffel etwa 80, des Weizenmehls etwa 40.) *Röse* und *Berg* sind der Ansicht, daß der Eiweißbedarf des Menschen abhängig ist von dem Gehalt der Nahrung an Säurebildnern; der Eiweißbedarf ist um so größer, je säurereicher die Kost ist, er sinkt mit der Zunahme des Basengehaltes. Die Vorstellung ist dabei die, daß zur Neutralisation der Säuren, wenn die mit der Nahrung zugeführten Basen nicht ausreichen, das aus dem Eiweißstoffwechsel herrührende Ammoniak verwendet werden muß. Die vermehrte Ammoniakbildung ist nach *Berg* aber nicht ein zweckmäßiger — teleologischer — Vorgang, sondern ein Abweichen von der Norm. Bei einer basenreichen Nahrung wird der Stickstoff nur in geringen Mengen als Ammoniak und Aminosäuren, Harnsäure, Kreatinin, Kreatin, im wesentlichen aber als Harnstoff ausgeschieden. Es entstehen also bei säurereicher Kost einmal für den Körper nicht gleichgültige Stoffe (z. B. Harnsäure), dann aber wird das Eiweiß durch ungenügende Oxydation nicht völlig ausgenutzt. Dieser unvollkommene Eiweißabbau geht mit einem höheren Eiweißverbrauch einher. Die Eiweißmetamorphose ist nur dann regelrecht, wenn die Oxydation zu Ende durchgeführt wird, wenn also der Harn neben vorwiegend Harnstoff nur Spuren Ammoniak, Aminosäuren, Kreatinin, aber kein Kreatin enthält; dieser Fall tritt eben ein, wenn die Kost basenreich ist. Die Hochwertigkeit des Kartoffeleiweißes (s. o.) ist nach Röse und Berg nicht in seiner Fähigkeit, das Organeiweiß prompt ersetzen zu können, sondern in seinem Basenreichtum begründet.

Säurebildender sind (nach *Röse* und *Berg*) vor allem: Fleisch, Fisch, Eier, Käse, Fett, Butter, Nüsse, Mandeln, Brot, Mehl, Kleie, reife Hülsenfrüchte u. a.; reich an Basen sind: Blattgemüse, Wurzelgemüse, Fruchtgemüse, Obst (außer Preißelbeeren), Feigen, Datteln, grüne Hülsenfrüchte, Milch, Kaffee, Tee.

Die wenigen Nachprüfungen, die vorliegen (*Jansen*), haben die Angaben von *Röse* und *Berg* nicht bestätigt. Jedenfalls kann man sagen, daß, wenn überhaupt ein Einfluß des Säuregehaltes der Kost auf den Eiweißbedarf vorliegt, dies nur der Fall sein kann bei einer Eiweißzufuhr, die dem Eiweißminimum nahe liegt; die Größe des Eiweißminimums wird aber, worauf oben bereits hingewiesen wurde, von zahlreichen anderen Faktoren erheblich beeinflußt, so daß eine Beurteilung über den Einfluß des Säuregehaltes schwierig sein dürfte.

Unter „*unvollständigen*" *Eiweißen* versteht man solche, denen mindestens eine Atomgruppe fehlt, die der Organismus braucht, aber nicht zu bilden vermag. Dem Eiweiß des Maises — *Zein* — fehlt beispielsweise Tryptophan, das der Körper nicht bilden kann. Beigabe der fehlenden Atomgruppen machen die unvollständigen Eiweiße zu vollständigen und damit vollwertig. Auch der dem Eiweiß nahestehende Leim enthält nicht alle notwendigen Atomgruppen.

Grafe hat versucht, das Stickstoffminimum durch Zufuhr von Ammonsalzen und Harnstoff herunterzudrücken; diese Versuche haben vorläufig nur theoretisches Interesse.

Schon diese kurzen Angaben werden genügen, um zu zeigen, daß man von einem Stickstoffminimum nicht sprechen kann; es gibt verschiedene Stickstoffminima, die abhängig sind von der Beschaffenheit der Kost überhaupt und der Art des Nahrungseiweißes im besonderen. All dies gilt noch in verstärktem Maße von dem Eiweißbedarf des Organismus im Rahmen der gemischten Kost. Bei einer kalorienreichen Kost, die viel Kohlehydrate enthält, braucht die Nahrung weniger Eiweiß zu enthalten wie bei einer kalorienarmen; wird der Kalorienbedarf gedeckt, so reichen im allgemeinen 60 g Eiweiß zur Erzielung eines Stickstoffgleichgewichtes aus; sinkt die Kalorienzufuhr unter ein bestimmtes Maß, so treten bei derselben Eiweißmenge Stickstoffverluste ein. Diese Verhältnisse lagen z. B. während der Zwangsernährung der Kriegs- und Nachkriegszeit vielfach vor. Schließlich sind Ernährungszustand, Tätigkeit, klimatische Verhältnisse von wesentlichem Einfluß auf den Eiweißbedarf; der Fette zersetzt beispielsweise weniger Eiweiß als der Magere; der geistige Arbeiter wird viel eher bestrebt sein, einen erheblichen Teil des Kalorienbedarfs durch Eiweiß, insbesondere durch Fleisch, zu decken wie der Handarbeiter, der Kohlehydraten und Fetten den Vorzug gibt. Der Einfluß des Klimas geht aus statistischen Erhebungen, beispielsweise bei der japanischen Bevölkerung, hervor, deren Eiweißverzehr, wenigstens vor dem Kriege, erheblich niedriger war als bei der deutschen.

Die 100 g Eiweiß als optimale Menge stellen also keinen Standardwert dar, der unter allen Bedingungen Gültigkeit hat; sie gewährleisten aber den Eiweißbestand des Organismus unter den verschiedensten Bedingungen.

Das Gesetz der Isodynamie bedarf aber noch einer weiteren Einschränkung. Sobald man nämlich dem Organismus überhaupt Nahrung zuführt, so steigen seine Zersetzungen; man nennt diese Eigenart der *drei Hauptnahrungsstoffe*, den Stoffwechsel zu steigern, ihre „*spezifisch-dynamische Wirkung*". Sie ist zwar allen drei *Hauptvertretern* eigen, aber sie ist am größten bei den Eiweißen, geringer bei den Kohlehydraten, am geringsten bei den Fetten. Diese starke spezifisch-dynamische Wirkung der Eiweiße ist auch von praktischer Bedeutung, z. B. wenn es darauf ankommt, durch reichliche Kalorienzufuhr Gewichtszunahme zu erzielen (s. Überernährungskuren). Es ist einleuchtend, daß die Eiweiße als Kalorienträger hierzu ganz ungeeignet sind.

Der *Nahrungsbedarf der verschiedenen Menschen* ist verschieden, und zwar im wesentlichen abhängig von der Art ihrer Betätigung. Es ist klar, daß beispielsweise ein Bettlägeriger weniger Kalorien verbrauchen wird als ein körperlich schwer Arbeitender. Ob die Nahrungszufuhr im Einzelfalle genügt, entscheidet die Wage. Decken sich Kalorienausgaben mit Kalorieneinnahmen, so bleibt das Gewicht konstant, im anderen Falle sinkt oder steigt es. Diejenige Nahrungsmenge, die zur Deckung der Ausgaben gerade genügt, bezeichnet man als „*Erhaltungskost*". Der gesunde Mensch nimmt, eine vernünftige Lebensweise vorausgesetzt, instinktiv so viel Nahrung zu sich, daß der Kalorienbedarf der Erhaltungskost gedeckt wird. Als Regulator dient das Hungergefühl. Man sieht in der Tat, daß bei vielen Menschen das Körpergewicht für Jahre und Jahrzehnte konstant bleibt. Wird mehr Nahrung eingenommen, als zur Deckung des Energieverbrauchs nötig ist, so wird der Überschuß als Glykogen, im wesentlichen aber als Fett deponiert. Sehr oft ist es nun nötig, den Kalorienbedarf im Einzelfall zu kennen; bei seiner Errechnung gehen wir aus von der Kilogramm-Zahl des Körpergewichts, wobei, wie gleich hier bemerkt werden muß, vom Ideal- bzw. Normalgewicht ausgegangen werden muß (über Errechnung des Normalgewichts s. Überernährungskuren). Wir können, wie die Erfahrung lehrt, mit einer für praktische Zwecke ausreichenden Genauigkeit der *Berechnung des Kalorienbedarfs* folgende Zahlen zugrunde legen:

Der Kalorienbedarf beträgt:
Etwa 30—35 Kal. pro Kilogramm Körpergewicht bei Bettruhe,
„ 35—40 „ „ „ „ „ leichter Arbeit,
„ 40—50 „ „ „ „ „ mittlerer körperlicher Arbeit,
„ 45—60 „ „ „ „ „ angestrengter körperlicher Arbeit.

Wie diese Zusammenstellung zeigt, ist bei der *Bewertung der Arbeit* die körperliche Arbeit allein maßgebend; geistige Arbeit steigert nämlich den Kalorienbedarf nicht, oder jedenfalls, wie neuere Untersuchungen von *Kestner* wieder gezeigt haben, so wenig, daß der durch sie veranlaßte Kalorienmehrbedarf vernachlässigt werden kann. Die oben angegebenen Werte für den Kalorienbedarf unter den verschiedenen Bedingungen sind empirisch gefunden; sie stellen nur Annäherungswerte dar, die, wie gleich bemerkt werden muß, nur unter normalen Bedingungen und für den ausgewachsenen Menschen Gültigkeit haben. Die Erfahrung hat aber gezeigt, daß sie für unser praktisches Handeln ausreichen. Unter krankhaften Bedingungen gelten sie nicht und auch schon normalerweise zeigt der Kalorienbedarf der verschiedenen Menschen unter den gleichen Bedingungen nicht unerhebliche Schwankungen; wir werden später, z. B. bei Besprechung der Fettleibigkeit, noch näher darauf zurückkommen. Hier und bei Besprechung der Magerkeit wird auch auf den wichtigen Einfluß der innersekretorischen Drüsen auf den Stoffwechsel und damit den Kalorienbedarf ausführlich hingewiesen werden.

Unseren Berechnungen über den Nährwert der Nahrungsstoffe haben wir ausschließlich das Kaloriensystem zugrunde gelegt. Neuerdings wurde von *v. Pirquet* das *Nem-System* eingeführt. Als Grundmaß gilt dabei eine Milch (Frauenmilch), welche einen bestimmten Nährwert hat, und zwar 667 kleine oder 0,667 große Kalorien in 1 g. Als Maßeinheit gilt 1 g dieser Milch; sie wird von *v. Pirquet* ein „Nem" genannt (Nahrungs-Einheits-Milch oder in lateinischer Sprache Nutritionis Elementum). 1000 g dieser Milch sind demnach 1 Kilo-Nem, 100 g 1 Hekto-Nem. Alle Nahrungsmittel werden hinsichtlich ihres Brennwertes mit der Milch verglichen; so hat z. B. 1 g Butter einen ebenso großen Brennwert wie 12 g Milch, d. h. also 1 g Butter enthält 12 Nem; 1 g Mehl enthält 5 Nem usw.

Man kann den *Kalorienbedarf* des einzelnen Menschen nach *Rubner* auch aus der Körperoberfläche *berechnen*. Je größer die Oberfläche im Verhältnis zum Körpergewicht ist, um so größer sind nämlich auch die Zersetzungen. Die Oberfläche (O.) wird berechnet nach folgender Formel: $O = K \sqrt[3]{a^2}$, wobei K eine Konstante (bei Menschen 12,3) und a das Körpergewicht in Gramm ist.

Für einen Quadratmeter Oberfläche braucht (nach *Rubner*) der Erwachsene
im ruhenden Zustande: 1190 Kal.
bei leichter Arbeit: 1420 „
bei schwerer Arbeit: 2400 „

Beim Säugling und bei dem heranwachsenden Kind werden mehr (1220 bzw. 1447 Kal.), im Alter weniger (1090 Kal.) Kalorien pro Quadratmeter gebraucht.

Ganz abweichend ist die Kalorienberechnung nach *v. Pirquet*. Sie geht von der Annahme aus, daß der Nahrungsbedarf von der Größe des Darms bzw. seiner Ernährungsfläche abhängig ist. Die Darmlänge und die Ernährungsfläche des Darms stehen in bestimmten Beziehungen zur Sitzhöhe und können aus dieser errechnet werden. Der Kalorienbedarf ist wiederum abhängig von der Größe der Ernährungsfläche des Darmes und kann nach von *v. Pirquet* angegebenen Formeln errechnet werden.

Einige abschließende Bemerkungen seien diesen Ausführungen hinzugefügt.

Man sieht, daß die Anforderungen, die an eine ideal zusammengesetzte Kost gestellt werden müssen, sehr vielseitig sind. Es genügt nicht, daß sie kalorisch ausreichend ist; auch ihre Zusammensetzung ist von großer Bedeutung. Neben einer bestimmten Menge Eiweiß muß sie noch andere Nahrungsstoffe, von denen die Vitamine und die Mineralien die wichtigsten sind, enthalten, wenn sie allen Ansprüchen genügen soll. Es wäre nun aber die Annahme irrtümlich, daß jede diätetische Behandlung komplizierte Berechnungen zur Voraussetzung hat. Wir werden sehen, daß dies nur ausnahmsweise der Fall ist. Ob die Kost kalorisch ausreichend ist oder nicht, entscheidet die Wage; nur verhältnismäßig selten sind genaue Berechnungen über den Kaloriengehalt nötig. Bei einer gemischten Kostform sind ferner im allgemeinen die Garantien gegeben, daß in ihr die lebenswichtigen Nahrungsstoffe in ausreichender Menge vorhanden sind. Bei einseitigen Kostformen freilich ergibt sich häufig die Notwendigkeit, neben der Kalorienmenge auch den Gehalt an Eiweiß, unter Umständen auch den an Vitaminen und Mineralien zu kontrollieren. Es ist

immer nötig, in den Fällen, in denen strenge einseitige Kostformen über längere-
Zeit gegeben werden sollen.

Über den Nährwert der einzelnen Nahrungsmittel sowie über ihre Zusammensetzung unterrichten die Nahrungsmitteltabellen. Am Schluß dieses Abschnittes-
findet sich eine solche Zusammenstellung.

Die Mehrzahl der Angaben in der folgenden Tabelle sind den Nahrungsmitteltabellen
von *Schall* und *Heisler* (Leipzig, bei Kabitzsch, 6. Aufl.), einige auch den Tabellen in
„Die Ernährung des Menschen" von *Kestner* und *Knipping* (bei Springer, 1924) ent-
nommen, einige wenige schließlich der Zusammenstellung von *Matthes* in dem Hand-
buch von Krause-Garré, welch letzterer die Berechnungen von *Atwater* und *Bryant*
zugrunde liegen. Im allgemeinen weichen die Angaben über den Kaloriengehalt der einzelnen Nahrungsmittel nur unerheblich voneinander ab; nur in den amerikanischen Tabellen
sind für manche Nahrungsmittel, z. B. für Rindfleisch, erheblich höhere Kalorienwerte
angegeben als in den deutschen. Den Berechnungen ist hier anscheinend Fleisch gemästeter-
Tiere zugrunde gelegt. Bei den in der folgenden Tabelle angegebenen Kalorienwerten
handelt es sich um Reinkalorien tischfertiger Speisen, also um Kalorien, die vom Körper
wirklich verwertet werden; die mit Harn und Kot abgehenden Kalorienverluste sind in
Abzug gebracht.

Tabelle.

Nahrungsmittel [1]	Verwertbare Nährstoffe			
	Eiweiß %	Fett %	Kohle-hydrate %	Brennwert pro 100 g Kal.
Rindfleisch, *frisch*				
fett	18	23	0,2	298
mittelfett	20	7,7	0,4	156
mager	21	3,5	0,5	123
gekocht fett	24	26	0	334
mittelfett	32	8,1	0	216
mager	35	4,2	0	199
gebraten, geröstet				
Beefsteak	31	10	0	236
Roastbeef	26	2,7	0	144
Lendenbraten	26	3,4	0	172
Schmorbraten	31	7.5	0	210
Rippenstück	19	37	0	414
Nierenbraten	23	19	0	292
Ochsenzunge geräuchert und gesalzen	23	30	0	405
Kalbfleisch, *frisch*				
fett	18	9,8	0,3	179
mager	20	2,8	0,4	124
gekocht	29	4,4	0	168
Kalbs*braten*	29,3	5,1	0	183
Kalbsschnitzel (nature)	22	6,0	0	170
Kalbskotelette	29	12	0	234
Schaffleisch, fett	16	27	0,2	323
mager	19	6,0	0,3	145
Hammelbraten	26	4,1	0	159
Hammelkotelette	19	12	0	195
Lammfleisch frisch	19	16	0	238
gebraten	20	20	0	287
Schweinefleisch fett	14	33	0,2	372
mager	19	5,8	0,3	145
gekocht	29	11	0	220
Schinken gekocht	24	34	0	387

---

[1] Wo nichts Besonderes bemerkt ist, haben die Werte stets für 100 g der genießbaren
Substanz Gültigkeit.

Nahrungsmittel	Verwertbare Nährstoffe			
	Eiweiß %	Fett %	Kohlehydrate %	Brennwert pro 100 g Kal.
gesalzen	21	8,1	0	182
Schweinekotelette	51	40	0	256
Lachsschinken ohne Fett	22	2,4	0	130
mittelfett	26	3,4	—	156
Ziegenfleisch	20	4,0	0,4	130
Pferdefleisch	21	2,3	0,8	120
Hase	22	1,0	0,4	95
Kaninchen, fett	20	13	0,3	218
mager	20	1,1	0,6	108
Reh	20	1,7	0,4	90
Hirschkeule	20	3,6	0,5	127
Wildschweinkeule	21	2,1	0,3	117
Ente (zahm) Brust	22	2,5	0,4	125
Schenkel	19	5,9	0,3	143
(Wild)	22	2,9	0,4	129
Fasan, Brust	23	0,9	0,4	116
Schenkel	20	2,6	0,4	117
Rebhuhn	23	1,3	0,4	121
Gans, fett	15	43	0,1	467
gebraten	19	49	0	545
Gänsebrust geräuchert	20	29	0	372
Huhn, fett	18	8,7	0,3	168
mager	20	1,3	0,5	104
Taube	21	0,9	0,4	108
Truthahn, mittelfett	23	7,9	0,4	180
Innere Teile (Hammel, Kalb, Rind)				
Zunge	15	17	0,04	226
Lunge	14	2,3	0,5	86
Herz	16	9,4	0,3	160
Niere	16	4,1	0.3	115
Leber	18	3,3	3,2	162
Kalbshirn	8,7	8,2	0	114
Schweineschwarte	31	3,4	0	177
Blutwurst, bessere Sorte	11	11	24	246
schlechtere Sorte	8,4	8,2	15	181
Cervelat od. Plockwurst	23	43	0	505
Leberwurst, beste Sorte	15	33	2,4	387
mittlere Sorte	11	23	11	311
geringere Sorte	9	13	21	247
Mettwurst (weiche) Schlack- oder Knackwurst	18	38	0,02	439
Salami oder Hartwurst	27	45	0	544
Schinkenwurst	12	32	2,4	366
Wiener Würstchen	13	13	0,3	182
Gänseleberpastete	14	41	1,8	449
Amerikan. Cornedbeef, fettreich	25	17	0,9	274
fettarm	21	4,3	2,2	145
Flußaal	12	25	0	313
nach Abzug von 25% Abfall	—	—	—	225
geräuchert	18	25	0,9	347
in Gelee	17	16	0,4	245
Meeraal	17	7,1	0	155
Barsch (Fluß)	18	0,6	0	93
Flunder	13	0,6	0	70
geräuchert	22	1,1	0	118
nach Abzug von 50% Abfall	—	—	—	50
Hecht	18	0,4	0	90
nach Abzug von 50% Abfall	—	—	—	35

Nahrungsmittel	Verwertbare Nährstoffe			
	Eiweiß %	Fett %	Kohle-hydrate %	Brennwert pro 100 g Kal.
Hering, frisch	15	6,9	0	142
nach Abzug von 50% Abfall[1]	—	—	—	65
gesalzen	19	15	1,2	253
nach Abzug von 30% Abfall[1]	—	—	—	155
geräuchert	20	8,7	0	184
nach Abzug von 40% Abfall[1]	—	—	—	90
mariniert	18	13	0,7	225
nach Abzug von 20% Abfall[1]	—	—	—	160
Bismark-	22	14	1,3	256
Rollmops	19	13	0,9	233
Brathering in Essig	21	10	0,6	206
Lachs oder Salm (Rhein) geräuch.	22	9,6	0,2	206
Sardinen in Öl	23	13	1,2	248
Schellfisch . . . . :	16	0,2	0	80
nach Abzug von 50% Abfall[1]	—	—	—	30
Rogenhering	25	2,9	0	150
Austern (Fleisch u. Flüssigkeit) .	5,7	1,0	3,4	52
Hummern, eingelegt	17	0,9	0,5	95
Hühnereier (ohne Schale) . . .	12	11	0,66	165
1 Hühnerei (etwa 51 g)	6,1	5,6	0,33	84
1 Eigelb (etwa 16,9 g)	2,5	4,8	0,044	60
1 Eiweiß (etwa 28,1 g)	3,3	0,067	0,19	17
Kuhmilch (Niederung)	3,1	3,1	4,7	61
Rahm (10%)	3,4	10	4,8	129
Magermilch	3,3	0,76	4,7	41
Buttermilch	3,5	0,61	3,9	37
Molken	0,8	0,2	4,6	24
Zentrifugenbutter	0,67	82	0,59	766
Rahmkäse (Durchschnitt) (Gervais, Neuchâteller, Brie, Stilton, Stracchino)	14	41	1,4	467
Fettkäse (Durchschnitt) (Camenbert, Chester, Edamer, Emmenthaler, Tilsiter usw.)	23	27	3,1	375
Halbfette Käse, Durchschnitt (Camembert, Edamer, Limburger, Parmesan, Romadour, Tilsiter)	27	14	3,5	271
Magermilchkäse, Durchschnitt .	32	3,8	4,7	206
Harzer	32	1,3	3,2	172
Holländer.	42	7,2	11	308
Kochkäse	21	2,4	3,8	135
Quark, frisch	16	1,1	3,8	99
Topfen, getrocknet, mittelstark .	37	5,2	0,08	219
Schweineschmalz, 1. Sorte . . .	0,09	96	0	894
Margarine, gesalzen	0,43	80	0,38	752
Olivenöl	0	95,9	0	892
Kartoffeln	1,6	0,14	21	91
nach Abzug von 25% Abfall[1]	—	—	—	60
gekocht	2,1	0,1	21	79
Brei	2,6	3,1	18	106
Gelbe Rüben (Möhren).	0,94	0,23	8,7	41
Kerbelrüben (Karotten)	3,1	0,25	27	123
Kohlrüben	1,1	0,14	7,1	34
Blumenkohl	1,8	0,2	3,8	25
Weißkraut	1,1	0,09	3,5	19
Erbsen, unreife	4,7	0,31	10	65

[1] Nach *Kestner* und *Knipping*.

Nahrungsmittel	Verwertbare Nährstoffe			
	Eiweiß %	Fette %	Kohlehydrate %	Brennwert pro 100 g Kal.
Puffbohnen	4,3	0,23	7,4	51
Champignons	3,3	0,12	2,4	26
getrocknet	28	1,03	21	220
Pfifferlinge	1,7	0,26	2,5	21
Äpfel[1]	0,37	0	14	59
getrocknet	0,2	0,45	57	237
Apfelsine	0,7	0	13,4	55
Bananen	1,1	0	22	95
Birnen	0,35	0	13	55
Johannisbeeren	1,1	0	9,5	43
Kirschen, süß	0,71	0	16	69
Pflaumen	0,69	0	17,0	70
Stachelbeeren	0,77	0	10,0	43
Weintrauben	0,59	0	18	74
Preißelbeeren mit Zucker eingemacht	0,1	0	57	228
Pflaumenmus	1,3	0	54	221
Weizenmehl	9,1	0,77	72	338
Roggenmehl	7,2	0,77	70	321
Gerste, Grießmehl	9,4	1,6	68	330
Hafer, Grütze	10	5,3	64	356
Reis, geschält	6,3	0,48	76	338
Makkaroni	11	0,37	71	336
Wassernudeln	11	0,38	70	329
Weizenbrot	6,3	0,55	49	232
Biskuits, Kakes	74	7,7	72	394
Roggenbrot	4,7	0,57	48	218

[1] Kernobst nach Entfernung von Stiel und Kerngehäuse. Steinobst nach Entfernung von Stiel und Stein. Beerenobst nach Entfernung von Stiel.

Die Schonungskost.

Anhang: Magenkrebs; Magenkatarrh.

Wir müssen den *Begriff* der Schonungskost, wie er hier gemeint ist, näher
umgrenzen. Eine Schonungskost im weiteren Sinne ist auch die Kost der Zuckerkranken oder die der Nierenkranken, wenigstens insofern, als hier eine Schonung
der erkrankten Organe angestrebt wird. Hier soll aber lediglich die Schonungskost für den Magen in ihren verschiedenen Abstufungen besprochen werden,
worunter also eine Kost zu verstehen ist, die sowohl die mechanische wie sekretorische Funktion des Magens möglichst wenig belastet. Sie findet nicht nur
Anwendung bei Erkrankungen des Magens allein, sondern auch bei manchen
Allgemeinerkrankungen, bei denen der Magen und die Verdauungsorgane überhaupt mehr oder weniger in Mitleidenschaft gezogen ist. Wir werden später
wiederholt auf die folgenden Ausführungen verweisen können.

Die Schonungskost des Magens ist im großen und ganzen identisch mit einer Kost, die
vom Laien als *„leichtverdaulich"* bezeichnet wird. Der Laie verknüpft mit dem Begriff
der „Leichtverdaulichkeit" bestimmte Vorstellungen, die in mancher Beziehung auch durchaus
richtig sind. Nur ist in Laienkreisen fast ausschließlich die Verweildauer der Speisen maßgebend für die Beurteilung ihrer Leicht- oder Schwerverdaulichkeit: Speisen, die lange
— „wie ein Stein" — im Magen liegen bleiben und dann leicht Völle- und unangenehm
empfundenes Druckgefühl hervorrufen, gelten als *schwerverdaulich*; insofern ja auch
mit Recht, als in diesem Falle die mechanische Tätigkeit des Magens mehr in Anspruch
genommen wird wie durch Speisen, die den Magen schneller verlassen. Auch wird im allgemeinen wenigstens mit zunehmender Verweildauer die sekretorische Funktion der Magendrüsen länger belastet werden. Aber trotzdem ist der Begriff der Schwerverdaulichkeit
hier zu eng gefaßt; es kann nämlich auch sein, daß zwar die mechanische Funktion des
Magens nur wenig, die sekretorische aber um so mehr belastet wird, z. B. durch starke Safttreiber (s. später). Im übrigen bestehen gerade hinsichtlich der Verträglichkeit der einzelnen
Speisen zahlreiche individuelle Eigentümlichkeiten, insofern, als manche Speisen, die von
dem einen als schwerverdaulich empfunden werden, von dem anderen ohne Beschwerden
vertragen werden, ohne daß sich immer objektiv faßbare Gründe für dieses unterschiedliche
Verhalten angeben lassen.

Versuche, den Begriff der Leichtverdaulichkeit genauer zu präzisieren, liegen bereits
mehrfach vor; am bekanntesten sind wohl die *Tabellen von Pentzold,* bei denen auch bereits
der Versuch gemacht wird, die leichtverdauliche Kost stufenweise zu gruppieren. Die
Gruppierung geschah dadurch, daß festgestellt wurde, in welcher Zeit die einzelnen Nahrungsmittel den Magen verlassen hatten; sie hat sich für viele Zwecke bis in die neueste Zeit
als brauchbar erweisen. Fehlerhaft ist aber, daß bei dieser Versuchsanordnung wieder Verweildauer, also mechanische Belastung, mit Leicht- bzw. Schwerverdaulichkeit identifiziert
wird, was eben doch wenigstens in dieser Allgemeinheit nicht richtig ist. Wir geben im
folgenden die Pentzoldsche Tabelle auszugsweise wieder.

Tabelle:

Nach *Pentzold* verlassen den Magen:

In 1—2 Stunden: Getränke: wie Wasser, Mineralwasser, Kaffee, Tee, Kakao, Wein, Bier,
klare Fleischbrühe, Milch in einer Menge von etwa 200 g; ferner weiche Eier, in mäßiger
Menge genossen.

In 2—3 Stunden: Dieselben Getränke in größerer Menge genossen (bis 500 g), gesottene
Fische (200 g), Gemüse wie Blumenkohl, Spargel, Salzkartoffeln (150 g), Weißbrot (70 g),
Kekse (50 g).

In 3—4 Stunden: Gebratenes Fleisch von Hühnern, Tauben, Rebhühnern, Kalb,
Beefsteak, roh oder gebraten, Lendenbraten, gekochtes Rindfleisch, gekochter oder roher
Schinken (in Mengen von 100—250 g) genossen, Schwarzbrot. Weißbrot (je 150 g); Gemüse,
wie Reis, Kohlrabi, Möhren, Spinat, Kartoffelgemüse, Gurkensalat; Äpfel (je 150 g).

In 4—5 Stunden: Größere Mengen von gebratener Taube, Rindfleisch, Beefsteak (je etwa 250 g), geräucherte Zunge (250 g), Rauchfleisch (100 g), Gans, Ente (je 250 g), Gemüse wie Linsen, Erbsen als Brei (150—200 g), Schnittbohnen (150 g).

Nach einem ganz ähnlichen Gesichtspunkt ist das *Leubesche Schema* aufgestellt; es werden 4 Formen der Schonungskost unterschieden, wobei auch wieder im wesentlichen jedenfalls die Verweildauer maßgebend für den Grad der Verdaulichkeit ist. Die 4 Formen der Schonungskost nach *Leube* sind:

1. Milch, Eier, roh oder weich gekocht, Fleischsolution, nicht gesüßte Kekse.

2. Gekochtes Hirn oder Bries vom Kalb, gekochtes Huhn oder Taube, Schleimsuppen oder Milchbrei aus Tapioka und Eierschaum bereitet, Gallerte.

Bei besserem Verdauungsvermögen kommen hinzu:

3. Geschabtes rohes Rindfleisch oder geschabter roher Schinken, Kartoffelpüree, Milchbrot oder altbackenes Brot, Zwieback, etwas Tee oder Kaffee mit Milch.

4. Gebratenes Huhn oder Taube, Reh, Rebhuhn, Rostbeef, Kalbsbraten, Hecht, Schill gesotten, Makkaroni, Reis, Spinat.

Schließlich sei hier der Vollständigkeit halber die *Einteilung nach Jürgensen* wenigstens auszugsweise erwähnt. *Jürgensen* unterscheidet eine strenge Schonungsdiät „dispersoid palloide" Diätmodifikation, und eine leichtere Schonungsdiät, die wieder in die „mikrokrimmoide" = feinpürreförmige und die „makrokrimmoide" = grobpüreeförmige getrennt wird; die erstere — die dispersoid-palloide Diät — dürfte ungefähr der 2.—3. Form, die letztere etwa der 4. Form des später zu erwähnenden Schemas entsprechen; bei der mikrokrimmoiden Form soll die Teilchengröße etwa 1 mm, bei der makrokrimmoiden etwa 1,5 mm betragen. Es ist wohl verständlich, daß die *Jürgensensche* Einteilung nicht gerade populär geworden ist.

Auf die *experimentellen Arbeiten (Best, Raabe)* soll hier im einzelnen nicht eingegangen werden; manches durch praktische Erfahrung Bekannte wurde im Tierexperiment bestätigt, auch wurden neue Tatsachen gefunden. Aber nicht alle sind auf die Verhältnisse beim kranken Menschen ohne weiteres übertragbar; man wird also die Resultate nicht voreilig dazu benutzen dürfen, am Krankenbett gewonnene, altbewährte Erfahrungen ohne weiteres umzustoßen. Aber es muß anerkannt werden, daß das Tierexperiment manche lediglich auf Empirie basierende Kenntnisse auch wissenschaftlich sanktioniert hat. Die Resultate sind vielfach bei den folgenden Ausführungen verwertet.

Wir schicken zunächst einige Angaben über die Leicht- bzw. Schwerverdaulichkeit der wichtigsten Nahrungsmittel voraus.

1. Die wichtigsten *Kohlehydratträger.* Sie sind natürlich nicht einheitlich hinsichtlich ihrer Verdaulichkeit zu bewerten, aber im allgemeinen läßt sich doch sagen, daß die Kohlehydratträger zu den leichtverdaulichen Kostbestandteilen zählen. Von den Nahrungsstoffen verlassen die Kohlehydrate im Tierexperiment den Magen am schnellsten, sie belasten die mechanische Funktion des Magens also am wenigsten; auch die sekretorische Tätigkeit wird, von Ausnahmen abgesehen, nicht erheblich in Anspruch genommen. Es entspricht diese experimentelle Feststellung durchaus der alten Erfahrung der Praxis, daß eine im wesentlichen aus Kohlehydraten bestehende Kost, z. B. eine *Breikost* zu den leichtverdaulichsten Kostformen gehört.

Bei den *Backwaren* ist die Art der Zubereitung entscheidend für den Grad der Verdaulichkeit; poröse und aus feinen Mehlen bereitete Backwaren: Weißbrot, Zwiebäcke, Kekse, Biskuits sind leichter verdaulich wie die aus groben, kleiehaltigen Mehlen zubereiteten. Letztere sind um so schwerer verdaulich, je frischer sie sind, d. h. je mehr Feuchtigkeit sie enthalten, wodurch dann die einzelnen Bissen gröber und zusammengeballt in den Magen gelangen; andererseits wird durch Rösten auch groben Brotes die Verdaulichkeit erhöht. Allerdings sind die Röstprodukte Safttreiber, aber die praktische Erfahrung lehrt doch, daß dadurch die Bekömmlichkeit selbst bei schonungsbedürftigen Mägen nicht leidet; Zwiebäcke beispielsweise können fast ohne Einschränkung als eines der leichtverdaulichsten Gebäcke gelten. Die meisten Konditorwaren dagegen stellen schon an den gesunden Magen erhebliche Anforderungen; nur die Mürbeteige und die porösen Blätterteige können als leichtverdaulich gelten. Von den Mehlspeisen muß gefordert werden, daß sie eine lockere Beschaffenheit haben; kompliziert zusammengesetzte Puddings mit reichlichem Gehalt von Rosinen, Mandeln, Nüssen u. dgl. dürfen nicht als leichtverdaulich gelten.

Es wird später (s. künstliche Nährpräparate) besprochen werden, daß die Verdaulichkeit der Mehle auf künstlichem Wege erhöht werden kann.

2. Die *Eiweißträger*. Im Experiment verlassen die Eiweiße den Magen langsamer wie die Kohlehydrate, aber schneller wie die Fette. In der Krankenkost ist, wenn man von der Milch absieht, der wichtigste Eiweißträger das *Fleisch*. Entscheidend für seinen Verdaulichkeitsgrad ist Herkunft und Zubereitungsart. Das Fleisch junger Tiere gilt mit Recht als leichter verdaulich wie das alter Tiere, deren Fleisch viel reicher an Bindegewebe ist. Einzelne Stücke, z. B. Filet, Bruststücke sind besonders zart. Es ist eine altüberlieferte Sitte, daß weißes Fleisch z. B. Geflügelfleisch, Kalbfleisch in der Krankenkost dem roten Fleisch vorgezogen wird. Chemisch begründen läßt sich diese Bevorzugung allerdings nicht, aber es ist doch fraglich, ob durch die chemische Analyse alle die maßgebenden Momente auch wirklich erfaßt werden. Es sei nur daran erinnert, daß das rote Fleisch einen Abhängeprozeß durchmachen muß, ehe es genießbar wird; möglicherweise sind die hierbei entstehenden Zersetzungsprodukte nicht ohne Einfluß auf die Bekömmlichkeit des Fleisches, wenigstens bei schonungsbedürftigen Mägen. Weißes Fleisch bedarf zu einer schmackhaften Zubereitung auch einer geringeren Menge von Gewürzen wie rotes Fleisch, und schließlich ist ersteres zur Bereitung der in der Krankenkost vielfach gebräuchlichen Suppen besonders geeignet. Übrigens ist Geflügel- und Kalbfleisch auch gewöhnlich besonders fettarm, was die Leichtverdaulichkeit wiederum erhöht. Man sieht also, daß sich verschiedene Gründe für die Bevorzugung des weißen Fleisches anführen lassen.

Es ist aber ein Irrtum, gekochtes Fleisch grundsätzlich für leichter verdaulich zu halten wie gebratenes; diese Auffassung rührt wohl von der häufigen Verwendung des weißen Fleisches zur Suppenbereitung her. Aber natürlich kann ein Stück gekochten Fleisches viel zäher sein wie beispielsweise ein zartes fettarmes Filetstück. Allerdings ist gebratenes Fleisch ein stärkerer Säurelocker wie gekochtes (s. Hypersekretion); man kann aber durch Entfernung der Kruste diese säurelockende Eigenschaft einschränken. Für am schwersten verdaulich gilt, und zwar mit Recht, paniertes Fleisch; einmal ist es wieder ein starker Säurelocker, dann aber wird den Verdauungssäften durch die fettdurchtränkte Umhüllung die Aufarbeitung sehr erschwert, so daß es lange im Magen liegen bleibt. Auch hier kann durch Entfernung der Kruste die Bekömmlichkeit erhöht werden. Rohes Fleisch wird heute viel seltener wie früher in der Krankenkost verwandt; Schuld daran ist wohl die oft zweifelhafte Qualität des käuflichen Hackfleisches. Als solches ist es in der Tat im Rahmen einer Schonungskost wenig geeignet. Abgesehen von anderen Nachteilen ist in dem käuflichen Hackfleisch sämtliches Bindegewebe enthalten; im Haushalt zubereitetes, mit dem Löffel geschabtes Fleisch kann aber als fast völlig bindegewebsfrei gelten und ist dann in der Tat ein leichtverdauliches von manchen Kranken gern genommenes Gericht. Voraussetzung ist natürlich tadellose Beschaffenheit des Materials. Das in „englisch" zubereiteten Bratstücken enthaltene rohe Fleisch ist mit dem Schabefleisch hinsichtlich der Verdaulichkeit nicht auf eine Stufe zu stellen; abgesehen davon, daß es wieder mehr oder weniger Bindegewebe enthält, ist es nur schwer kaubar und schon deswegen in einer Schonungskost nicht verwendbar. Alle Pökel- und Räucherwaren finden mit Recht in einer leichtverdaulichen Krankenkost keine Verwendung; sie stellen an die Arbeit des Magens erhebliche Ansprüche. Nur zarter roher Schinken, dessen sichtbares Fett entfernt ist, kann als leichtverdaulich gelten; er kann auch in gleicher Weise wie rohes Fleisch als Schabefleisch Verwendung finden.

Bei den *Fischen* ist wieder die Art des Fisches und die Art der Zubereitung maßgebend für den Grad der Verdaulichkeit; fette Fische (Aal, Lachs, Salm u. a.) sind schwerer verdaulich wie magere, gebratene, besonders wieder panierte, schwerer verdaulich wie gekochte. Geräucherte und marinierte Fische gehören im allgemeinen nicht in eine Schonungskost.

Die *Milch* gilt allgemein als eines der leichtverdaulichsten Nahrungsmittel; im Magen gerinnt sie allerdings durch die Einwirkung des Labfermentes zu groben Flocken, wodurch starkes Sättigungsgefühl und bei Ungewohnten auch mitunter ein Druckgefühl hervorgerufen wird. Schon langsames Trinken bei gleichzeitigem Genuß einiger Zwiebäcke, besser noch durch Zusatz von schleimigen Abkochungen oder auch schon von einem Mineralwasser (Gießhübler, Selters, Emser) wird die grobe Gerinnung verhindert. Durchfälle und Blähbeschwerden werden oft durch Mischung mit Kalkwasser beseitigt. Auch *Sahne*, in der das Fett in feinstemulgierter Form enthalten ist, ist leichtverdaulich und als Zusatz zur Milch geeignet. Sahneneis kann bei Fieberkranken Verwendung finden (s. d. betr. Abschnitt). Der oft vorhandene Widerwillen gegen Milch läßt sich durch Zusatz von Kaffee, Kakao, Bittermandelwasser oder auch von etwas Kognak oder Rum überwinden.

Käse findet im Rahmen einer leichtverdaulichen Kost nur selten Verwendung. Die harten Käse sind in der Tat im Magensaft schwer löslich; dazu kommt, daß die ausgereiften Käse unkontrollierbare reizende Zersetzungsprodukte enthalten. Leichter verdaulich sind allenfalls die weichen, gewürzarmen Käsesorten wie Brie, Gervais.

Die vielfache Verwendungsmöglichkeit der *Eier* macht sie zu einem unentbehrlichen Bestandteil einer Schonungskost. Entscheidend für den Verdaulichkeitsgrad ist die Art der Zubereitung. Rohe Eier stellen an die mechanische Tätigkeit des Magens die geringsten, hartgesottene die größten Anforderungen, weich gekochte halten die Mitte. Auch die safttreibende Wirkung der Eier ist nicht erheblich. Rühreier und Spiegeleier sind leicht verdaulich, wenn sie locker, am besten auf dem Wasserbade, zubereitet werden, so daß Krustenbildung verhindert wird. Bei Omeletts und ähnlichen Speisen ist wieder lockere Beschaffenheit (durch reichlichen Zusatz von Eiweißschnee) Vorbedingung für leichte Verdaulichkeit.

3. Die *Fette* bleiben am längsten im Magen liegen, die mechanische Tätigkeit des Magens wird durch sie also mehr in Anspruch genommen wie durch die Kohlehydrate und Eiweiße. Die sekretorische Tätigkeit der Magendrüsen wird durch Fette, z. B. Olivenöl, eher eingeschränkt. Es ist auch dem Laien bekannt, daß fettes Fleisch schwerer verdaulich ist wie mageres; ein fetter Gänsebraten ist beispielsweise schwerer verdaulich wie ein junges Hähnchen, Schweinefleisch schwerer verdaulich wie Kalbfleisch. Aber auch in Fett gesottene und stark mit Fett durchtränkte Mehlspeisen wie Schmarren u. a. leisten der Verdauungsarbeit der Verdauungssäfte erheblichen Widerstand. Im übrigen ist die Verträglichkeit eines Fettes um so besser, je reicher es an Olein, je niedriger also der Schmelzpunkt ist. Das für eine Schonungskost geeignetste Fett ist die Butter, aus der nötigenfalls das Kochsalz und auch die freien Fettsäuren durch Kneten im Wasser leicht entfernt werden können. Kalorisch, aber nicht geschmacklich gleichwertig ist die Kunstbutter, die aus Pflanzenfetten oder Tierfetten (Margarine) hergestellt wird. Schmalz findet in der Krankenkost kaum Verwendung, obwohl sein Schmelzpunkt, speziell der des Gänseschmalzes, niedriger als der der Butter ist. Bei empfindlichen Mägen wird der immerhin aufdringliche Geschmack oft unangenehm empfunden, außerdem muß dem Schmalz, wenn er als Brotaufstrich benutzt wird, reichlich Kochsalz zugesetzt werden, um es schmackhaft zu machen; dadurch wird aber die an sich schon säuretreibende Eigenschaft des Schmalzes weiter erhöht. Von den Ölen ist das bekömmlichste gutes Olivenöl. Wertvolle Fettträger sind die Sahne und das Eigelb; da hier das Fett in fein emulgierter Form enthalten ist, gelten sie mit Recht als leichtver-

daulich. Man braucht also durchaus nicht bei einer Schonungskost grundsätzlich auf die kalorisch wertvollen Fette zu verzichten.

Die *Gemüse* stellen infolge ihres Zellulosegerüstes an die mechanische Tätigkeit des Magens je nach Wahl des Materials und Art der Zubereitung mehr oder weniger große Anforderungen. Mechanische Zerkleinerung zu Püreeform erleichtert dem Magen seine mechanische Arbeit aber wesentlich; freilich büßen manche Gemüse bei dieser Zubereitung an Schmackhaftigkeit ein. Junge frische Gemüse wie Blumenkohlköpfe, der obere Teil der Spargeln, Karotten, junge Schoten werden übrigens auch unzerkleinert von empfindlichen Mägen meistens gut vertragen. Die geeignetste Zubereitung der Kartoffeln in einer Schonungskost ist die Verarbeitung zu Mus, dessen Leichtverdaulichkeit durch Zusatz von Milch oder Eiweißschnee noch erhöht werden kann. Salzkartoffeln oder Kartoffeln in der Schale können durch Zerquetschen mit der Gabel leicht in eine püreeähnliche Form gebracht werden. Bratkartoffeln, besonders mit reichlich Fett zubereitete und durchtränkte, gehören dagegen nicht in eine Schonungskost. Die ausgereiften Hülsenfrüchte: Erbsen, Linsen, Bohnen sind auch dem Laien als schwerverdaulich bekannt. In der Tat belasten sie den Magen in seiner Gesamtarbeit erheblich. Unter bakterieller Einwirkung entstehen ferner reichlich Gase, die leicht Blähbeschwerden hervorrufen. Bei der üblichen Zubereitung werden die Hülsenfrüchte auch schlecht ausgenutzt. Man braucht aber trotz dieser Mängel nicht grundsätzlich auf diese nahrhaften, eiweißreichen Gemüse in einer Schonungskost zu verzichten; schon durch die Verarbeitung zu Mus werden die unerwünschten Nebenwirkungen teilweise beseitigt. Geeigneter für eine Schonungskost sind aber die käuflichen feinen Leguminosenmehle (z. B. von Hartenstein), die breite Anwendung in der Krankenkost verdienen. Nach den gleichen Gesichtspunkten wie die Gemüse sind die *Früchte* zu beurteilen. Je schalenreicher sie sind und je mehr Gerüstsubstanz sie enthalten, um so größer ist die Belastung des Magens. Schalenfreie, weiche Früchte wie Erdbeeren, Himbeeren oder die besonders saftreichen wie Apfelsinen, Pfirsiche u. a. belasten den Magen viel weniger. Kompotte sind um so leichter verdaulich, je mehr sie sich der Püreeform nähern. Als leichtverdaulich können auch — ohne Fettzusatz — gebratene Äpfel gelten, wenn Schale und Gerüstsubstanz beiseite gelassen werden.

Schließlich noch ein Wort über die *Gewürze*. Eine mechanische Belastung des Magens kommt nicht in Betracht, wohl aber die safttreibende, die besonders den sog. scharfen Gewürzen eigen ist. In dem Abschnitt „Hypersekretion" kommen wir noch näher darauf zu sprechen. Wenn also eine möglichst geringe Belastung des Magens in jeder Beziehung angestrebt wird, dürfen Gewürze, einschließlich des Kochsalzes, nur mit Maß bei der Zubereitung der Speisen verwandt werden. Dabei entsteht eine Gefahr, auf die wir wiederholt zurückkommen werden, nämlich die, daß die Speisen unschmackhaft zubereitet werden, wodurch natürlich bald die oft schon an sich geringe Eßlust leidet. Das muß aber unter allen Umständen vermieden werden. In der Tat stehen aber zahlreiche Gewürze, z. B. Pflanzenextrakte zur Verfügung, die ohne Bedenken im Rahmen einer Schonungskost Verwendung finden können. Wir verweisen hier auf die Ausführungen in dem Abschnitt „Nierenkrankheiten", wo Einzelheiten besprochen sind.

Auf die *Genußmittel* soll hier nicht eingegangen werden; wieweit sie im Rahmen einer Schonungskost Verwendung finden dürfen, wird im speziellen Teil besprochen werden.

Zusammenfassend läßt sich also sagen: Eine Schonungskost für den Magen soll die mechanische und sekretorische Tätigkeit des Magens möglichst wenig in Anspruch nehmen; das erstere erreicht man dadurch, daß alle groben Bestandteile der Kost in feinverteilter Form gegeben werden, daß ferner sehr fette Speisen (z. B. fettes Fleisch) oder mit Fett stark durchtränkte Gerichte (z. B. in Fett gesottene Mehlspeisen) vermieden werden. Die Einzelmahlzeit soll nicht zu groß bemessen sein; sie soll 250—300 ccm nicht übersteigen. Durch Schonung der mechanischen Tätigkeit wird zugleich auch dadurch, daß die Verweildauer der Speisen im Magen abgekürzt wird, die sekretorische Funktion geschont. Letzteres geschieht weiterhin dadurch, daß starke Safttreiber, in erster Linie also scharfe Gewürze vermieden werden.

Es entspricht nun einem praktischen Bedürfnis, die Schonungskost in verschiedene Formen zu zergliedern; denn es ist klar, daß von äußerster Schonung des Magens bis zur frei gewählten gemischten Kost zahlreiche Übergänge bestehen müssen. Es wird ferner durchaus nicht in allen Fällen, bei denen eine Schonung des Magens angestrebt wird, diese immer gleich eine äußerste sein müssen. Überhaupt muß schon hier betont werden, daß die Einhaltung einer strengen Form der Schonungskost, falls nicht zwingende Gründe vorliegen, zeitlich begrenzt sein soll. Man soll versuchen, sobald es der Zustand erlaubt, über den Weg einer allmählichen Mehrbelastung des Magens schließlich zu der Normalkost überzugehen. Wir unterscheiden fünf *Formen der Schonungskost:*

1. *Form.* Der Magen wird bei der Ernährung völlig ausgeschaltet. Die Ernährung erfolgt am besten durch den Darm. Vor allem ist die Zufuhr von Flüssigkeit nötig, und zwar als Ringerlösung oder besser noch als isotonische (etwa 5%) Traubenzuckerlösung, mit der neben der Flüssigkeit gleichzeitig ein Kalorienspender zugeführt wird. Es ist selbstverständlich, daß diese strengste Form der Schonungskost nur kurzfristig (für 2—3 Tage) durchführbar ist. Liegen zwingende Gründe für eine längere Anwendung vor, so müssen kalorienreiche Nährklistiere gegeben werden. Ihre zweckmäßigste Zusammensetzung und die Technik ihrer Darreichung ist in dem Abschnitt „künstliche Ernährung" ausführlich besprochen.

Gegen diese strengste Form der Schonungskost läßt sich einwenden, daß der beabsichtigte Zweck, die mechanische und sekretorische Tätigkeit des Magens völlig auszuschalten, nicht erreicht wird. Denn bekanntlich führt auch der leere Magen Bewegungen — „Leerbewegungen" — aus, er produziert aber auch Magensaft. Nun muß man aber doch annehmen, und die praktischen Erfolge sprechen durchaus in diesem Sinne, daß die Gesamtarbeit des leeren Magens auf ein Minimum eingeschränkt ist. Man wird übrigens doch in manchen Fällen sehr bald die Möglichkeit sehen, wenigstens kleinste Mengen kalorienhaltigen Materials dem Magen anzubieten; man wählt dann Stoffe, die erfahrungsgemäß dämpfend auf die motorische nnd sekretorische Funktion des Magens wirken. In Betracht kommt reines Olivenöl, daß eßlöffelweise gegeben wird (s. a. später), oder, falls eine Abneigung gegen Öl besteht, fettreiche Sahne, die gleichfalls eßlöffelweise, eisgekühlt gegeben wird.

2. *Form.* Die Kost ist flüssig; die Nahrung wird also in einer Form gegeben, in der sie normalerweise den Magen verläßt. Ein wesentlicher Bestandteil der Kost ist die Milch, deren grobe Gerinnung im Magen durch die besprochenen Maßnahmen verhindert werden muß; ferner Sahne, die der Milch zugesetzt wird. Ein weiterer Kostbestandteil sind Suppen, die durch Zusatz von Mehl, durchgedrücktem Reis, Hafer u. a., ferner durch reichlich Butter und Eigelb leicht sehr kalorienreich gemacht werden können, so daß bei dieser Form der Kalorienbedarf des Organismus bereits wenigstens annähernd gedeckt werden kann. Auch manche Gelées, z. B. Fleischgelee, können zur flüssigen Kost gerechnet werden, da sie sich bereits bei Körpertemperatur verflüssigen. Die Zahl der Mahlzeiten beträgt 6—8.

3. *Form.* Die Kost ist flüssig-breiig. Als Zulagen zu den bisher erlaubten Speisen kommen hinzu lockere Breie aus Mehlen, Hafer, Grieß, Reis u. dgl.; ferner Eier, roh oder als lockere Rühreier. Weiterhin wenig gesüßte Kekse und Zwiebäcke, die zur Milch genossen werden. Die Zahl der Mahlzeiten beträgt 6.

4. *Form.* Als weitere Zulage kommt Fleisch hinzu, zunächst in fein verteilter Form: mit dem Löffel geschabtes rohes Fleisch oder ebenso zubereiteter

roher Schinken, ferner gekochtes oder gebratenes Fleisch, durch die Fleischmaschine und dann durch den Sieb getrieben. Weiterhin Kartoffelpüree, locker
mit Milch oder Eiweißschnee zubereitet. Diese 4. Form ist bereits eine gemischte
Kost, durch die die Gesamtfunktion des Magens schon mehr belastet wird.
Die Zahl der Mahlzeiten beträgt 5—6.

5. *Form.* Sie bildet den Übergang zur allgemeinen gemischten Kost. Fleisch
— gekocht und gebraten — ist jetzt auch in fester Form gestattet; auf Zartheit
des Fleisches ist dabei mehr Wert zu legen wie auf seine Herkunft und Farbe
(s. a. oben). Weiterhin sind erlaubt die meisten Gemüse, die gröberen in Püreeform, die zarten (s. o.) auch unzerkleinert. Ferner Weißbrot, lockere (mit viel
Eiweißschnee zubereitete) Süßspeisen. Die Zahl der Mahlzeiten beträgt 5
(3 Hauptmahlzeiten, 2 Nebenmahlzeiten).

Es ist selbstverständlich, daß an dieser schematischen Gruppierung nicht
immer festgehalten werden kann und soll; die Möglichkeiten zu Variationen,
bei denen dann die einzelnen Formen fließend ineinander übergehen, sind zahl-
reich und erlauben eine individualisierende Einstellung der Diät, bei der aber
doch immer das Prinzip der Schonung gewahrt werden kann.

*Einige Erkrankungen des Magens, bei denen eine Schonungs-
kost angezeigt ist.* Sie sollen absichtlich nicht in besonderen Abschnitten
abgefertigt werden, weil genauer präzisierte, allgemein gültige Diätformen sich
für diese Magenleiden nicht aufstellen lassen. Die Symptome und das augen-
blickliche Zustandsbild des Einzelfalls sind maßgebend für die zu treffenden Maßnahmen. Andererseits ist es nicht richtig, diesen Kranken lediglich eine „leichte
Kost" zu verordnen, wobei es dann ihrem Gutdünken überlassen bleibt, was
sie darunter zu verstehen haben. Die verschiedenen Kostformen der Schonungskost geben die Möglichkeit zu klaren Anordnungen und erlauben gleichzeitig
eine Variationsbreite, die es ermöglicht, dem Einzelfall und auch individuellen
Neigungen gerecht zu werden.

Der *Magenkrebs.* Einheitlich ist hier lediglich die sekretorische Störung:
das Fehlen der Salzsäureproduktion. Aber die motorische Funktion kann
in verschiedener, und zwar gegensätzlicher Weise gestört sein; Insuffizienz
des Pylorus bedingt eine beschleunigte, eine Verengerung eine verlangsamte
Entleerung des Magens.

Man könnte daran denken, die *Sekretionsstörung* nach den gleichen
Gesichtspunkten zu behandeln, die in dem Abschnitt Anazidität besprochen
sind. Es müßte dann also versucht werden, die darniederliegende Salzsäureabscheidung durch pikante Zubereitung der Speisen anzuregen. Dieser Versuch
ist aussichtslos; die Drüsen haben anscheinend für dauernd die Fähigkeit der
Saftabscheidung eingebüßt. Es ist weiterhin eine alte Erfahrung, daß scharf-
gewürzte, pikante Speisen gerade von Krebskranken oft schlecht vertragen
werden, obwohl Ausnahmen, besonders zu Beginn des Leidens, vorkommen.

Es kann hier gleich hinzugefügt werden, daß auch die Salzsäuretherapie bei der Anazidität der Krebskranken nicht die Dienste leistet wie bei der essentiellen Anazidität. Manche
Krebskranke verzichten sehr bald auf das Medikament, weil es Beschwerden hervorruft
oder vorhandene Beschwerden steigert.

Bei einer *Insuffizienz des Pylorus* verlassen die Speisen vorzeitig und
infolgedessen ungenügend vorbereitet den Magen; es besteht dann die Gefahr,
daß der Darm durch Verschleppung fäulnis- und gärungsfähigen Materials gereizt
wird. Es liegt hier die gleiche Gefahr vor wie bei der später zu besprechenden
unkomplizierten Anazidität, bei der ja gleichfalls der Pylorusreflex fehlen kann.
Es ist also nötig, eine Kost zu geben, deren genügende Verarbeitung im Magen
gewährleistet ist. Nicht immer brauchen deswegen alle Speisen grundsätzlich
in feinverteilter Form gegeben zu werden; es besteht dann zu leicht die Gefahr,
daß der an sich schon darniederliegende Appetit gänzlich schwindet. Oft genügt

es, wenn die gröberen Bestandteile der Kost, die Gemüse und Früchte, in Püreeform gegeben werden, dagegen kann zartes Fleisch in fester Form gestattet
werden, vorausgesetzt, daß ein gutes Kauen möglich ist. Es würde das also eine
Kostform sein, die etwa der 5. Form der Schonungskost entspricht, in der auch
eine zweckmäßige Verteilung der Kost auf die einzelnen Mahlzeiten vorgesehen
ist. Es braucht hier wohl nicht noch einmal betont zu werden, daß ein starres
Festhalten an dieser Kostform nicht möglich ist; die Bekömmlichkeit ist das
maßgebende und diese muß in jedem einzelnen Fall ausprobiert werden.

Liegt eine *Verengerung des Magenausgangs* vor, so ergeben sich leicht
zu übersehende Maßnahmen. Die Kost muß derart beschaffen sein, daß sie das
Passagehindernis überwinden kann. Es hängt von dem Grade des Hindernisses
ab, ob eine flüssig-breiige Kost (2.—3. Form der Schonungskost) angezeigt ist,
oder ob bei zunehmender Verengerung des Magenausgangs von der zunächst
zulässigen 3. Form allmählich zur 2. Form übergegangen werden muß. Völliger
Verschluß des Ausgangs macht eine rektale Ernährung nötig; es ist das natürlich eine Maßnahme, die nur für kurze Zeit die Katastrophe aufhalten kann,
falls nicht operativ eingegriffen wird. Sie leistet aber gute Dienste, wenn es sich
darum handelt, einen in der Ernährung heruntergekommenen Kranken für die
Operation vorzubereiten. Es ist dann besonders wichtig, Flüssigkeit (5% Traubenzuckerlösung) auf rektalem Wege zuzuführen, da bekanntlich Wasser vom
Magen nicht resorbiert wird, und erfahrungsgemäß die ausgetrockneten Kranken
gegen operative Eingriffe besonders wenig widerstandsfähig sind.

Dem Kaloriengehalt der Kost ist besondere Aufmerksamkeit zuzuwenden.
Es wäre das Ideale, wenn es gelänge, den Kaloriengehalt der Erhaltungskost
noch um einiges zu übertreffen, da mit einem erhöhten Stoffverbrauch gerechnet
werden muß. Auf die Schwierigkeiten, die der Erreichung dieses Zieles entgegenstehen, braucht hier nicht hingewiesen zu werden; die mangelnde Appetitlust ist das Haupthindernis. Weniger schwerwiegend ist die mitunter ausge-
prägte Abneigung gegen bestimmte Nahrungsmittel, insbesondere das Fleisch.
Der dadurch bedingte Kalorienausfall läßt sich durch eine Zulage von Butter
oder durch kalorienreiche Mehlspeisen ersetzen.

Da die Einzelmahlzeit einer Schonungskost nicht zu groß bemessen sein
soll, müssen Nahrungsmittel bevorzugt werden, die bei geringer Masse kalorienreich sind: Butter, Sahne, feine Mehle, Eier. Beispiele, wie aus diesen Bestandteilen eine kalorienreiche, nötigenfalls sogar flüssige Kost zusammengesetzt werden kann, findet man in dem Abschnitt „Magerkeit", auf den hier verwiesen sei.

In der Gewährung der Genußmittel: alkoholischer Getränke, Kaffee, Tee
sei man nicht zu zaghaft. Werden sie vertragen, so besteht keine Veranlassung
zu ihrem Verbot. Der Kaloriengehalt alkoholischer Getränke kann sogar nützlich sein. Überhaupt muß daran festgehalten werden, daß bei aussichtslosen
Fällen das Wenige von Lebensgenuß durch strenge Diätvorschriften nicht noch
weiter eingeschränkt wird.

2. Der *Magenkatarrh*. Wir unterscheiden auch hier wie üblich zwischen
dem akuten und chronischen Katarrh.

Der *akute* Magenkatarrh. Der Laie bezeichnet fast jede akute Magenstörung,
die sich nach Diätfehlern, Überladungen des Magens, alkoholischen Exzessen
einstellt, als Magenkatarrh; es ist sehr fraglich, ob hierzu eine Berechtigung
vorliegt. Allerdings ist die Behandlung auch dieser Zustände die gleiche wie
die des echten Katarrhs; dieser ist am häufigsten durch toxische oder infektiöse
Ursachen bedingt. Übrigens kommen die wenigsten Fälle von akutem Katarrh
überhaupt in ärztliche Behandlung.

Die therapeutischen Maßnahmen richten sich nach der Ursache des Katarrhs.
Verdorbene Speisen müssen aus dem Magendarmkanal entfernt werden, sei es
durch Spülungen oder durch Abführmittel. Durch den Brechakt sind übrigens

meistens die schädlichen Stoffe schon aus dem Magen entfernt. Im akuten Stadium ist völlige Enthaltsamkeit hinsichtlich jeder Nahrungsaufnahme das zweckmäßigste Vorgehen. Die Appetitlosigkeit bereitet der Durchführung dieser Maßnahme keine Schwierigkeiten. Nur der Durst kann befriedigt werden; hierzu dient am besten kalter, wenig gesüßter Tee oder, besonders bei Brechneigung, Eisstückchen. Nur selten dürfte eine rektale Zufuhr von Flüssigkeit notwendig sein. Schon sehr bald, meistens schon nach 24 Stunden, kann mit vorsichtiger Nahrungszufuhr begonnen werden, und zwar mit einer Kost, die über die 2. und 3. Form der Schonungskost schneller oder langsamer, der Lage des Falls entsprechend, zu einer freieren Kostform und schließlich zur Normalkost übergeht. Der häufig vorhandenen Neigung nach stark sauren oder gewürzten Speisen soll nicht nachgegeben werden; sie schaffen nur vorübergehend Erleichterung.

Der *chronische Katarrh*. Man unterscheidet einen *primären* und einen *sekundären* Katarrh; letzterer ist beispielsweise bedingt durch ein Leber-, Herz- oder Nierenleiden. Hier ist dann die Behandlung des Grundleidens das Wesentliche. Als Ursache des *primären* Katarrhs kommen in erster Linie Schädlichkeiten in der Lebensweise in Betracht; chronischer Mißbrauch alkoholischer Getränke, vor allem solcher konzentrierter Art, und Tabakmißbrauch stehen hier in erster Stelle. Es ist natürlich zwecklos, diätetisch vorzugehen, ehe nicht die Schädlichkeiten abgestellt sind. Häufig genügt schon diese Maßnahme allein, um das Leiden zu beheben oder wenigstens zu bessern.

Die Kost soll den Charakter einer Schonungskost haben; dabei ist aber zu bedenken, daß es sich um eine Dauerkost handelt, die also derart beschaffen sein muß, daß sie reiche Abwechslungsmöglichkeit erlaubt und kalorisch ausreichend ist. Die fünfte Form der Schonungskost dürfte im allgemeinen diesen Ansprüchen genügen.

Die üblichen Genußmittel brauchen zwar nicht grundsätzlich verboten zu werden, wenigstens wird guter Wein oder auch ein Glas gutes Bier häufig gut vertragen. Aber die Notwendigkeit, Alkoholgenuß überhaupt zu verbieten, liegt in Anbetracht der häufigen Beziehung chronischen Alkoholmißbrauchs zum Katarrh doch viel häufiger vor wie die Möglichkeit, einen mäßigen Genuß zu gestatten. Die Verträglichkeit von Kaffee und Tee unterliegt individuellen Schwankungen; werden sie gut vertragen, so liegt eine Veranlassung zu einem prinzipiellen Verbot nicht vor.

Es ist vielfach üblich und auch von einem gewissen Nutzen, zeitweise ein *Mineralwasser* trinken zu lassen. Die gebräuchlichsten sind Kissinger Rakoczy, Homburger Elisabethquelle, Karlsbader Mühlbrunnen, von denen man morgens nüchtern 1—2 Gläser angewärmt trinken läßt. Wegen aller Einzelheiten über die mutmaßliche Wirkungsweise der Wässer verweisen wir auf die Ausführungen in den Abschnitten Achylie und Hypersekretion.

Es muß schließlich auf die Wichtigkeit sorgfältiger Mundhygiene hingewiesen werden; schadhafte Zähne sollen in Stand gesetzt werden, schon um sorgfältiges Kauen zu ermöglichen. Regelmäßige Mundspülungen sollen vorgenommen werden; Zungenbelag muß unter Umständen mechanisch, durch einen Holzspatel oder eine Zungenbürste, entfernt werden.

Manche andere Erkrankungen des Magens, z. B. das Magengeschwür und das Geschwür des Zwölffingerdarms, bei denen eine Schonungskost angezeigt ist, sind in besonderen Abschnitten besprochen; ebenso die Sekretionsstörungen, bei denen gleichfalls eine Schonungskost des Magens, bald mehr hinsichtlich seiner mechanischen bald seiner sekretorischen Funktion angezeigt ist. Es war dies nötig, da bei der diätetischen Therapie dieser Zustände einige besondere Punkte zu beachten sind, die sich im Rahmen dieses Abschnittes nicht erledigen ließen.

Das Magengeschwür; das Zwölffingerdarmgeschwür.

Magengeschwür und Zwölffingerdarmgeschwür können gemeinsam besprochen werden; die Therapie ist in allen wesentlichen Punkten die gleiche, ganz abgesehen davon, daß eine klinische Trennung nicht immer möglich ist. Wenn im folgenden also der Kürze halber nur vom Magengeschwür gesprochen wird, so hat das Gesagte ceteris paribus auch für das Geschwür des Zwölffingerdarmes seine Gültigkeit.

Die *Genese* des Ulkus muß hier kurz besprochen werden; sie beeinflußt in mancher Hinsicht unser therapeutisches Handeln. Eine einheitliche Auffassung herrscht zwar auch heute noch nicht, aber ziemlich unbestritten ist die Annahme, daß zwei Voraussetzungen erfüllt sein müssen, damit es überhaupt zur Geschwürsbildung kommen kann: erstens eine — lokal begrenzte — Ernährungsstörung der Schleimhaut, zweitens das Vorhandensein von saurem Magensaft. Wird nämlich durch eine mangelhafte oder gar aufgehobene Blutversorgung ein Schleimhautbezirk seines natürlichen Schutzes beraubt, so verfällt es der andauenden Wirkung des Magensaftes. Dieser allein, mag er auch in vermehrter Menge wie bei der Hyperazidität produziert werden, kann also niemals, entgegen früheren Ansichten, eine Geschwürsbildung zur Folge haben, wenn nicht die erste Vorbedingung erfüllt ist.

Hält man an dieser Betrachtungsweise fest, so ist es zunächst von untergeordneter Bedeutung, auf welche Weise eine Ernährungsstörung eines Schleimhautbezirkes zustande kommt, ob durch eine zirkumskripte Blutung, eine Embolie oder eine Ischämie der zuführenden Gefäße; das Wesentliche ist das Vorhandensein der Ernährungsstörung überhaupt, die dann eben die, im übrigen anscheinend schnell einsetzende Andauung durch den Magensaft ermöglicht. Ein Stoß von außen, eine direkte Verletzung der Schleimhaut durch einen Fremdkörper oder die Sonde, der Würg- und Brechakt kann eine kleine Blutung zur Folge haben, und es hängt dann lediglich von anderen gleich näher zu besprechenden Momenten ab, ob ein Geschwür entsteht oder nicht. Auch die Ausschaltung eines Schleimhautbezirkes von der Blutversorgung durch eine Embolie ist an sich natürlich denkbar; die retrograde Embolie soll dabei eine wichtige Rolle spielen. Die Sektionsbefunde sprechen allerdings nicht in dem Sinne, daß Embolien bei der Ulkusbildung eine wesentliche Rolle spielen. Die Frage der Ischämie muß etwas näher diskutiert werden. Bei vielen Ulkuskranken besteht eine motorische Übererregbarkeit des Magens, die in der Neigung zur Spasmenbildung zum Ausdruck kommt. Die Spasmenbildung und die wenigstens häufig vorhandene Hyperazidität sind Folge einer — konstitutionell bedingten — abnormen Ansprechbarkeit des viszeralen Nervensystems, nach unseren Vorstellungen speziell eines Überwiegens des Vagustonus. Man kann sich nun vorstellen, daß diese spastischen Zustände zu einer Abklemmung der zuführenden Gefäße führen, was dann eine lokale Ischämie zur Folge haben muß. Diese „neurogene" Theorie der Ulkusgenese ist besonders von klinischer Seite (v. *Bergmann*) näher begründet worden. Die Vorstellung von *Rössle* deckt sich im wesentlichen mit dieser Auffassung, wenigstens insofern, als auch hier die nervöse Komponente, speziell wieder eine Übererregbarkeit des Vagus, als das Wesentliche für die Geschwürsbildung angenommen wird; nur nimmt *Rössle* an, daß der „zweiten Krankheit", eben dem Ulkus, eine „erste Krankheit", z. B. eine Appendizitis, Cholezystitis u. a. vorausgegangen ist.

Nicht jede Schleimhautblutung hat nun eine Geschwürsbildung zur Folge; disponierende Momente müssen dazu kommen. Konstitutionelle Veranlagung und Heredität spielen unzweifelhaft eine Rolle, dann aber ist der Sitz der Blutung anscheinend von wesentlicher Bedeutung. Die meisten Geschwüre entstehen an der kleinen Kurvatur, also an einer Stelle, an der einmal die Schleimhaut des Magens am wenigsten verschieblich ist, an der sich aber ferner die Magenstraße befindet. Dadurch nun, daß hier die Speisen dauernd vorbeigeschoben werden, wird ein mechanischer Reiz ausgeübt und die Entstehung eines Geschwüres begünstigt. Es kommt dazu, daß die kleine Kurvatur derjenige Teil des Magens ist, der — neben dem Pyorus — am besten fixiert ist. Wir werden auf diese „mechanische Theorie" der Ulkusbildung, die besonders von *Aschoff* und seiner Schule vertreten wird, noch einmal zu sprechen kommen.

Es ist in letzter Zeit schließlich die infektiöse Ätiologie des Ulkus wiederholt diskutiert worden. Sie basiert auf der Tatsache, daß auf dem Geschwürsgrund häufig Ansiedlungen von Pilzen, Schimmelpilzen, Soor u. a. gefunden werden. Es ist nun nicht sehr wahrscheinlich, daß die Pilze die primäre Ursache der Ulkusbildung sind, es ist aber möglich, daß sie die Ausheilung der Geschwürsbildung hintanhalten.

Eine Frage bedarf hier noch einer kurzen Erörterung, nämlich die, warum in dem einen Fall die Ausheilung des Geschwürs zustande kommt, in dem anderen aber aus dem akuten ein chronisches Ulkus entsteht. Hier ist anscheinend der Sitz der Geschwürsbildung von maßgebender Bedeutung. Wenn nämlich das Ulkus an Stellen lokalisiert ist, an denen der Weiterbeförderung des Inhalts schon physiologisch vorübergehender Widerstand geleistet wird, so sind die Bedingungen für eine Ausheilung besonders ungünstig; die durch den Kontraktionsvorgang gegebene Spannung, Reibung und Schiebung der Schleimhaut verhindert die Vernarbung. Solche physiologischen Engen sind — nach *Aschoff* — die Magenenge (Isthmus), die der Übergangszone zwischen Korpus des Magens und Canalis egestorius *(pyloric.)* entspricht, die Pylorusenge, und schließlich die Leber-Pankreas-Wirbelsäulenenge. Eine physiologische Enge besteht auch am Übergang des Bulbus duodeni in den übrigen Zwölffingerdarm. Die an diesen Stellen lokalisierten Geschwüre gehen anscheinend leicht in das chronische Stadium über. Als weiterer wichtiger Faktor kommt hinzu, daß in den Geschwüren Speisemassen und Magensaft retiniert werden können; diese „Sackung" des Mageninhaltes wird durch die trichterförmige Ausbildung des Geschwürs, wobei die Schleimhaut einseitig überhängt, begünstigt.

Auf die zahlreichen experimentellen Arbeiten ist bisher absichtlich nicht eingegangen worden. Das wesentliche und hier am meisten interessierende Ergebnis ist, daß es auch im Experiment gelingt, durch lokale Ernährungsstörungen der Schleimhaut Geschwüre zu erzeugen. Ob diese Ernährungsstörungen durch künstliche Embolien, durch Erzeugung von spastischen Zuständen, z. B. nach Pilokarpin oder durch Traumen, die Erosionen zur Folge haben, hervorgerufen werden, ist dabei von untergeordneter Bedeutung. So wenig auch eine einseitige Übertragung *einer* experimentellen Versuchsanordnung auf die Verhältnisse beim Menschen möglich ist, so muß doch anerkannt werden, daß uns das Experiment in der Erkenntnis der Genese des Ulkus und auch in unserem therapeutischen Vorgehen in mancher Hinsicht gefördert hat.

Wir mußten diese allgemeinen Ausführungen vorausschicken, weil erst durch sie Zweck und *Ziel unseres therapeutischen Vorgehens* verständlich wird. Man sieht, daß eine Verhütung der Geschwürsbildung doch nur in sehr beschränktem Maße möglich ist und daß wir jedenfalls in der Hauptsache uns darauf beschränken müssen, die Heilungsbedingungen für das einmal entstandene Geschwür nach Möglichkeit zu verbessern. Es sind im wesentlichen 3 Momente, die die Ulkusbedingung begünstigen und weiterhin die Ausheilung verzögern: die Saftsekretion, die mechanische Reizung, die Neigung zur Spasmenbildung. Hier setzt also die Therapie ein, und zwar dadurch, daß die Magensaftsekretion möglichst eingeschränkt, eine mechanische Reizung vermieden, und die Spasmenbildung verhindert werden soll. Es läßt sich dies durch diätetische und medikamentöse Maßnahmen in der Tat erreichen. Wir besprechen zunächst die diätetische Therapie.

Möglichste *Beschränkung der Sekretion* ist eine der wichtigsten Maßnahmen. Dabei kommt es nicht etwa nur darauf an, eine vorhandene Hyperazidität zu bekämpfen, sondern unser Vorgehen richtet sich gegen die Säureproduktion überhaupt, gleichgültig, ob sie in vermehrter, normaler oder gar verminderter Menge statthat.

Die zur Bekämpfung der Hyperazidität nötigen diätetischen Maßnahmen sind früher (s. Hyperazidität) besprochen; wir verweisen auf diese Ausführungen. Einige Worte seien hinzugefügt. Selbstverständlich sollen sowohl während der eigentlichen Ulkuskur sowie noch längere Zeit in der Nachperiode alle Speisen gemieden werden, die als Säurelocker bekannt sind; ferner soll man von Nahrungsmitteln ausgiebig Gebrauch machen, die erfahrungsgemäß hemmend auf die Saftsekretion wirken; hierzu gehören Öl, Sahne, (ungesalzene) Butter. Besonders das Öl ist ein ausgezeichnetes Mittel zur Beseitigung der subjektiven Beschwerden (s. a. u.); zugleich wirkt es günstig gegen die so häufig vorhandene Obstipation.

Es ist ferner zu berücksichtigen, worauf früher bereits wiederholt hingewiesen wurde, daß Speisen, die in flüssiger oder wenigstens fein verteilter Form gegeben werden, weniger lange im Magen liegen bleiben, wie feste Nahrungsmittel; eine Verkürzung der Aufenthaltsdauer hat aber auch eine zeitliche Beschränkung der Saftproduktion zur Folge. Und weiterhin wird durch eine flüssige bzw. fein verteilte Kost erreicht, daß eine mechanische Reizung des Magens und speziell der Geschwürsfläche nach Möglichkeit vermieden wird. Es ist also begründet, wenn die Diätschemen für Ulkuskranke aus einer gewürzarmen, dabei flüssigen bis flüssig-breiigen Kost bestehen.

Die Neigung zur Spasmenbildung läßt sich durch die erwähnten diätetischen Maßnahmen nur zum Teil bekämpfen; viel wirksamer sind hierzu Medikamente, in erster Linie das Atropin. Bei Besprechung der medikamentösen Therapie werden wir ausführlicher darauf zurückkommen.

Eine Kost, die wie die eben erwähnte die sekretorische und motorische Funktion des Magens möglichst wenig belastet, ist nach einer früheren Definition (s. Schonungskost) eine Schonungskost. Kennt man die Prinzipien, nach denen sie zusammengesetzt ist, so fällt es nicht schwer eine passende Ulkusdiät aufzustellen, die trotz der unvermeidlichen Einseitigkeit eine gewisse Freiheit des Handelns, die persönliche Eigenarten des Kranken sowie die sozialen Verhältnisse nötig machen, gestattet. Aber ein gewisser Schematismus hat sich gerade bei der Therapie des Magengeschwürs bewährt, wenigstens insofern, als zu Beginn der Kur eine äußerste Schonung des Magens angestrebt wird und in allmählicher Steigerung eine Mehrbelastung des Magens statthat, bis schließlich zu einer Kost übergegangen wird, die hinsichtlich ihrer Zusammensetzung annähernd der Normalkost entspricht. Es ist dabei zweckmäßig und erleichtert die Durchführung erheblich, wenn die Zulagen in bestimmten Zeitabständen, wochen- oder dekadenweise, erfolgen. Wir bringen im folgenden ein Beispiel für eine Ulkusdiät, das sich im wesentlichen mit den bekannten Diätschemen von *Leube* und *Pentzold* deckt; nur ist absichtlich eine detaillierte Angabe der Art der Nahrungsmittel vermieden. Auf Einzelheiten kann schon deswegen verzichtet werden, weil sie in dem Abschnitt „Schonungskost" ausführlich besprochen sind, auf den ausdrücklich hingewiesen werden muß.

Schema.

1—2 Tage: I. Form der Schonungskost: sie kann insofern etwas erweitert werden, als ohne Schaden etwa 2stündlich 1 Eßlöffel kalter Sahne oder pro Tag 2—3 Eßlöffel gutes Öl gereicht werden; abgesehen davon, daß hierdurch immerhin einige Kalorien zugeführt werden, wirken Fette in dieser Form gegeben, wie schon betont, hemmend auf die Sekretion und dämpfend auf die Peristaltik. Überhaupt ist diese strengste I. Form der Schonungskost nur angezeigt in Fällen, bei denen eine starke Blutung vorausgegangen ist oder Blutungs- und Perforationsgefahr besteht. Andernfalls kann gleich mit der Kost der 1. Woche begonnen werden.

1. Woche: II. Form der Schonungskost. Die Einzelmahlzeiten werden zweistündlich gegeben in einer Menge von 50—100—200 ccm, je nach Lage des Falls. Bei Blutungsgefahr sollen zunächst nur kalte Getränke gegeben werden, z. B. eisgekühlte Milch mit Zusatz von Sahne; sehr empfehlenswert ist auch Sahneneis. Durch reichlichen Zusatz von Butter, Sahne, Eigelb, ferner von Mehlen zu Suppen kann die Kost schon in der ersten Woche häufig derart gestaltet werden, daß der Kalorienbedarf wenigstens annähernd gedeckt wird. Wir geben ferner gern einige Eßlöffel Öl, evtl. mit einem Eigelb verrührt, aus den schon früher besprochenen Gründen.

Manche Kranken nehmen auch ohne Widerwillen teelöffelweise (ungesalzene) Butter. Häufig können schon während der ersten Woche einige Zwiebacke, zu Milch genossen, gestattet werden; sie sollen trocken, nicht eingeweicht gegessen werden.

2. *Woche*: III. Form der Schonungskost; die Zahl der Mahlzeiten beträgt 5—6. Durch Zusatz von Butter zu den Breien, Suppen, ferner durch Sahne, Eigelb, Öl, kann der Kalorienwert der Erhaltungskost leicht erreicht werden. An sich würden übrigens gegen die Verabreichung von Fleisch in feinverteilter Form (s. 3. Woche) bei vielen Fällen keine Bedenken vorliegen; die Fleischzulage macht aber die Fahndung auf okkulte Blutungen unmöglich.

3. *Woche*: IV. Form der Schonungskost; die Zahl der Mahlzeiten beträgt 5—6. Die Kalorienzahl der Erhaltungskost zu erreichen, bereitet keine Schwierigkeiten, sie kann leicht, wieder durch Fettzulagen in Form von Butter, Sahne, Öl beliebig erhöht werden.

4. *Woche*: V. Form der Schonungskost. Die Zahl der Mahlzeiten beträgt fünf.

Es ist selbstverständlich, daß an diesem Schema, das an sich schon zahlreiche Variationen ermöglicht, nicht starr festgehalten werden darf; unerwartet einsetzende Komplikationen, z. B. Blutungen, können Verschärfungen einer bereits freieren Kostform nötig machen, schnell fortschreitende Besserung ermöglicht andererseits bisweilen eine Abkürzung des Turnus. Im allgemeinen kann und soll aber die Ulkuskur in dieser schematischen Weise durchgeführt werden. Die Erfahrung lehrt, daß damit die besten Erfolge erzielt werden. Während dieser Diätkur, mindestens aber für die Dauer von 3 Wochen soll *Bettruhe* eingehalten werden; während dieser Zeit werden möglichst warme Breiumschläge gemacht, die wahrscheinlich infolge ihrer spasmenlösenden Wirkung (s. auch später) mindestens subjektiv günstig wirken. Nach Ablauf dieser Zeit ist allerdings die eigentliche Ulkuskur beendigt, aber noch lange Zeit sind gewisse Einschränkungen nötig, ehe zu einer frei gewählten Kost übergegangen werden kann. Besonders die häufig vorhandene Hyperazidität macht Maßnahmen diätetischer und medikamentöser Art notwendig, die nach den Grundsätzen zu erfolgen haben, die in dem Abschnitt Hyperazidität ausführlich besprochen sind. Leider fehlen uns sichere Zeichen dafür, wann das Geschwür in das Narbenstadium übergegangen ist, fast ganz; das Aufhören des Schmerzes und der okkulten Blutungen sind zwar gewisse, aber keineswegs sichere Anhaltspunkte.

Wir bringen im folgenden einige andere Kostschemen; die *Leube*sche Kostform, die später von *Pentzold* modifiziert wurde, hat den meisten anderen später aufgestellten Schemen zum Vorbild gedient, so daß es sich erübrigt, sie sämtlich hier aufzuführen. Ganz abweichend ist das später zu besprechende Diätschema von *Lenhartz* und das von *Sippy*.

Diätschema von Leube.

I. Kost (10 Tage): 250 g Fleischbrühe, wenig gesalzen; 250 g Milch gekocht, evtl. mit Tee oder Kalkwasser; 1—2 Eier. in die Bouillon verrührt; Fleischsaft (aus rohem Rindfleisch), einige Eßlöffel; 6 Kekse, gekaut, nicht eingeweicht (nicht zu süß).

II. Kost (10 Tage): Kalbshirn, gesotten, 100 g ⎫
          Kalbsbries   ,,   100 g ⎬ am besten in Fleischbrühe
          Taube   ,,   1 Stck. ⎭
          Huhn   ,,
rohes Rindfleisch, 100 g, geschabt von Filet; Tapioka, 30 g, mit Milch als Brei.

III. Kost (10 Tage): Taube, gebraten, ohne Sauce,
          Huhn   ,,   ,,   ,,
Beafsteak von Filet, 100 g (englisch, gut geklopft); Schinken, roh, fein geschabt (wenig geräuchert, evtl. Lachsschinken); Milchbrot oder Zwieback, knusprig gebacken, gut gekaut, 50 g (evtl. Blumenkohl, in Salzwasser, nur die Blumen, 50 g).

IV. Kost (10 Tage): Reh, Rebhuhn, Rostbeaf, Filet (zart abgehängt, 100 g); Kalbfleisch, Hecht, Schill, Karpfen, Forelle (Kaviar); Reis, durchgeseiht, grüne Erbsen, Spinat, durchgeseiht, Spargelköpfe; Rührei, ganz weich, mit Butter und wenig Salz; Eierauflauf; Obstmuß; Rotwein, 100 g, angewärmt; Tee, schwarz; Kakao, entölt mit Milch.

In dieser im übrigen vielfach bewährten Kostform wird auf die mechanische Schonung des Magens mehr Rücksicht genommen wie auf die sekretorische, wenigstens sind Fleischsaft und Fleischbrühe Safttreiber; die safttreibende Wirkung der letzteren kann allerdings durch Zusatz von Butter und Sahne aufgehoben oder mindestens eingeschränkt werden. Ein weiterer Nachteil der Kostform ist der, daß auf Fahndung okkulter Blutungen mindestens schon in der II. Dekade, bei der Verabreichung von Fleischsaft auch schon in der ersten verzichtet werden muß.

Diätschema nach Lenhartz.

Tage nach der letzten Haematemesis.	1.	2.	3.	4.	5.	6.	7.	8.	9.	10.	11.	12.	13.	14.
Eier	2	3	4	5	6	7	8	8	8	8	8	8	8	8
Zucker (zum Ei)			20	20	30	30	40	40	50	50	50	50	50	50
Milch (geeist, löffelweise)	200	300	400	500	600	700	800	900	1000	1000	1000	1000	1000	1000
Hackfleisch, (roh)					35	2×35	do.	do.	do.	do.	do.	do.	do.	do.
Milchreis							100	200	200	300	300	300	300	400
Weißbrot (Zwieback)								20	40	40	60	60	80	100
Rohschinken										50	50	50	50	50
Butter										20	40	40	40	40

Mit dieser Kost glaubte *Lenhartz* die Dauer der Unterernährung und die Ulkuskur überhaupt abzukürzen; sie kann, wie *Lenhartz* angab, auch Verwendung finden bei Fällen bei denen profuse Blutungen vorausgegangen sind. Auf strenge Karenztage wird dann ganz verzichtet. Nachteilig ist die Einförmigkeit der Kost; schwerwiegender ist, daß bei dieser Kostform, noch viel früher wie bei der *Leube*schen — vom 5. Tage ab — auf die Fahndung okkulter Blutungen verzichtet werden muß. In dem von *Ewald* modifizierten *Lenhartz*schen Schema wird Fleisch erst vom 8. Tage ab verabreicht; die Änderungen sind sonst unwesentlich.

Das Kostschema von *Sippy,* das in letzter Zeit von mancher Seite — anscheinend mit nicht ungünstigem Erfolge — angewandt wurde, besteht zunächst lediglich aus einem Gemisch von Milch und Sahne; hiervon sollen in stündlichen Einzelportionen — von morgens 7 bis abends 7 Uhr — je 100 ccm genommen werden. In den dazwischen liegenden Pausen wird abwechselnd je eins von den beiden folgenden Pulvern verabreicht:

I. Magn. ust.
   Natr. bic. āā   0,5
II. Calc. carbon.   0,5
   Natr. bic.   1,5.

Abends soll der Magen ausgehebert werden. Nach zwei Tagen wird zu der Kost zugelegt: ein weichgekochtes Ei, etwas Zwieback oder Weißbrot mit Butter; am Nachmittag kann statt einer Milchportion 100 g Reis- oder Hafermehlbrei genommen werden. Gegen Ende der ersten Woche darf der Kranke täglich 2—3 Eier, 100 bis 300 g Brei als Zulagen zu den stündlichen Milch-Sahne-Portionen genießen. Die Menge der Einzelmahlzeit soll aber 100 g nicht überschreiten. Es kann bald auch etwas Kartoffelmus, etwa 100 g, gestattet werden. Bettruhe ist nur für die ersten 8 bis 10 Tage nötig. Nach vier Wochen ist die eigentliche Kur beendet, doch muß die Schonungskost, bestehend aus 3 Mahlzeiten Brei und den dazwischen eingeschobenen Stundenportionen der Milch-Sahne-Mischung zu 100 g noch lange Zeit hindurch (bis zu einem Jahr und länger) fortgesetzt werden. Auch die Alkaligaben müssen während dieser Zeit weiter genommen werden, doch kann man allmählich die Zahl der Pulver verringern. Ein Vorteil der Kostform soll der sein, daß die Kranken auch nicht während der ersten Zeit an Körpergewicht verlieren.

Die *medikamentöse Therapie.* Im Vordergrund steht die *Alkalitherapie;* ihre Begründung ist nach den vorausgegangenen allgemeinen Ausführungen ohne weiteres verständlich; durch die Neutralisierung des sauren Magensaftes wird ein Faktor ausgeschaltet, der für die Entstehung und weiterhin für die verzögerte Ausheilung des Geschwürs von wesentlicher Bedeutung ist. Die Alkalitherapie ist früher, in dem Abschnitt Hyperazidität, ausführlich besprochen, so daß wir auf diese Ausführungen verweisen können. Wir bevorzugen in letzter Zeit besonders das Calv. carbonic. (4—5 Teelöffei pro Tag), das sich uns gut bewährt hat; besonders auch durch eine Hyperazidität bedingte Beschwerden werden gewöhnlich schnell beseitigt. Bei Neigung zu Verstopfung empfiehlt sich eine Mischung von Calc. carbonic. und Magnes. usta zu gleichen Teilen; Belladonnaextrakt kann dieser Mischung zugesetzt werden (Extr. Bellad. 0,3, Calc. carbon., Magn. usta āā 20,0).

In letzter Zeit wurde die Natronlauge mehrfach empfohlen (0,2—0,4% in Pfefferminzwasser, mehrmals 1 Eßlöffel, *Glässner*); neben der Neutralisation der Säure soll sie eine Schädigung des gleichfalls die Heilung verzögernden Fermentes bewirken; auch soll durch die Lauge die Geschwürsfläche geätzt und dadurch die Vernarbung beschleunigt werden. Die Alkalitherapie muß lange Zeit, oft monatelang, fortgesetzt werden. ·

Die Wirkung des *Wismuts* (Bism. carbon.) ist nur zum Teil durch seine Säure adorbierende Fähigkeit bedingt; im wesentlichen wirkt es mechanisch, und zwar durch Auflagerung auf die Geschwürsfläche (*Matthes*), wodurch die Vernarbung beschleunigt wird. Das Wismut wirkt ferner schleimtreibend; durch den Schleim wird nun einmal Säure neutralisiert, dann aber darf man annehmen, daß er die Magenschleimhaut vor mechanischen Reizen schützt. Man gibt gewöhnlich morgens nüchtern 1 Eßlöffel in einem Glas Wasser und läßt nach dem Trinken der Aufschwemmung für etwa 20 Minuten rechte Seitenlage einnehmen, von der Annahme ausgehend, daß die meisten Geschwüre an der kleinen Kurvatur oder am Magenausgang sitzen. Ob das in der Röntgendiagnostik verwandte, billigere Baryumsulfat dieselben Wirkungen wie das Wismut hat, ist nicht erwiesen; einige klinische Versuche erscheinen aber aussichtsreich.

Atropin bzw. Belladonna setzt allerdings auch die Säurebildung herab, aber doch nur vorübergehend; auch ein Pyloruospasmus wird entgegen früherer Annahme durch Atropin nicht beseitigt (*Klee*). Aber der Tonus des Magens und die peristaltischen Bewegungen werden herabgesetzt; darin beruht wohl die schmerzlindernde Wirkung. Man gibt mehrmals täglich ½ mg in Pillen (3—5mal), oder von den bekannten Trousseauschen Pillen (Extr. Bellad., Fol. Bellad. āā 0,3, für 30 Pillen) 3mal täglich 1—2 Stück. Das Eumydrin (mehrmals täglich 20 Tropfen einer 1%/$_{00}$igen Lösung) kann lange Zeit ohne Nebenwirkungen genommen werden, in seiner Wirkung bleibt es aber hinter dem Atropin zurück. Das gleiche gilt von dem gleichfalls antispasmodisch wirkenden Papaverin, das aber mit Vorteil in Kombination mit Atropin gegeben werden kann (3mal täglich 0,04 der käuflichen Tabl.). Durch große Dosen Atropin (3—4 mg s. c. pro Tag) läßt sich ein achylischer Magensaft erzielen (v. *Tabora*). Die Nebenerscheinungen sind aber oft lästig, auch läßt sich eine dauernde Neutralisation des Magensaftes in bequemerer und für den Kranken angenehmerer Weise durch fortgesetzte Alkaligaben (s. o.) erreichen.

Das früher viel verordnete *Argent. nitric.* ist ziemlich in Vergessenheit geraten; gegen die Schmerzen wirkt es aber in der Tat günstig und bei genügender Vorsicht liegt auch die Gefahr der Argyrosis nicht vor. Es neutralisiert die Säure, vielleicht ätzt es auch gleichzeitig die Geschwürsfläche. Man gibt 3mal täglich 1 Eßlöffel einer Lösung 0,2:150 (ad. vitr. nigr.), einige Zeit vor der Mahlzeit; nach 3 wöchentlichem Gebrauch ist das Mittel abzusetzen.

Die Anwendung von *Mineralwässern* während der eigentlichen Ulkuskur ist im allgemeinen überflüssig; in Betracht kommen Karlsbader Mühlbrunnen oder Mergentheimer Wasser, von denen man morgens nüchtern 1—2 Glas möglichst warm langsam trinken läßt. Bezüglich der Anwendungsweise der Mineralwässer in der Nachperiode zur Bekämpfung der Hyperazidität verweisen wir auf die Ausführungen in dem betreffenden Abschnitt.

Der Vollständigkeit halber seien schließlich noch einige neuere Versuche in der Ulkustherapie erwähnt; zunächst die Röntgenbestrahlung des Magens, die von einigen Autoren *(Schulze-Berge, Holzknecht)* mit Erfolg angewandt wurde; man muß anscheinend ziemlich große Dosen geben, wenn ein Erfolg erzielt werden soll. Wir selbst bestrahlen die Magengegend mit je zwei Feldern von 10:15 cm, jedes Feld erhält 1 H. E. D. unter 0,5 mm Zinkfilter. Wir haben den Eindruck, daß sich mitunter durch die Röntgenbestrahlung Schmerzfreiheit schneller erzielen läßt, als durch diätetische Maßnahmen allein. Auch mit der *Proteinkörpertherapie* wurden Erfolge erzielt, z. B. mit intravenösen Vakzineurininjektionen *(Holter)*; von anderer Seite *(Pribram)* wird die intravenöse Novoprotintherapie gelobt (jeden 3. bis 4. Tag 0,1 bis 0,2 ccm; 10—12 Injektionen. Ein endgültiges Urteil über diese neueren Behandlungsmethoden läßt sich noch nicht abgeben.

Wir haben oben die „klassische" Ulkusbehandlung geschildert, wie sie nach den Angaben besonders von *Leube* und von *Pentzold* gehandhabt wird. Wir bringen nunmehr anhangsweise zwei Behandlungsmethoden, die in letzter Zeit empfohlen wurden; die eine, von *Porges* angegebene, weicht grundsätzlich von der oben geschilderten ab, insofern, als auf Bettruhe ganz verzichtet wird und die diätetische Behandlung gegenüber der Alkalitherapie in den Hintergrund tritt. Bei der anderen, von *Einhorn* angegebenen, dagegen wird eine noch intensivere Schonung des Magens angestrebt.

Porges strebt eine dauernde Neutralisierung des Magensaftes an, und zwar bevorzugt er hierzu das bereits erwähnte Calc. carbonicum, bei Neigung zu Verstopfung in einer Mischung mit Magnes. usta. Von dem Alkali wird alle 2 Stunden 1 Teelöffel genommen; Bettruhe braucht bei unkomplizierten Geschwüren nicht eingehalten zu werden. Auch können die diätetischen Vorschriften milder gefaßt werden. Eine große Zahl von Geschwüren soll auf diese Weise zur Ausheilung gebracht werden. Wir sahen uns öfters bei poliklinischer Behandlung Ulkuskranker bzw. Ulkusverdächtiger genötigt, auf die klassische Ulkusbehandlung zu verzichten. Die sozialen Verhältnisse zwangen dazu. Hier hat sich uns die Alkalitherapie in der von *Porges* angegebenen Weise tatsächlich gut bewährt; wenigstens wurden die subjektiven Beschwerden häufig prompt beseitigt. Ob und inwieweit eine *Ausheilung* erreicht wurde, läßt sich allerdings zur Zeit noch nicht beurteilen.

Einhorn schließlich empfiehlt die Duodenalsondenernährung bei Ulcus ventriculi. Er erstrebt damit eine völlige Ausschaltung der lädierten Stelle bei der Ernährung, was die Ausheilung beschleunigen soll. Die ins Duodenum eingeführte Sonde soll 10—14 Tage ununterbrochen liegen bleiben. Die Zuführung von Nahrung durch die Sonde erfolgt achtmal am Tage; sie besteht aus einem Gemisch von Milch, Eiern, Zucker; eine Einzelmahlzeit setzt sich beispielsweise zusammen aus 200—250 ccm Milch, 1 Ei, 15—30 g Zucker (*Einhorn* bevorzugt Milchzucker). Der Kaloriengehalt kann durch Zusatz von Sahne oder Butter gesteigert werden. Anstatt Milch können Mehl- oder Schleimsuppen gegeben werden. Auch andere Abänderungen sind je nach Lage des Falles möglich, nur muß auf dünnflüssige Beschaffenheit der Mischung geachtet werden.

Auch Medikamente, z. B. Bismutbrei (25%) können durch die Sonde ins Duodenum eingeführt werden; man geht so vor, daß zunächst 30 ccm des Breies auf einmal, in der nächsten Viertelstunde alle paar Minuten einige Kubikzentimeter eingespritzt werden. Auf diese Weise wird die Bismuttherapie des Magenulkus am besten nachgeahmt. Sind Blutungen vorausgegangen, so soll mit der Einführung der Sonde mindestens 2—3 Tage, vom Tage der letzten Blutung an gerechnet, gewartet werden; nötigenfalls muß bis dahin eine rektale Ernährung statthaben.

Die Technik der Duodenalsondenernährung ist in dem Abschnitt „Künstliche Ernährung" besprochen.

Hypersekretion; Hyperazidität.

Man unterscheidet üblicherweise eine kontinuierliche und eine digestive Hypersekretion, wobei bei der ersteren (Gastrosukorrhöe, Reichmannsche Krankheit) dauernd auch vom leeren Magen, bei der letzteren nur auf den Reiz genossener Nahrung hin, die vermehrte Saftabscheidung statthat. Beim periodischen Magensaftfluß (Gastroxynsis, Roßbach) endlich wird nur anfallsweise, gewöhnlich unter migräneartigem Kopfschmerz, reichlich saurer Magensaft gebildet und erbrochen.

All diesen Formen ist lediglich gemeinsam die über die Norm gesteigerte Saftabscheidung, aber die *Ursache* ist sicher keine gemeinsame; ja nicht einmal für die Fälle einer Kategorie kann eine einheitliche Genese angenommen werden. Die Fälle, bei denen eine anatomisch faßbare Ursache etwa eine Cholezystitis, Appendizitis, Adnexerkrankung, um nur einige zu nennen als auslösendes Moment für die Sekretionsstörung verantwortlich gemacht werden kann, oder bei denen nachweisliche Schädlichkeiten in der Lebensführung: Alkoholabusus, Nikotinabusus, vielleicht auch übermäßiger Fleischgenuß nachweisbar sind, gehören doch nicht zur Regel, so wichtig sie auch für die Behandlung, die dann eine kausale sein kann, sind. Aber auch hier ist es zunächst nicht klar, warum in dem einen Fall eine anatomische Erkrankung oder beispielsweise Nikotinabusus zu Hypersekretion führt, in dem anderen nicht. Es muß also hier noch ein weiteres Moment hinzukommen, damit die Sekretionsstörung entsteht. Es bleiben aber überhaupt eine große Reihe von Fällen, bei denen die genannten Ursachen nicht in Betracht kommen. Es befriedigt nicht völlig, hier eine nervöse Störung anzunehmen, die speziell wieder das viszerale Nervensystem betrifft. Die Vorstellungen sind dann hier ähnliche, wie sie bei der Genese des Magengeschwürs (neurogene Ätiologie) besprochen sind, wo eine gestörte Harmonie zwischen Vagus und Sympathikus zugunsten des ersteren angenommen wird. Daß der Vagus an dem Zustandekommen der Hypersekretion beteiligt sein kann, unterliegt nun zwar keinem Zweifel. Aber greifbare Unterlagen für eine erhöhte funktionelle Einstellung des Vagus lassen sich auch wieder nicht immer nachweisen, und selbst wenn dies der Fall und eine Hypersekretion die Folge ist, erhebt sich zwingend die Frage, ob diese Sekretionsanomalie allein ausreicht das Krankheitsbild zu erklären, oder ob nicht etwa die Hypersekretion nur ein Symptom eines Komplexes pathologischer Vorgänge ist. Es ist nämlich eine immer wieder zu machende Erfahrung, daß in dem einen Fall die vermehrte Abscheidung des sauren Saftes Beschwerden hervorruft, in dem anderen nicht; jedenfalls stehen Höhe der Sekretion und Stärke der Beschwerden in keinen direkten Beziehungen. Als Hilfshypothese wird für die ersteren Fälle eine Hyperästhesie der Magenschleimhaut vielfach angenommen. An sich ist diese Möglichkeit nicht von der Hand zu weisen, so wenig greifbare Beweise für ihr Vorhandensein auch vorliegen; es wäre aber möglich und hierüber liegen wenigstens vereinzelte positive Befunde auch von unserer Seite vor, daß neben der vermehrten Abscheidung eine verminderte Schleimabscheidung als gleichzeitige Sekretionsstörung besteht; der Fortfall des schützenden und neutralisierenden Schleims könnte dann die Hyperaziditätsbeschwerden erklären. Und schließlich muß noch an die viel diskutierte Möglichkeit gedacht werden, daß der Säuregrad des abnorm reichlich produzierten Magensaftes gewissen Schwankungen unterliegt. Diese Annahme wird zwar vielerseits verneint (z. B. von *Bickel*) und eine Konstanz des Säuregrades angenommen. Neuere Untersuchungen, z. B. von *Heyer* und eigene lassen aber kaum einen Zweifel zu, daß neben der Menge auch die Säurekonzentration des Magensaftes variabel ist. Dann wäre es aber doch möglich, daß ein Magensaft höherer Azidität eher zu Beschwerden führt, wie ein solcher von niederer, besonders aber dann, wenn die Schleimsekretion gleichzeitig vermindert ist.

Alle diese Fragen stehen noch zur Diskussion und harren einer endgültigen Lösung. Es ist also nur verständlich, wenn versucht wird, das Problem der Hyperazidität von einer ganz anderen Seite zu erfassen. So zieht *Földes* (Klinik *Koranyi*) aus seinen Untersuchungen den Schluß, daß bestimmte Beziehungen bestehen zwischen der Azidität des Blutes und der des Magensaftes, derart, daß die Gesamtazidität des Mageninhalts — eine intakte Schleimhaut vorausgesetzt — um so größer ist, je größer die Konzentrationen der sauren Valenzen im Blute ist; die Hyperazidität ist nach dieser Auffassung durch eine Konzentrationszunahme der sauren Valenzen des Blutes bedingt. Man müßte dann also annehmen, daß es sich bei der Ausscheidung des sauren Magensaftes um einen kompen-

3*

satorischen Vorgang handelt, der geeignet ist das Blut vor einer zu hohen Konzentration der sauren Valenzen zu schützen. An sich wäre diese Auffassung möglich; nur müßte man dann erwarten, daß die Reaktion des Blutes bei erhöhter Magensaftsekretion nicht nach der sauren Seite, wie es *Földes* fand, sondern nach der alkalischen Seite verschoben wird, da von dem Chlornatrium ja doch nur die Cl-Ionen in den Magen diffundieren, die Na-Ionen aber im Blute zurückbleiben und einen Teil der freien Kohlensäure zu Karbonat binden. Es besteht dann aber viel eher die Gefahr einer Alkalose des Blutes, die der Organismus freilich dadurch umgeht, daß die Atmung herabgesetzt wird, wodurch freie Kohlensäure zurückgehalten und die Alkalose kompensiert wird. Ist diese Auffassung richtig, so muß also ein Parallelismus bestehen zwischen Intensität und Ablauf der Salzsäuresekretion einerseits und der Kohlensäurespannungskurve der Alveolarluft andererseits, derart, daß vermehrte Saftabscheidung mit einer Erhöhung der Kohlensäurespannungskurve einhergeht. Das ist nun in der Tat der Fall, wie besonders *Porges* und seine Mitarbeiter in mehrfach bestätigten Versuchen nachgewiesen haben.

Schließlich muß hier einer Auffassung gedacht werden, die das Wesen der Hyperazisität lediglich als eine Störung des Kochsalzstoffwechsels auffaßt; sie stützt sich auf den Befund, daß von Hyperaziden eine Kochsalzzulage verzögerter ausgeschieden wird, wie von An-Hyp- und Normaziden (*Molnar* und *Csaki*). Die Störung wird in die Niere verlegt. Die Beweisführung ist zwar wenig zwingend, aber der Forderung, die Kochsalzzufuhr bei Hyperaziden einzuschränken, wird man rückhaltlos zustimmen.

So wenig abschließend diese Versuchsergebnisse auch sämtlich sind, so schienen sie uns doch einer Erörterung wert; denn es ist doch denkbar, daß der Angriffspunkt unserer Therapie oder wenigstens die Auffassung ihrer Wirkungsweise durch sie einmal beeinflußt werden. Nach unseren heutigen Auffassungen beispielsweise wirkt die gleich näher zu besprechende Kost der Hyperaziden dadurch, daß sie wenig säuretreibende Substanzen enthält; eine solche Kost ist aber vorwiegend, wenn nicht ausschließlich, eine laktovegetabilische und als solche basenreich. In einem anderen Abschnitt (s. Nierenkrankheiten) ist besprochen worden, daß durch vorwiegend saure, bzw. alkalische Kost die Reaktion des Blutes bis zu einem gewissen Grade in dem einen oder anderen Sinne beeinflußt werden kann. Wir können das hier nur andeuten, da greifbare Unterlagen über eine Wirkungsweise der Kost bei Hyperaziden in dem erörterten Sinne zur Zeit noch völlig fehlen.

Die Frage der möglichen Beteiligung der anderen Sekrete des Magens speziell der Fermente bedarf noch einer kurzen Erörterung. Der vermehrten Salzsäureabscheidung kann nun in der Tat eine solche der Fermente parallel gehen *(Hyperchylie)*; aber notwendig ist dieses keineswegs, denn einmal gibt es Stoffe, die zwar anregend auf die Sekretion der Salzsäure, nicht aber auf die des Pepsins wirken, dann aber sind die im Fundusteile des Magens liegenden Zellen, die die Salzsäure produzieren, auch anatomisch differenziert von den in der ganzen Magenschleimhaut liegenden Zellen, die die Fermente liefern; eine isolierte funktionelle Erkrankung der ersteren ist also durchaus möglich. Andererseits kann aber ein Fehlen der Pepsinwirkung eine Hypersekretion zur Folge haben oder wenigstens verstärken. Wenn nämlich Albumosen und Peptone nicht oder nicht in genügender Menge gebildet werden, so fallen Stoffe weg, die ein hohes Säurebindungsvermögen haben; das Vorhandensein reichlicher ungebundener Salzsäure ist die Folge. Ob diese Störung für die Hypersekretion beim Menschen praktisch in Betracht kommt, ist allerdings fraglich; ganz von der Hand zu weisen ist sie deswegen nicht, weil bekanntlich das Optimum der Pepsinverdauung an eine bestimmte Salzsäurekonzentration des Magens gebunden ist. Durch einen erhöhten Säuregrad des Magensaftes könnten aber die für die Pepsinverdauung ungünstigen Bedingungen geschaffen werden. Meistens werden im übrigen die Eiweißkörper schnell und vollständig abgebaut. Auf die Fettverdauung hat die Hypersekretion, wenn man von seltenen Ausnahmen absieht, keinen Einfluß. Allenfalls kann die Stärkeverdauung leiden, und zwar dadurch, daß durch die reichlich vorhandene ungebundene Salzsäure, die diastatische Wirkung des Speichels gehemmt und so die Verzuckerung gehindert wird. Schwerwiegende Folgen hat dies übrigens nicht, da das diastatische Ferment der Bauchspeicheldrüse das Versäumte restlos nachholt.

Von den zahlreichen *tierexperimentellen Untersuchungen* können hier nur diejenigen kurz gestreift werden, die in Beziehungen zur Genese und Therapie der Hypersekretion beim Menschen gebracht werden können.

Beim Hunde hat Ableitung des Pankreassaftes nach außen Hypersekretion zur Folge; der Ausfall des Pankreassaftes ist nur indirekt an dem Zustandekommen dieser Hypersekretion beteiligt, das wesentliche ist ein Pyloruskrampf, der durch die ungenügende Neutralisation des sauren Magensaftes infolge Fortfalls des alkalischen Pankreassaftes zustande kommt. Der Pyloruskrampf seinerseits hat aber eine verlängerte Verweildauer der Speisen im Magen und diese wieder eine vermehrte Saftabscheidung zur Folge. Auch zahlreiche Säuren (außer Salzsäure) und hypertonische Salzlösungen (außer Kochsalzlösung) bedingen auf dem gleichen Wege beim Tier eine Hypersekretion. Es wird später erörtert werden, daß auch beim Menschen Verweildauer der Speisen und Stärke der Sekretion in bestimmten Beziehungen stehen.

Von praktisch größerer Bedeutung besonders hinsichtlich unseres therapeutischen Handelns sind aber die Untersuchungen, die eine Gruppierung der einzelnen Nahrungsmittel in starke und schwache Säurelocker ermöglicht haben. Nach dieser Einteilung werden als *starke Säurelocker* diejenigen Nahrungsmittel bezeichnet, die Stoffe enthalten, durch die die Magensaftsekretion, und zwar vom Magen selbst aus, besonders stark angeregt wird. Der Mechanismus dieser Wirkung ist dabei derart, daß bei der Resorption dieser Stoffe im Pylorusteil ein Magensekretin gebildet wird, daß auf dem Blutwege zu den Fundusdrüsen gelangt und diese nunmehr zur Sekretion anregt. Den schwachen Säurelockern kommt diese Sekretinwirkung zwar auch, aber in viel schwächerem Maße zu.

Starke Säurelocker:

Hierzu gehören von *Gewürzen*: besonders die sog. scharfen Gewürze, wie Senf, Pfeffer, Paprika, Nelken, Meerrettich u. a., ferner Kochsalz, sofern es in der Konzentration die isotonische Lösung übersteigt.

Von *Fleischsorten*: Gebratenes Fleisch, kurz abgekochtes Fleisch, rohes Fleisch, alle gesalzenen und geräucherten Fleische und Fische. Die dunklen Fleischsorten sind stärkere Sekretionserreger wie die hellen; ferner Fleischbrühe, Fleischextrakt. Es ist übrigens in diesem Zusammenhang bemerkenswert und auch praktisch wichtig, daß Hunde, die mit Fleisch gefüttert wurden, doppelt soviel Salzsäure im Magen produzierten, wie mit Amylaceen gefütterte; bei Milchhunden fehlte die Salzsäure ganz.

Von *Gemüsen*: Die nicht in Wasser abgebrühten Gemüse.

Von *Gebäcken*: Dunkle Brote, geröstete Backwaren.

Von *Getränken*: Alle alkoholischen und von den nichtalkoholischen alle kohlensäurehaltigen Getränke, ferner Kaffee, Kaffeersatz, entfetteter Kakao, Magermilch. Schließlich hartgekochte Eier, Eigelb, manche Eiweißpräparate.

Schwache Säurelocker:

Hierzu gehören: *Kochsalz* in isotonischer Lösung, *Zucker.*

Von *Fleischsorten*: Langsam gekochtes (fettreiches) Fleisch, frische, gekochte Fische.

Von *Gemüsen*: Abgebrühte Gemüse in fein verteilter Form.

Von *Getränken*: Brunnenwasser, alkalische Wässer, fetthaltiger Kakao, Fettmilch, Sahne, Tee. Ferner: Klares *Eiereiweiß, manche Eiweißpräparate,* z. B. Glidine.

Diese Befunde sind im ganzen auch auf den Menschen übertragbar *(Bickel, Heyer)*; freilich folgt der Magen hinsichtlich seiner Sekretion nicht starren Gesetzen, und bei dem einen Individuum wirkt dieser, bei dem anderen jener Säurelocker stärker safttreibend. Bei manchen Hyperaziden besteht eben anscheinend besonders gegen bestimmte Speisen eine gewisse Überempfindlichkeit, während andere gleichfalls safttreibende viel besser vertragen werden. Überhaupt sind einige Ergänzungen nötig.

Die safttreibende Wirkung der *Gewürze* ist unangefochten; sie kommt all den oben erwähnten Gewürzen auch dem Kochsalz in stärkerer Konzentration zu. Zucker als solcher wirkt im allgemeinen nicht safttreibend; konzentrierte Zuckerlösungen wurden früher sogar als sekretionshemmendes Mittel empfohlen; in Verbindung mit Obstsäuren (z. B. als Gelee, Kompott) und süßen Backwaren wird Zucker aber häufig schlecht vertragen. Honig ist ein starker Safttreiber.

Gewürzarme Zubereitung der Kost bringt die Gefahr mit sich (s. auch Nierenkrankheiten), daß die Speisen unschmackhaft werden und bald Widerwillen hervorrufen. Zunächst muß hier betont werden, daß eine extreme Einschränkung der Kochsalzzufuhr bei Hyperaziden nicht am Platze ist; sie ist auf die Dauer überhaupt nicht durchführbar. Hinsichtlich der Technik kochsalzarmer Ernährung verweisen wir auf den betreffenden Abschnitt im Kapitel Nierenkrankheiten; dort findet man auch Angaben darüber, wie eine unschmackhafte Zubereitung der Speisen vermieden werden kann.

Die *Fleisch*sorten sind bis zu einem gewissen Grade sämtlich Säurelocker; andererseits vermögen sie wegen ihres hohen Eiweißgehaltes reichlich Säure zu binden. Es hängt ganz vorwiegend von der Art der Zubereitung ab, welche Eigenschaft überwiegt. Bei langsamem Kochen des (kalt angesetzten) Fleisches geht ein großer Teil der säurelockenden Stoffe in das Kochwasser über, beim Ansetzen des Fleisches in siedendem Wasser, noch mehr beim Braten wird dagegen die Abgabe dieser Stoffe verhindert; daher die stärker säurelockende Wirkung bei den beiden letztgenannten Zubereitungsarten. Rohes Fleisch erweist sich beim Tier als starker Säurelocker; in der Tat wird es aber von manchen Hyperaziden nicht nur gut vertragen, sondern sogar gern genommen, weil es die Säurebeschwerden beseitigt. Voraussetzung ist natürlich, daß es ohne Zutat scharfer Gewürze genossen wird. Bei allen Räucherwaren wie Würsten, Rauchfleisch, geräucherten Fischen überwiegt die säurelockende Wirkung. Maßgebend ist der Gehalt an Würzstoffen, dann aber haben auch die beim Räucherprozeß entstehenden Stoffe selbst eine sekretionsanregende Wirkung. Gut vertragen wird gewöhnlich die schwach angeräucherte feine Teewurst (Mettwurst) und schwach angeräucherter roher Schinken. Fleischbrühen, Fleischextrakte, ferner extrakt- und gewürzreiche Fleischsaucen sind starke Säurelocker; bei den ersteren sollen es weniger die Extraktivstoffe (Kreatin, Kreatinin usw.) wie die Aminosäuren sein, die die Saftproduktion anregen. Die säurelockende Wirkung der Fleischbrühe kann durch Zusatz von Butter, Sahne, Eigelb derart gedämpft werden, so daß sie nicht grundsätzlich aus der Kost ausgeschaltet werden braucht (s. Magengeschwür).

Bei den *Gemüsen* kommt es wieder in erster Linie auf die Art der Zubereitung an, ob sie verträglich sind oder nicht. Gibt man sie in fein verteilter Form und kürzt dadurch die Verweildauer im Magen ab, so werden oft sogar die Hülsenfrüchte (Erbsen, Linsen, Bohnen) vertragen, obwohl sie an sich Säurelocker sind. Durch intensives Abbrühen der Gemüse wird allerdings die sekretionsfördernde Wirkung der Gemüse herabgesetzt, andererseits leidet aber die Schmackhaftigkeit. Es ist auch zu bedenken, daß im eigenen Saft zubereitete Gemüse nur eines geringen Salz- und Gewürzzusatzes überhaupt bedürfen, um schmackhaft zu sein. Rettich, Radieschen, Meerrettich, Zwiebeln und verwandte Arten sind in ihrer Wirkung den scharfen Gewürzen gleichzusetzen.

Von den *Obstsorten* werden die schalenhaltigen wie Äpfel, Birnen, roh genossen, im allgemeinen nicht gut vertragen, besser gewöhnlich die weichen Früchte wie Erdbeeren, Himbeeren; dasselbe gilt von schalenfreiem gekochten Obst in Musform, vorausgesetzt, daß es nicht stark gesüßt ist (s. Zucker). Von den fettreichen Nüssen und Mandeln kann man therapeutisch Gebrauch machen; in pulverisierter Form, teelöffelweise genommen, beseitigen sie oft prompt die Säurebeschwerden und machen eine Einschränkung der Alkalien (s. u.) möglich.

Bei den *Backwaren* ist im allgemeinen das Material das Maßgebende; am besten verträglich sind die aus feinen Mehlen hergestellten Gebäcke, abgesehen von den stark gesüßten und häufig auch stark gewürzten Konditorwaren. Auf Grund experimenteller Erfahrungen müßten geröstete Backwaren wie Zwiebäcke vermieden werden; die Erfahrung lehrt aber, daß ihre säurelockende Wirkung praktisch keine erhebliche Rolle spielt. Übrigens werden häufig auch die aus grobem Material hergestellten Backwaren wie Grahambrot, Simonsbrot gut vertragen und sind dann ein gutes Mittel zur Beseitigung einer gleichzeitig vorhandenen Obstipation.

Die Bekömmlichkeit der *Milch* ist individuell verschieden; im allgemeinen wird sie um so besser vertragen, je fettreicher sie ist. Zusatz von Sahne erhöht also die Bekömmlichkeit. Die meisten *Käsesorten,* wenn man von den gewürzreichen (Roquefort, Gorgonzola u. a.) absieht, sind gut bekömmlich; wegen ihres hohen Eiweißgehaltes vermögen sie reichlich Säure zu binden.

Auch bei den *Eiern* hängt alles von der Zubereitung ab; selbst hart gekochte Eier werden vertragen, wenn sie in fein verteilter Form gegeben werden. Von hartgekochtem Eiereiweiß, fein gewiegt, kann man therapeutisch bei periodischem Magensaftfluß (s. u.) Gebrauch machen. Eierspeisen, Omeletts, Rühreier, Spiegeleier werden gut vertragen, vorausgesetzt, daß sie ohne Krustenbildung, am besten auf dem Wasserbade, zubereitet werden. Die *Fette* verhalten sich hinsichtlich ihrer Wirkung auf die Sekretion verschieden. Maßgebend ist die Zeit der Darreichung und die Art des Fettes. Mit der Nahrung dargereichtes Öl beispielsweise läßt die Saftsekretion unbeeinflußt, unter Umständen steigert sie diese sogar, wohl dadurch, daß unter dem Einfluß des Öls die Verweildauer der Speisen im Magen verlängert wird. *Vor* der Mahlzeit gereichtes Öl setzt die Sekretion dagegen herab, wenn auch anscheinend nicht dauernd. Wahrscheinlich geschieht dies dadurch, daß durch rückläufig fließenden alkalischen Duodenalsaft Säure neutralisiert wird. Die Wirkung des Öls auf die subjektiven Beschwerden ist in der Tat oft ausgezeichnet; man gibt mehrmals täglich 1 Eßlöffel vor den Mahlzeiten. Gleichzeitig beseitigt es eine vorliegende Obstipation oft schnell, besonders wenn man morgens nüchtern 1—2 Eßlöffel nehmen läßt. An Stelle des Öls kann *Paraffin* (Paraff. liquid. puriss, eßlöffelweise in Milch) gegeben werden, wenn, etwa wegen Fettleibigkeit, Bedenken gegen das kalorienreiche Öl vorliegen. Eine ähnliche Wirkung wie Öl hat frische Butter und Sahne. Mit Fett — gleichgültig welcher Art — zubereitete und womöglich stark durchtränkte Speisen, dagegen werden schlecht vertragen; sie bleiben lange im Magen liegen und regen dauernd die Sekretion an. Auch fette Fleische werden von Hyperaziden gewöhnlich schon spontan gemieden. Safttreibend wirkt ferner Speck, vor allem wieder gerösteter, Gänse- und Schweineschmalz, die zudem noch gewöhnlich mit reichlich Salz genossen werden.

Schließlich noch einige Worte über die *Genußmittel.* Es ist vielfach üblich, Hyperaziden den Genuß *alkoholischer Getränke* grundsätzlich zu verbieten. Diese Maßnahme ist nicht gerechtfertigt; saure Weine, häufig Weißweine überhaupt, besonders aber kohlensäurehaltige Getränke, z. B. Champagner, und ferner konzentrierte alkoholische Getränke rufen allerdings meistens Beschwerden hervor; guter Rotwein aber, häufig auch gutes, abgelagertes Bier werden gut vertragen und es liegt kein Grund zu einem grundsätzlichen Verbote vor. Von den nichtalkoholischen Getränken sind die kohlensäurehaltigen Safttreiber.

Kaffee ist ein Säurelocker, nicht wegen seines Koffeingehaltes, sondern wegen der Röstprodukte. Es ist also gleichgültig, ob Bohnenkaffee oder Kaffee-Ersatz-Präparate genossen werden. Im übrigen unterliegt die Verträglichkeit starken individuellen Schwankungen; Sahnezusatz setzt die säuretreibende Wirkung des Kaffees herab. Nicht entfetteter Kakao wird gut vertragen; *Tee* wirkt wenigstens im Experiment geradezu sekretionshemmend.

Es ist wie man sieht, bei der kritischen Bewertung der einzelnen Nahrungsmittel ihre Wirkung auf die sekretorische Funktion des Magens ganz in den Vordergrund gestellt, insofern nicht ganz mit Recht, als, wie schon oben angedeutet und in dem Abschnitt Schonungskost ausführlicher besprochen, auch die Dauer der *mechanischen Belastung* nicht ohne Einfluß auf die Dauer der Sekretion ist; Länge der Verweildauer und Dauer der Sekretion gehen annähernd einander parallel. Es ist also klar, daß eine längere mechanische Belastung des Magens vermieden werden muß; es geschieht das dadurch, daß schlackenreiche Nahrungsbestandteile in fein verteilter Form gegeben werden. Man erreicht damit zugleich, daß der Kauakt abgekürzt wird, was wiederum auch den Reiz auf die Produktion des Magensaftes abkürzt, denn langes Kauen regt die Sekretion der Magendrüsen an. Die häufig gegebene Vorschrift, sorgfältig zu kauen, ist also ein zweischneidiges Schwert.

Es dürfte keine Schwierigkeiten bereiten, an der Hand der obigen Ausführungen eine Kostform zu finden, die der Lage des einzelnen Falles gerecht wird. Eine solche Kost würde also, um es kurz *zusammenzufassen,* bestehen aus Gemüsen in feinverteilter Form, gekochtem, zarten Fleisch oder Fisch, lockeren Mehlspeisen, Weißbrot, Eiern in geeigneter Zubereitung, Milch mit Rahm, ungewürztem Käse, ungesalzener Butter, Öl. Kochsalz kann in beschränkter Menge, scharfe Gewürze sollen dagegen gar nicht verwandt werden. Als geeignete Getränke dienen Brunnenwasser, geeignete Mineralwässer (s. u.); Tee, Rotwein, gutes Bier in beschränkter Menge.

Bei reinen Formen digestiver Hypersekretion, bei der also die vermehrte Saftabscheidung nur auf Nahrungsreiz statthat, ist aus leicht ersichtlichen Gründen eine Beschränkung der *Zahl der Mahlzeiten* angezeigt, bei kontinuierlichem Magensaftfluß wieder beseitigen kleine eingeschobene Zwischenmahlzeiten am ehesten die Beschwerden. Aber jeder Schematismus in dieser Hinsicht ist unangebracht, zumal Mischformen nicht selten sind.

In vielen Fällen führt diese *„milde Form"* der *Kost,* bei der Fleisch gestattet ist, zum Ziel. Ist das nicht der Fall, so muß zu strengeren Maßnahmen geschritten werden; sie betreffen in erster Linie den Fleischverzehr. Es genügt dann nicht, diesen einzuschränken, sondern am besten wird er für längere Zeit, etwa 3 Monate, ganz vermieden. Diese *„strenge Kostform"* ist also eine laktovegetabilische und besteht aus Gemüsen, Eiern, Milch, Sahne, Mehlen, Weißbrot, Butter, Käse.

Besonders *Lüthje* ist für die grundsätzliche Anwendung der laktovegetabilischen Kost bei Hypersekretion warm eingetreten. Er verordnet eine modifizierte Lenhartzkur (s. u. Magengeschwür) unter Ausschluß des Fleisches. Die Kost besteht demnach aus Eiern, Milch, Milchreis, Zucker, Zwieback, Butter in kalorisch ungefähr ausreiehender Menge. Nach 2—3 Wochen werden Gemüse: Spinat, Blumen vom Blumenkohl, weichgekochte Möhren, Erbsenpüree, junge Erbsen zugelegt, später Apfel- und Pflaumenmus. Allmählich wird zu einer selbstgewählten laktovegetabilischen Kost unter Ausschluß besonders schlackenreicher Gemüse, in erster Linie der Kohlsorten, übergegangen. Nach einigen Monaten wird Fisch, Geflügel, gewiegtes Rindfleisch versuchsweise zugelegt. *Lüthje* sah die Hypersekretionsbeschwerden „fast mit der Sicherheit eines Experiments" schwinden.

Auch *Boas* befürwortet die laktovegetabilische Kostordnung als besonders schnell zum Ziele führend.

Allgemeine anerkannte Regeln, in welchen Fällen die milde, in welchen die strenge Kostform angezeigt ist, gibt es nicht; wir halten im allgemeinen daran fest, zunächst mit der milden Form zu beginnen, und erst im Falle ungenügenden Erfolges zur strengen überzugehen. Die fleischfreie Kostform ist aber immer angezeigt in zweifelhaften Fällen, wenn es darauf ankommt, nach okkulten Blutungen zu fahnden.

Die medikamentöse Therapie. Zunächst einige Worte zur Alkalitherapie; sie soll die diätische Therapie unterstützen, aber nicht ersetzen. Die Wahl des Mittels und die Zeit der Verabreichung sind wichtig; die meisten Alkalien wirken nachhaltiger und in kleineren Dosen, wenn sie *vor* dem Essen gegeben werden. Es soll immer versucht werden, mit kleinen Mengen auszukommen; einmal macht eine ungehemmte Anwendung einen stetig ansteigenden Verbrauch notwendig, dann aber ist die dauernde Verabreichung großer Alkalimengen bei einer an sich schon basenreichen Kost (s. o.) überhaupt nicht ohne Bedenken; die Möglichkeit der Konkrementbildung liegt immerhin vor. Im folgenden bringen wir eine kurze Übersicht über die gebräuchlichsten Alkalien.

Natron bicarbon. wirkt am nachhaltigsten, wenn es einige Zeit vor dem Essen (20 bis 30 Min.) gegeben wird; es genügen dann kleine Mengen ($\frac{1}{2}$—1 Teelöffel in einem Weinglas Wasser). Zum Essen oder auf vollen Magen genommen wirkt das Natron zunächst allerdings auch säureabtötend, aber doch für kürzere Zeit; und bald wird unter dem Einfluß der entstandenen Kohlensäure und des Kochsalzes die Magensaftsekretion geradezu angeregt, so daß nun erst recht Säurebeschwerden die Folge sind. So kommt es, daß bei unzweckmäßiger Anwendung immer größere Dosen nötig werden. Ist aus irgendwelchen Gründen, z. B. durch eine Pylorusstenose die Entleerung des Magens behindert, so ist der Gebrauch des Natrons aus leicht ersichtlichen Gründen nicht angezeigt.

Soda wird wegen seines schlechten Geschmackes wenig angewandt, obwohl es vor dem Natr. bicarbon. den Vorteil hat, weniger Kohlensäure zu entwickeln. Eine 0,5%ige Sodalösung, in einer Menge von 100 ccm als Klysma vor den Mahlzeiten gegeben, setzt die Saftsekretion des Magens deutlich herab.

Natr. citricum setzt sich im Magen in Kochsalz und Essigsäure um; vor den genannten Natronsalzen hat es allenfalls den Vorteil, daß es auf die Dauer mit weniger Widerwillen genommen wird.

Calc. Carbon. ist besonders in letzter Zeit mehrfach empfohlen worden; in dem Abschnitt Magengeschwür ist bereits davon gesprochen worden. Es ist in der Tat ein gutes Mittel zur Beseitigung der Säurebeschwerden. Es muß mehrmals am Tage teelöffelweise genommen werden. Bei Neigung zur Verstopfung kombiniert man es vorteilhaft mit

Magnes. usta. Die Magnesia hat, ebenso wie das Calc. carbon., den Vorteil, daß es die Säure abtötet, ohne Kohlensäure zu bilden, die ihrerseits wieder die Saftsekretion anregt. Dadurch ferner, daß es als unlösliches Pulver länger im Magen liegen bleibt, ist seine Wirkung nachhaltiger. Auch die Magnesia wirkt am besten, wenn sie in gleicher Weise wie das Natron bicarbon. vor dem Essen genommen wird.

Dem *Magnesiumsuperoxyd* wird neben seiner neutralisierenden Wirkung eine durch die Sauerstoffentwicklung desinfizierende zugeschrieben; besonders bei verzögerter Magenentleerung wird es empfohlen.

Außer den Alkalien kommen eine Reihe von Mitteln in Betracht, die nicht durch Bindung, sondern durch Adsorption die Salzsäure unschädlich machen; hierher gehören die *Tierkohle*, einige Silikate: *Neutralon* (Aluminiumsilikat), *Eskalin* (Alum. Orthosilik.), nur bis zu einem gewissen Grade das Wismut. Unerwünscht ist, daß von den *adsorbierenden Mitteln* außer der Salzsäure auch das Pepsin mit absorbiert wird. Die Wirkung des Wismuts (Bism. carbon.) ist weniger durch eine adsorbierende wie eine schleimtreibende Wirkung bedingt; durch den Schleim wird ein Teil der Säure gebunden (s. u. Magengeschwür). In ähnlicher Weise wie Wismut wirkt, wenigstens zum Teil, das *Wasserstoffsuperoxyd*, das gleichfalls schleimtreibend und dadurch säurebindend wirkt. Vielleicht werden aber auch die Drüsenzellen direkt beeinflußt. Man verordnet gewöhnlich von einer $\frac{1}{4}$—1%igen Lösung etwa 250 ccm.

Über das *Atropin* und seine Ersatzpräparate ist in dem Abschnitt Magengeschwür bereits gesprochen worden; dort wurde bereits erwähnt, daß man kaum erwarten darf, die Sekretion mit den üblichen Dosen dauernd herabzudrücken. Die gute Wirkung auf die subjektiven Beschwerden ist wohl in der Hauptsache durch die Beeinflussung des Tonus und der Peristaltik des Magens zu suchen.

Schließlich noch einige Worte über die *Brunnenkuren;* sie spielen neben den anderen genannten Maßnahmen eine untergeordnete Rolle. Der Wirkungsmechanismus der Brunnen soll hier im einzelnen nicht diskutiert werden; die Schwierigkeit einer befriedigenden Erklärung liegt schon darin, daß die gleichen Wässer bei dem gegenteiligen Zustand — der Anazidität — Verwendung finden. Die Annahme, daß der Radiumgehalt der Brunnen das Maßgebende für die Wirkung sei, befriedigt nur wenig; sie könnte allenfalls die Erfahrung erklären, daß an Ort und Stelle getrunkene Wässer im allgemeinen wirksamer sind, da in dem zum Versand kommenden auf Flaschen abgezogenen Brunnen die Emanation fehlen soll. Wir müssen uns also vorläufig mit einer Aufzählung der am meisten verordneten Brunnen begnügen.

Alkalische Wässer: Biliner, Fachinger, Vichy u. a.; die Art der Verordnung ist die gleiche wie bei den Alkalien: sie wirken am zuverlässigsten, wenn sie vor dem Essen (etwa 200 ccm) getrunken werden, obwohl auch hierbei die Wirkung nicht zuverlässig ist und nach einer vorübergehenden Herabsetzung der Sekretion eine nachfolgende Überkompensation eintreten kann.

Kochsalzhaltige Wasser: Kissinger Rakoczy, Wiesbadener Kochbrunnen u. a. Zur Mahlzeit getrunken, haben sie keinen nennenswerten Einfluß auf die Sekretion. Ein Viertel Liter Kissinger Rakoczy $\frac{1}{2}$ Stunde vor dem Frühstück getrunken hatte nach *Dappers* Untersuchungen bald einen steigernden, bald einen hemmenden Einfluß auf die Sekretion.

Bitterwässer: z. B. Hunyadi-Janos, sollen nach *Bickel* die Saftsekretion herabsetzen; dieselbe Wirkung sah *v. Noorden* gelegentlich bei *schwefelhaltigen* Wässern (z. B. Weilbacher Schwefelquelle).

Eisenhaltige Brunnen (Franzensbad, Pyrmont, Elster, Marienbad — Ambrosiusquelle —) sollen besonders bei den Sekretionsstörungen Chlorotischer — übrigens sowohl bei Hyper- wie bei Hyposekretion — günstig wirken.

Anhangsweise noch einige Maßnahmen bei periodischem Magensaftfluß. Im Anfall bewähren sich Magenspülungen; der Spülflüssigkeit wird entweder Borsäurelösung (10 : 1000) oder besser ein Alkali zugesetzt. Auch Höllensteineingießungen sind empfohlen; nach gründlicher Ausspülung des Magens werden 500 ccm einer $1^0/_{00}$igen Lösung eingegossen und nach $\frac{1}{2}$ Minute wieder entfernt. Die Prozedur wird ein zweites Mal wiederholt; es folgt eine Nachspülung mit lauwarmen Wasser oder physiologischer Kochsalzlösung. Mit der Duodenalsonde lassen sich die Spülungen in schonender Weise ausführen. Im Anschluß an die Spülungen gibt man säurebindende Substanzen, z. B. hartgekochtes Eiereiweiß in fein verteilter Form.

Anazidität; Achylie.

Das charakteristische Symptom der Anazidität ist, wie der Name sagt,
das Darniederliegen der Salzsäureproduktion; bei der Achylie wird, streng
genommen, ein gleichzeitiges Fehlen der Fermente angenommen. Wie weit
diese Vorstellung zutrifft, soll später besprochen werden. Bei der Hypazidität
schließlich wird Salzsäure zwar sezerniert, aber in ungenügender Menge, so daß
die freie Salzsäure fehlt, und auch die Gesamtazidität des Magensaftes nach
einem Probefrühstück nicht die Normalzahl erreicht.

Nach unseren Ausführungen in dem Abschnitt Hypersekretion ist es schon sehr un-
wahrscheinlich, daß für das *Zustandekommen der Anazidität* eine einheitliche Ursache
in Betracht kommt. Zwar ist hier mehr und auch mit besserem Erfolge versucht worden,
für die Sekretionsstörung anatomisch faßbare Veränderungen der Magenschleimhaut verantwortlich zu machen; es ließen sich nämlich relativ häufig an der Magenschleimhaut
Veränderungen nachweisen, die anscheinend entzündlicher Natur waren und dann wohl
auch mit Recht in ursächliche Beziehungen zu der Sekretionsstörung gebracht wurden.
Aber sicher trifft diese Ursache nicht für alle Fälle zu. Wir kennen auch hier zunächst,
ebenso wie es bei der Hypersekretion beschrieben ist, ein Versagen der Saftsekretion unter
dem Einfluß des Nervensystems; die Achylie bei psychischer Depression gehört hierher.
Dann aber ist ein Darniederliegen der Säureproduktion als Symptom bei vielen Krankheiten,
infektiösen und nicht infektiösen, akuten und chronischen, seit langem bekannt. Es sei
hier nur an die Achylie bei perniziöser Anämie und bei malignen Tumoren, und zwar nicht
nur solchen des Magens erinnert. Und schließlich gibt es viele Fälle, bei denen keine der
genannten Ursachen zutrifft, bei denen also die Sekretionsstörung als eigenes Krankheitsbild besteht. Nur diese essentielle Anazidität soll im folgenden besprochen werden.

Es hat auch hier nicht an dem Versuche gefehlt, Beziehungen zu konstruieren zwischen
der Azidität des Blutes und der des Magensaftes (s. Hypersekretion); in diesem Falle also
die fehlende Salzsäuresekretion auf eine verminderte Blutazidität zu beziehen; er muß als
gescheitert angesehen werden. In anderer Beziehung ließen sich wohl auch bei der Anazidität, und zwar anscheinend gesetzmäßige Beziehungen zu der Beschaffenheit des Blutes
feststellen, nämlich hinsichtlich seines Karbonatgehaltes. Es ist nach unseren früheren
Ausführungen (s. Hyperazidität) verständlich, daß beim Fehlen der Salzsäureproduktion
ein Anstieg des Karbonatgehaltes des Blutes oder was dasselbe besagt, der Kohlensäurespannungskurve der Alveolarluft vermißt wird. Aber diese Feststellung besagt doch nur
die Tatsache der fehlenden Sekretion an sich, ohne für ihre Ursache verwertbare Anhaltspunkte zu geben.

Es muß schließlich die Frage diskutiert werden, ob überhaupt mit der Feststellung der
darniederliegenden Salzsäuresekretion das Krankheitsbild der Anazidität restlos erfaßt
ist. Es ist nämlich auch hier eine alte Erfahrung, daß manche Fälle völlig symptomlos
verlaufen, bei anderen wieder von vornherein Beschwerden von seiten des Magens und
Darmes bestehen; es liegt also nahe, nach einem etwaigen Ausfall auch der anderen Ver-
dauungssekrete des Magens und des Darms zu fahnden. Von den die *Fermente liefernden
Drüsen* ist es nun bekannt, daß sie sich in der Tat an dem Funktionsausfall beteiligen
können; aber notwendig oder auch nur häufig ist dies keineswegs, was durch die räumlich
differenzierte Anordnung der die verschiedenen Sekrete liefernden Drüsen ohne weiteres
verständlich ist. Es ist übrigens der Ausfall der Fermente für den Ablauf des Verdauungs-
vorgangs von ziemlich nebensächlicher Bedeutung. Bedeutsamer ist es schon, wenn auch
die äußere Pankreassekretion versagt, was in der Tat vorkommt. Es besteht dann also
neben der Achylia gastrica eine *Achylia pancreatica;* sie ist wohl weniger auf den Fortfall der sekretionserregenden Wirkung der Salzsäure, als auf eine, ihrem Wesen nach freilich
auch noch unbekannte, koordinierte Störung zu beziehen. Da die Salzsäure ein Stimulans
für die Gallesekretion bildet, ist auch mit der Möglichkeit einer verminderten Galleabschei-
dung zu rechnen; es hat dies aber keine praktische Bedeutung. Über das Verhalten der
Verdauungssäfte des oberen Dünndarmes ist etwas Positives nicht bekannt.

Es wäre schließlich noch zu untersuchen, ob und inwieweit sich die den Schleim liefernden Drüsen an der Sekretionsstörung beteiligen; für den Ablauf der Verdauungsvorgänge ist dies zwar ohne Bedeutung, aber gewisse Störungen könnten doch auftreten, wenn die Schleimsekretion mangelhaft ist; in dem Abschnitt Hypersekretion wurde das bereits angedeutet und wir werden gelegentlich darauf zurückkommen. Leider sind wir über Störungen in dieser Hinsicht und ihre Folgen noch sehr mangelhaft unterrichtet.

Der *Grad der Verdauungsstörung* ist am geringsten bei der unkomplizierten Anazidität, bei der also lediglich die Salzsäure fehlt. Ob Pepsin vorhanden ist oder nicht, ist gleichgültig, da es sich ja doch nur auswirken kann, wenn — die aktivierende — Salzsäure sezerniert wird. Es leidet zunächst die Verdauung des Eiweißes, das nicht wie normalerweise in Albumosen und Peptone übergeführt wird. Es hat dies aber keine schwerwiegenden Folgen, da das Trypsin der Bauchspeicheldrüse das Versäumte nachholt. Nur das Eiweiß des rohen Bindegewebes im Fleisch und rohes Eiereiweiß bedarf vorheriger Salzsäurepepsinandauung, ehe es vom Trypsin weiter verarbeitet wird. Es ist diese Kenntnis für unser praktisches Handeln wichtig; durch die fehlende Bindegewebsverdauung kann nämlich die Ausnutzung des Fleisches überhaupt und auch die des Fettes Schaden leiden, da das von Bindegewebe umschlossene Fleisch und Fett (z. B. Speck) den Darmsäften keine genügenden Angriffsflächen bietet. Schließlich kann aber auch die Stärkeverdauung Schaden leiden, obwohl an sich das Fehlen der Salzsäure im Magen für die Wirkung der Speicheldiastase besonders günstige Bedingungen schafft. Normalerweise wird nämlich der Kleber des Brotes durch den Magensaft aufgelöst, wodurch die Brotbissen zerfallen, aufgelockert und so den Darmsäften zugänglich werden. Bei Fortfall der Magensaftwirkung wird diesen aber der Angriff erschwert.

Der *Fortfall der desinfizierenden Wirkung* der Salzsäure auf die Nahrungsbestandteile ist mehr von theoretischer wie praktischer Bedeutung; die Diarrhöen Anazider beruhen denn auch nicht auf mangelhafter Desinfektion der Speisen, sondern darauf, daß mangelhaft verdautes Material in den Darm gelangt, das einmal die Dünndarmschleimhaut mechanisch reizt, dann allerdings auch Fäulnis- und Gärungsprozessen leicht zugänglich ist (s. d. Abschnitt Diarrhöische Zustände). Diese Gefahr wächst, wenn neben den Magendrüsen sich auch die Bauchspeicheldrüse an dem Funktionsausfall beteiligt. Dann leidet die Ausnutzung der Fette, des Fleisches, unter Umständen auch der Kohlehydrate Schaden, gewöhnlich nicht aller gleichmäßig, sondern meist steht die mangelhafte Ausnutzung des einen oder anderen dieser wichtigsten Kostbestandteile im Vordergrund. Das Erscheinen schlecht verdauter Muskelfasern (Kreathorrhöe), von Fettstühlen (Steathorröe) oder schließlich unverdauter Stärke im Stuhl ist die Folge. Schließlich ist das Fehlen der Salzsäure auch auf die *motorische Funktion* des Magens nicht ohne Einfluß; durch den Fortfall der Säure fällt der normalerweise durch diese ausgelöste Pylorusreflex fort, und eine beschleunigte Entleerung des Magens kann die Folge sein. Dadurch wird nun aber einmal die Dauer des Sekretionsreizes der Nahrungsbestandteile abgekürzt, dann aber wird durch die beschleunigte Entleerung nun erst recht die Überschwemmung des Darms mit mangelhaft vorbehandeltem Material begünstigt. In selteneren Fällen ist die Entleerungszeit des Magens verzögert.

Die Therapie der Anazidität. Aus den vorangegangenen allgemeinen Ausführungen lassen sich leicht folgende 3 *Richtlinien* für den Aufbau der Kost entnehmen: 1. es muß versucht werden, den Drüsenapparat zur Sekretion anzuregen; 2. es muß Rücksicht auf die Motilitätsstörung genommen werden; 3. es müssen Stoffe vermieden werden, die einer Salzsäure-Pepsinverdauung bedürfen.

1. Das unterschiedliche Verhalten der einzelnen Nahrungsmittel hinsichtlich ihrer Wirkung auf den Drüsenapparat des Magen wurde früher (s. Hypersekretion) besprochen; dort wurde zwischen schwachen und starken Safttreibern unterschieden. Wir müssen auf die dortigen Ausführungen verweisen. Zusammenfassend sei hier nur wiederholt, daß alle Gewürze, besonders die sog. scharfen Gewürze, Extrakte, Fleischbrühen, ferner alle Röstprodukte, des gebratenen Fleisches und der Backwaren, sowie die beim Räucherprozeß entstandenen Stoffe starke Säurelocker sind. Es liegt nun nahe, bei der Anazidität eine Kost zu wählen, in der die starken Safttreiber reichlich vertreten sind. Dabei herrscht dann die Vorstellung, daß die Ursache des Salzsäuremangels in einer zu reizlosen Kost oder aber in einer herabgesetzten Reizbarkeit des Drüsenapparates zu suchen ist. Beides kann zutreffen. Wenn beispielsweise auf ärztlichen Rat oder häufiger noch aus eigenem Ermessen, etwa wegen der durch die Anazidität bedingten Diarrhöen, eine reizlose Brei-Suppendiät längere Zeit

eingehalten wird, so werden dem Magen in der Tat zu wenig Reizstoffe zugeführt, deren Fortfall um so schwerwiegender sein wird, je höher gleichzeitig die Reizschwelle des Drüsenapparates liegt. In diesem Falle würde also tatsächlich mit einer an Saftlockern reichen Kost eine kausale Therapie getrieben. Ist freilich die Fähigkeit der Drüsen, Salzsäure zu produzieren, überhaupt aufgehoben, so ist natürlich durch eine Reizkost ein Erfolg nicht zu erwarten. Glücklicherweise ist das aber nicht die Regel. Die Erfahrung lehrt nun in der Tat, daß vom Achyliker pikante, mitunter sogar sehr gewürzreiche Speisen nicht nur gern genommen, sondern auch gut vertragen werden. Überhaupt kann von den Safttreibern ausgiebig Gebrauch gemacht werden, vorausgesetzt, daß die gleich noch zu besprechenden Ausnahmen berücksichtigt werden. Es liegt jedenfalls keine Veranlassung vor, bei der unkomplizierten Anazidität eine reizlose Schonungskost zu verordnen.

2. Es wurde oben auf die Gefahren, die dem Darm durch das voreilige Verlassen ungenügend vorbereiteten Speisematerials erwachsen, hingewiesen. Es muß also Sorge getragen werden, daß die Speisen den Magen in einem feinverteilten Zustand verlassen, wie das normalerweise der Fall ist. Es ist deswegen nun vielfach üblich, den Achyliker die Kost nur in möglichst feinverteilter Form, püree- und breiartig, genießen zu lassen. Es entsteht dann aber zu leicht die Gefahr, daß bei strenger Durchführung dieser Maßnahme die schmackhafte Zubereitung der Speisen und damit die Eßlust leidet. Ebenso wichtig ist, daß der Kauakt an sich säuretreibend wirkt; durch seinen Fortfall fällt also ein wichtiger Anreiz auf die Saftproduktion aus. Es wird nun auch in der Tat durch sorgfältiges Kauen und langsames Essen eine genügende mechanische Vorbereitung der meisten Speisen gewährleistet, so daß nicht nur Fleisch, sondern auch zarte Gemüse, wie die Köpfe des Blumenkohls, Spargels, junge Karotten und manche andere unzerkleinert gegeben werden können. Voraussetzung ist freilich Zartheit des Materials und sorgfältige Zubereitung. Roh genossenes Obst ist viel weniger gut verträglich wie zarte Gemüse; nur die besonders saftreichen weichen Früchte wie Pfirsiche, Erdbeeren, Himbeeren werden meistens gut vertragen.

Die Einzelmahlzeit soll nicht zu groß ausfallen; es empfiehlt sich also, zwischen die 3 Hauptmahlzeiten 2 Nebenmahlzeiten einzuschieben. Schadhafte Zähne, die sorgfältiges Kauen erschweren, müssen in Ordnung gebracht werden. Gelingt dies nicht und kann durch eine Prothese kein ausreichender Ersatz geschaffen werden, so muß allerdings eine künstliche Zerkleinerung der Speisen vorgenommen werden.

3. Die Nahrungsbestandteile, die einer Salzsäurepepsineinwirkung bedürfen, um für die anderen Verdauungssäfte angreifbar zu sein, wurden früher erwähnt; es sind das zunächst das rohe Bindegewebe des Fleisches und das, im übrigen leicht zu entbehrende, rohe Eiereiweiß. Die fehlende Bindegewebsverdauung kann stärkere Folgen haben, als es zunächst den Anschein hat, und zwar dadurch, daß die Ausnutzung des von Bindegewebe umschlossenen Fleisches oder auch Fettes Schaden leiden kann. Auch hierauf wurde bereits hingewiesen. Der Achyliker muß also auf den Genuß mancher an sich säuretreibender Fleischsorten verzichten, in dem rohes Bindegewebe enthalten ist: des Rauchfleisches, der meisten Würste, des rohen Schinkens. Nur feine Teewurst und auch sehr zarter roher Schinken, z. B. Lachsschinken sind so gut wie frei von Bindegewebe. Auch rohes Fleisch kann erlaubt werden, wenn es nicht in der üblichen Weise durch die Fleischmaschine getrieben, sondern mit dem Löffel geschabt wird; dann bleibt alles Bindegewebe zurück. Bei der Auswahl der Backwaren ist zu berücksichtigen, daß der Kleber des Brotes durch den sauren Magensaft gelöst wird; bei seinem Fehlen kann die Stärkeverdauung Schaden leiden. Man wählt für den Achyliker also möglichst lockere, aus feinen Mehlen bereitete Gebäcke.

Einige *andere Kostbestandteile,* die im Vorhergehenden nicht erwähnt wurden, seien schließlich noch kurz besprochen. Zunächst die *Milch;* ihre Verträglichkeit ist meistens nicht gut, wenn auch Ausnahmen nicht selten sind. Man soll jedenfalls die Gerinnung zu groben Klumpen durch die bekannten Maßnahmen: Abkochen mit Mehl, Grieß, Reis u. dgl. und durch langsames Trinken verhindern. Die bekömmlichsten Fette für den Achyliker sind Butter und Sahne. Andere Fette und mit Fett zubereitete Speisen rufen viel eher Beschwerden hervor, z. B. Mehlspeisen, die in Fett gesotten und stark mit Fett durchtränkt sind. Fette Fleische werden vom Achyliker meistens schon spontan gemieden. *Eier* sind in weichgekochtem Zustand oder als lockere Eierspeisen am besten verträglich. Von den *Käsen* werden die Weichkäse am besten vertragen. Über die Bekömmlichkeit der üblichen *Genußmittel* Kaffee, Tee, Bier, Wein schließlich lassen sich allgemein gültige Angaben nicht machen; sie werden aber häufig gut vertragen, so daß jedenfalls zu einem grundsätzlichen Verbot keine Veranlassung vorliegt.

Zusammenfassend läßt sich also sagen: dem Achyliker ist eine gemischte Kost erlaubt, die schmackhaft und sogar pikant zubereitet werden soll; Safttreiber sollen, von den besprochenen Ausnahmen abgesehen, reichlich Verwendung finden. Auf Zartheit des Fleisches und der Gemüse ist besonderes Gewicht zu legen, dann brauchen diese Kostbestandteile nicht grundsätzlich in feinverteilter Form gegeben zu werden. Überlastungen des Magens durch zu große Einzelmahlzeiten müssen vermieden werden.

Die medikamentöse Therapie. Bei der unkomplizierten Achylie kommt eigentlich nur Salzsäure in Betracht. Die gleichzeitige Verordnung von Pepsin ist zwar vielfach üblich, aber an sich überflüssig, da ja das Ferment fast immer vorhanden ist. Ganz unzweckmäßig ist die Verordnung von Pepsinwein, da Pepsin in alkoholischer Lösung seine Wirksamkeit verliert. Es ist ziemlich gleichgültig, ob die übliche verdünnte Salzsäure oder aber die bequem zu nehmenden Azidolpepsintabletten genommen werden, die in 2 Stärken im Handel sind. Ein quantitativer Ersatz der Salzsäure wird durch die üblichen Gaben nicht erreicht, aber die Wirkung ist trotzdem meistens gut, vorausgesetzt, daß die Kost zweckentsprechend zusammengesetzt ist. Ist eine funktionelle Störung der äußeren Pankreassekretion sicher oder auch nur wahrscheinlich, so sollen Pankreaspräparate (Pancreon Rhenania, Pankreatin etwa 6 g pro Tag) neben der Salzsäure gegeben werden. Die gleichzeitige Verordnung eines Alkalis (z. B. Calc. carbon.) bezweckt, freie, die Darmschleimhaut reizende Fettsäuren zu binden.

Auf eine Besprechung der gebräuchlichen *Mineralwässer,* die die Salzsäuresekretion anregen sollen, kann hier verzichtet werden; wir können auf die Ausführungen in dem Abschnitt Hypersekretion verweisen.

Obstipation.

Wir besprechen hier ausschließlich die Behandlung der *habituellen Obstipation,* der also anatomisch faßbare Ursachen nicht zugrunde liegen; die durch anatomische Hindernisse, etwa durch Verwachsungen oder Tumoren, bedingte Stuhlverhaltung bleibt hier unberücksichtigt, hier spielt die diätetische Behandlung nur eine untergeordnete Rolle.

Wir müssen mit einigen Worten auf die komplizierten physiologischen Vorgänge, die eine *normale Funktion des Darmes,* speziell des Dickdarmes gewährleisten, eingehen.

Der Darm besitzt in dem *Auerbach*schen Plexus ein autonomes Nervenzentrum, das allein die verschiedenen, in ihren Einzelheiten hier nicht näher zu besprechenden Darmbewegungen zu regulieren vermag. Dadurch nun, daß der Plexus unter dem Einfluß des (erregenden) autonomen (Vagus) und des (hemmenden) sympathischen Systems steht, sind Verbindungen mit dem Zentralnervensystem und dem ganzen Organismus überhaupt gegeben; es ist also leicht verständlich, daß psychische Einwirkungen, aber auch Reize von den verschiedensten Organen reflektorisch erregend oder, was hier interessiert, hemmend auf die Darmbewegungen wirken können. Außerdem empfängt aber der Darm durch spezifische im Körper selbst gebildete hormonartige Substanzen Reize, und zwar durch das in der Darmwand selbst gebildete Cholin, ferner durch Stoffe, die in anderen Organen z. B. der Magenwand, der Milz gebildet werden. In ähnlicher Weise greift auch das endokrine Drüsensystem in die Tätigkeit des Dickdarmes ein, z. B. die Schilddrüse und die Hypophyse; von anderen endokrinen Drüsen ist in dieser Beziehung viel weniger Sicheres bekannt. Und schließlich wird vom Darminhalt selbst ein Reiz auf die Darmbewegungen ausgeübt; für die folgenden Betrachtungen ist gerade diese Tatsache von maßgebender Bedeutung.

Normalerweise stellt sich der Darm, eine vernünftige Lebensweise vorausgesetzt, auf eine bestimmte Kost und auch hinsichtlich der Entleerung auf eine bestimmte Zeit ein. Oft genügen schon Abweichungen von der üblichen Kostzusammensetzung z. B. auf Reisen oder auch die Unmöglichkeit, die gewohnte Zeit der Darmentleerung einzuhalten, um eine, allerdings dann meist zeitlich begrenzte Störung in dem geordneten Ablauf der Darmfunktion zu erzielen.

Überblickt man die komplizierten Vorgänge, deren gesetzmäßige Zusammenarbeit allein eine geordnete Darmtätigkeit garantiert, so mag es gewagt erscheinen, die diätetische Therapie als Maßnahme gegen die Obstipation ganz in den Vordergrund zu stellen. Es führen ja nun auch diätetische Verordnungen allein nicht in allen Fällen zum Ziel, aber immer beherrschen sie unser therapeutisches Handeln. Dabei sind folgende Vorstellungen maßgebend: Das wesentlichste, zugleich das am ehesten, und zwar durch die Nahrung dosierbare Reizmittel für die Darmperistaltik ist der Darminhalt; er ist natürlich abhängig von der Kostzusammensetzung. In der Kost sind es wieder gleich näher zu besprechende Stoffe, die chemisch und mechanisch die Peristaltik anregen. Für eine regelrechte Darmtätigkeit ist demnach Voraussetzung einmal, daß mit der Nahrung genügend Reizstoffe zugeführt werden, dann aber natürlich auch, daß der nervöse Apparat des Darms auf die physiologischen Reize anspricht. Störungen können also bedingt sein 1. durch unzureichende Zufuhr von Reizstoffen, 2. durch eine mangelhafte Ansprechbarkeit des Nervenapparates.

1. Die natürlichen Reizstoffe in unserer Nahrung sind neben anderen später zu besprechenden Stoffen die Schlacken, d. h. also die Stoffe, die für die Verdauungssäfte unangreifbar sind. Solche Stoffe sind in erster Linie die Zellulosen und Hemizellulosen der Pflanzen. *A. Schmidt* hatte die Vorstellung, daß eine abnorm gesteigerte Fähigkeit der Darmsäfte, die Zellulosen zu verdauen eine wesentliche Ursache der chronischen Obstipation sei ("Eupepsie"). Diese Ansicht ist unhaltbar, da die Zellulosen für die Verdauungssäfte überhaupt unangreifbar sind; sie unterliegen ausschließlich bakterieller Einwirkung, die allerdings um so größer ist, je länger die Aufenthaltsdauer im Dickdarm ausgedehnt wird. Wenn nun dauernd oder auch nur über längere Zeit eine Kost genossen wird, die nur geringe Mengen Schlacken enthält, so fällt der wesentlichste Reizstoff für die Darmperistaltik fort, die Folge ist Verstopfung. Die Ansprechbarkeit des Plexus kann dabei völlig normal sein, aber die Reizschwelle wird nicht erreicht. Manche Kostformen, die den Charakter

einer Schonungskost tragen, enthalten nur wenig, mitunter so gut wie gar keine Schlacken; sie werden fast völlig bereits im Dünndarm resorbiert. Die Anwendung solcher Kostformen läßt sich nicht umgehen; bei manchen Erkrankungen des Verdauungsapparates, z. B. beim Ulcus ventriculi sind sie unsere wesentlichste therapeutische Handhabe. Aber immer soll ihre Verordnung zeitlich begrenzt sein. Gegen diesen Grundsatz wird oft gefehlt. Oder aber Kranke, bei denen aus irgendwelchen Gründen eine Schonungskost angezeigt war, finden nicht den Mut, zu einer Normalkost überzugehen. Häufig sind es neurasthenisch und hypochondrisch veranlagte Leute, die überhaupt einen großen Prozentsatz der Obstipierten ausmachen. Durch die Obstipation bedingte Beschwerden werden immer wieder auf den Magen bezogen und an der Suppen-Brei-Mehlkost wird nun erst recht zäh festgehalten. In anderen Fällen sind die Verstöße nicht so offensichtlich; aber die Nachforschung ergibt dann doch, daß der Gemüseverzehr hinter dem Fleischgenuß ganz zurücktritt. Auch auf die besondere Bevorzugung der feinen Backwaren, und zwar nicht nur durch die wohlhabenden Kreise muß hier hingewiesen werden (s. u.). 2. Schon *Nothnagel* hatte eine herabgesetzte Erregbarkeit des nervösen Apparates angenommen, wenn er von einer „abnormen nervösen Einstellung der Kolon- und Rektumperistaltik" sprach. Mit ihr muß in der Tat gerechnet werden, wenn bei funktioneller Obstipation Verstöße in der Art, wie sie eben besprochen wurden, nicht nachweisbar sind. In manchen Fällen ist diese Anomalie wohl angeboren, in anderen, nicht ganz seltenen, erworben, z. B. durch gewohnheitsmäßiges Unterdrücken des natürlichen Stuhldrangs. Besonders *Fleiner* hat auf diese Entstehungsmöglichkeit hingewiesen. Selbstverständlich braucht eine Untererregbarkeit des Plexus nicht grundsätzlich eine Obstipation zur Folge zu haben; sie bleibt aus, wenn instinktiv der abnormen Einstellung des Plexus durch vermehrte Reizzufuhr Rechnung getragen wird.

Wir haben absichtlich hier die beiden Entstehungsmöglichkeiten grundsätzlich getrennt; denn es ist auch für das praktische Vorgehen wichtig daran festzuhalten, daß in dem ersten Falle die Ursache der Obstipation rein exogen, eben durch falsche Ernährung bedingt ist *(„alimentäre Obstipation"),* in dem zweiten ein *endogener Faktor* — die geringe Ansprechbarkeit des Plexus — das wesentliche ist. Aber man erkennt leicht die Möglichkeit fließender Übergänge: Der Darm wird um so eher auf einen mangelhaften Reiz mit träger Peristaltik reagieren, je höher die Reizschwelle des Nervenapparates liegt; in der Tat ist die physiologische Spannbreite der Reizschwelle bedeutend. Daher kommt es, daß nicht jeder Darm auf eine schlackenarme Kost mit träger Peristalik antwortet, ein anderer wieder stärker belastet werden muß, um regelrecht zu funktionieren.

Die Klinik hält-auch heute noch vielfach an einer Einteilung fest, deren Berechtigung allerdings, und zwar mit gewissem Recht bestritten wird; es handelt sich hier um die Unterscheidung der *atonischen* und der *spastischen* Obstipation. Zu der ersteren sind die beiden eben besprochenen Typen zu rechnen, bei denen früher, wie wir sahen, in dieser Allgemeinheit nicht mit Recht, eine Atonie des nervösen Apparates (nicht etwa der Darmmuskulatur) angenommen wurde; zu der zweiten Gruppe wurden und werden auch heute noch die Obstipationen gerechnet, bei denen krampfartige, spastische Kontraktionen kleinerer oder größerer Abschnitte des Dickdarms ganz im Vordergrund stehen. Dabei handelt es sich um eine Steigerung an sich physiologischer Vorgänge, die als krankhaft anzusehen sind, wenn sie zeitlich von abnormer Dauer und örtlich von abnormer Ausdehnung sind. Sie sind dann nicht, wie normalerweise, einem Weitertransporte des Kotes dienlich, sondern hinderlich.

Die Bedenken, die sich gegen diese Einteilung machen lassen, sind wohlbegründet. Kombinationen beider Formen sind so häufig, daß eine grundsätzliche Trennung nicht immer möglich ist. Wenn wir trotzdem an der Trennung festhalten, so sind hierfür folgende zwei Erwägungen maßgebend: das unterschiedliche therapeutische Vorgehen bei den beiden Formen und der wohlcharakterisierte Symptomenkomplex der spastischen Obstipation.

Schließlich hat die *Röntgenuntersuchung* uns 3 Haupttypen chronischer Obstipation unterscheiden gelehrt: Den Aszendenztyp, den Transversustyp und den sigmoidalen Typ. Die Einteilung geht hier, wie man sieht, von einem rein äußerlichen Gesichtspunkte — der verlängerten Verweildauer in einem bestimmten Darmabschnitt — aus; insofern hat sie aber einen praktischen Wert, als man annehmen kann, daß beim Aszendenztyp ein spastischer Einschlag vorwiegend ist.

Die „*Dyschezie*" *(Hertz)* gehört, streng genommen, nicht in das Gebiet der habituellen Obstipation; die Kotmassen werden hier in normaler Weise bis zum untersten Darmabschnitt befördert, wo sie dann liegen bleiben oder aber in ungenügender Menge bei wiederholtem Stuhldrang entleert werden [„fragmentäre Stuhlentleerung" *(Boas)*].

Die diätetische Behandlung gestaltet sich, wenigstens anfangs, verschieden, je nachdem spastische oder atonische Zustände im Vordergrunde stehen.

1. *Die atonische Obstipation.* In den einleitenden allgemeinen Ausführungen ist auseinandergesetzt, daß die Ursache der Darmträgheit in einem

zu geringen Schlackengehalt der Kost zu suchen ist. Es ist dabei zunächst von nebensächlicher Bedeutung, ob die Ansprechbarkeit des nervösen Apparates normal oder herabgesetzt ist. Für die Behandlung ergibt sich nur der Unterschied, daß in dem ersteren Falle eine Normalkost ausreicht, um regelmäßigen Stuhlgang zu erzielen, im zweiten Falle muß die Belastung des Darms mit Schlacken größer sein. Es kommt also zunächst darauf an, festzustellen, ob in der Ernährung Fehler gemacht werden, wie sie oben angedeutet wurden, derart, daß aus irgendwelchen, häufig genug ungerechtfertigten Gründen eine schlackenarme Schonungskost dauernd genossen wird. Die Behandlung ist hier naturgemäß eine kausale und besteht darin, daß allmählich zu einer schlackenreicheren Normalkost übergegangen wird. In vielen anderen Fällen kommt man aber damit nicht aus; die Belastung des Darms muß hier größer sein als es durch die üblichen Normalkost geschieht. Wir schicken, um Wiederholungen zu vermeiden, einige allgemeine Bemerkungen über die Fähigkeit der einzelnen Nahrungsmittel, den Darm zu belasten und dadurch einen geordneten Ablauf seiner motorischen Funktion zu erzielen, voraus.

Die *Gemüse* sind reich an Zellulosen und Hemizellulosen; sie liefern nicht nur einen reichlichen, sondern auch einen wasserreichen Stuhl. Die auf bakterielle Einwirkung zurückzuführende Gasentwicklung gibt dem Kot eine lockere Beschaffenheit. Geeignet sind alle Gemüse, besonders aber Wurzelgemüse, Spargeln, Kartoffeln, ferner Salate, Sauerkraut und die Hülsenfrüchte. Letztere werden am besten in fein verteilter Form gegeben. Auch die *Früchte* sind zellulosereich; an der stuhlfördernden Wirkung beteiligen sich außerdem die organischen Säuren und der Fruchtzucker (s. u.). Manche, besonders schalenhaltige Früchte, wie Äpfel, Birnen, Pflaumen werden, roh genossen, z. B. bei gleichzeitiger Hyperazidität, oft nicht gut vertragen; sie müssen dann als Kompotte, Pürees, Marmeladen, Fruchtsuppen genossen werden. Viel besser verträglich, auch für empfindliche Mägen, sind die weichen Früchte wie Pfirsiche, Apselsinen, Erdbeeren, Himbeeren u. a. Eine sehr bekömmliche Frucht sind auch die Bananen. Stuhlfördernd wirken, zum Teil auch wegen ihres reichlichen Zuckergehaltes, die getrockneten Früchte: Äpfel, Pflaumen, Feigen, Datteln. Fruchtsäfte können zu Limonaden, Kaltschalen, Soßen zugesetzt werden. Von den Weintrauben wirkt nur der Saft stuhltreibend; die Schalen sind tanninhaltig. Ihrem Tanningehalte verdanken auch die Blaubeeren ihre stopfende Wirkung. Von den *Backwaren* liefern die groben, kleiereichen Brote den lockersten Stuhl. Einen wesentlichen Anteil an chronischer Obstipation hat oft der gewohnheitsmäßige Genuß der feinen Backwaren. Die geeignetsten Brote sind Graham-, Simons-, Klopferbrot, die auch von empfindlichen Mägen vertragen werden. Aber auch die groben (Roggen)- Landbrote sind geeignet. Die stuhlfördernde Wirkung des Kriegsbrotes ist noch in Erinnerung. Bei Ungewohnten rufen grobe Brotsorten gelegentlich, aber meist doch nur vorübergehend, Blähbeschwerden hervor, am wenigsten die im Handel befindlichen oben erwähnten Sorten, deren gleichmäßige Qualität besser garantiert ist wie die der Landbrote. Die *Fette* wirken bis zu einem gewissen Grade sämtlich stuhlfördernd; das gilt schon von der Butter, viel ausgesprochener aber von den flüssigen Fetten, den Ölen, die bei der Zubereitung von Salaten, Majonnäsen u. dgl. Verwendung finden können; es wurde aber wiederholt (z. B. bei der Magerkeit) darauf hingewiesen, daß gutes Öl, am besten Olivenöl, aber auch gutes Nuß- oder auch Leinsamenöl, eßlöffelweise genommen werden kann. Es wirkt dann als mildes Abführmittel, besonders wenn man von den üblichen 3—4 Eßlöffeln 1—2 morgens nüchtern nehmen läßt; ein Glas kaltes Wasser, eine halbe Stunde später getrunken, verstärkt die Wirkung. Bei Kindern ist Leberthran empfehlenswert. Anstatt des Öls kann, falls gegen seine Verwendung, etwa wegen Fettleibigkeit, Bedenken bestehen, das unverdauliche Paraffin. liquid. (purissim.) eßlöffelweise in Milch gegeben werden. Das *Fleisch* liefert so gut wie keine Schlacken; fette Fleischsorten, Schweinefleisch, Hammelfleisch, ebenso in Öl konservierte Fische haben lediglich durch ihren Fettgehalt eine leicht stuhlfördernde Wirkung. Von den *Süßstoffen* ist schon der im Haushalt verwandte Rohrzucker ein mildes Peristaltik anregendes Mittel; eine stärkere Wirkung hat der Milchzucker. Man kann morgens nüchtern ein Glas kaltes Wasser, reichlich mit Milchzucker gesüßt, trinken lassen, man kann aber auch den Milchzucker gewohnheitsmäßig zum Süßen der Getränke, z. B. des Morgenkaffees verwenden. Die abführende Wirkung des *Honigs* beruht im wesentlichen auf seinem Gehalt an Lävulose; reichlicher Gebrauch von Honig zum Frühstück und Nachmittagskaffee ist sehr zu empfehlen. Ein mildes Abführmittel erhält man, wenn man 1—2 Eßlöffel Honig, in Milch aufgelöst, morgens nüchtern trinken läßt. Die stuhlfördernde Wirkung des Honigkuchens ist bekannt. *Milch* als solche wirkt nur ausnahmsweise abführend, besser schon Rahm und besonders der kohlensäurehaltige Kefir und die saure Milch, letztere vor allem, wenn sie unter Zusatz von geriebenem Schwarzbrot und Zucker genossen wird. Von den üblichen Genußmitteln wirkt der *Kaffee* und ebenso seine Ersatzpräparate leicht abführend; der sich im Anschluß an den Morgenkaffee einstellende Stuhldrang beruht wenigstens zum Teil auf dieser Wirkung. Kakao ist meist indifferent, Tee, besonders kräftiger Aufguß, ist ein Stopfmittel. Von den *alkoholischen Getränken* stehen die weißen *Traubenweine* in dem Rufe, die Darmtätigkeit anzuregen; sehr hoch ist diese Wirkung nicht einzuschätzen, besonders nicht bei an Weingenuß Gewöhnten. Viel stärker, oft in unerwünschtem Maße, vor allem bei nicht an ihren Genuß Gewohnten, wirken Fruchtweine, z. B. Apfelwein und die nicht ausgegorenen Traubenweine wie Most und Federweißer. Der tanninhaltige Rotwein ist dagegen ein bekanntes mildes Stopfmittel. Von den *Bieren* wirken im allgemeinen nur die in bestimmten Landstrichen beliebten Sorten wie Lichtenhainer, Gose u. a. stärker abführend. Von den nichtalkoholischen Getränken haben die kohlensäurehaltigen, die natürlichen sowohl wie die künstlichen, eine Peristaltik anregende Wirkung; über die Anwendungsweise der Bitterwässer s. u.

Wenn der Darm durch eine „*Belastungskost*" zu Peristaltik angeregt werden soll, so müssen die schlackenreichen Nahrungsmittel reichlich in der Kost vertreten sein; Kleienbrot, Gemüse, Obst stehen hier an erster Stelle. Auf den regelmäßigen Verzehr des Brotes ist dabei ganz besonderer Wert zu legen; bei leichteren Fällen wird schon dadurch allein nicht selten das Übel behoben. Auf den Genuß feiner Backwaren wird am besten dann ganz verzichtet. In allen hartnäckigen Fällen genügt die Verordnung eines stuhlfördernden Mittels aber nicht. Der Fleischverzehr soll in den Hintergrund treten; fette Fleische sind den mageren vorzuziehen. Vorübergehendes Fleischverbot halten wir nur bei besonders hartnäckigen Fällen für angezeigt.

Wir bringen im folgenden ein *Beispiel einer Belastungskost,* das nur orientierenden Zwecken dienen soll; in dem Schema sind schlackenreiche Nahrungsmittel und ferner solche, die auf chemischem Wege die Darmperistaltik anregen, reichlich vertreten. Die Belastung läßt sich leicht in verschiedenen Stufen graduieren, es hängt von der Lage des Falles ab, in welcher Weise dies zu geschehen hat. Immer soll die Belastung allmählich erfolgen, andernfalls können leicht unliebsame Darmstörungen die Folge sein (s. Gärungsdyspepsie). Die Erfahrung lehrt, daß, wenn erst einmal eine Zeitlang eine regelmäßige Darmtätigkeit erreicht ist, in der Folgezeit die Belastung eingeschränkt werden kann, so daß schließlich oft die Kost hinsichtlich ihrer Zusammensetzung von einer Normalkost nicht mehr wesentlich abzuweichen braucht.

Kostschema.

Früh nüchtern: 1 Glas Wasser mit reichlich Milchzucker oder 1 Glas Milch
mit 1 Eßlöffel Honig, oder 2 Eßlöffel Olivenöl, Lebertran oder Paraffin.

1. *Frühstück:* Kaffee mit Milch, Milchzucker zum Süßen, reichlich Weizen-
kleiebrot, Butter, Marmelade, Honig.

Vormittag: 1 Glas Kefir oder Buttermilch; Dörrobst (Pflaumen, Datteln,
Feigen).

Mittag: Suppe (Kaltschale, Fruchtsuppe), (fettes) Fleisch, reichlich Gemüse,
Kompott, Kleiebrot mit Butter und Käse.

Nachmittags: Kaffee und Milchzucker, Grahambrot mit Honig.

Abends: Kaltes Fleisch, Schinken, Gemüse, Salat (mit reichlich Öl), Grahambrot mit Butter — oder: Saure Milch mit Schwarzbrot und Zucker, Früchte.

Vor dem Schlafengehen: Backpflaumen oder Feigen — oder 2 Eßlöffel
Öl oder Paraffin.

Es ist gut, wenn man über einige *weitere Hilfsmittel* verfügt, die Darmperistaltik
anzuregen. Es geschieht dies durch Stoffe, die infolge ihrer Unverdaulichkeit einen volu-
minösen und infolge ihrer Quellungsfähigkeit einen lockeren, wasserreichen Stuhl liefern.
Manche sind als Volksmittel längst bekannt. Hierzu gehört der *Leinsamen,* den man
unzubereitet eßlöffelweise (1—3 pro Tag) als Zusatz zu Apfel- oder Kartoffelbrei nehmen
lassen kann. Auf dem gleichen Prinzip beruht die Wirkung des Agar-Agar, das unter dem
Namen *„Regulin",* allerdings mit Cascara sagrada versetzt, im Handel ist: in seiner Wirkung ist es nicht zuverlässig. Auch das *„Normakol"* gehört hierher; es enthält im wesentlichen quellungsfähigen Pflanzenschleim, daneben allerdings auch als abführend wirkendes
Medikament Rhamnus frangula. Ein bekanntes, im übrigen brauchbares Mittel ist die
Weizenkleie, die man, im Mörser zerstoßen, eßlöffelweise Apfel- oder Kartoffelmus oder
auch einer Suppe zusetzen kann; der wenig angenehme Geschmack erregt allerdings häufig
Widerwillen.

Die spastische Obstipation. Zu Beginn grundsätzlich abweichend und
auch im weiteren Verlauf verschieden ist die Behandlung der spastischen Obstipation. Hier kommt es zunächst ganz darauf an, die Spasmen zu beseitigen.

Eine schlackenreiche Kost ist hierzu ganz ungeeignet, denn es soll ja hier
nicht auf den Plexus ein vermehrter Reiz ausgeübt, sondern im Gegenteil
auf seine Übererregbarkeit dämpfend gewirkt werden. Zunächst stehen nicht
diätetische Maßnahmen ganz im Vordergrund: Durch Bettruhe, warme Kata-
plasmen, Atropin (s. u.) müssen die Spasmen beseitigt werden. Während dieser
Zeit trägt die Kost den Charakter einer schlackenarmen Schonungskost; sie
besteht im wesentlichen also aus Breien, Eiern, Milch, Zwiebäcken. Von stuhlfördernden Mitteln wird nur Öl gegeben, etwa 3 Eßlöffel pro Tag, von denen
1—2 morgens nüchtern in der früher angegebenen Weise genommen werden
können. Allmählich, gewöhnlich schon nach einigen Tagen, kann mit der Zufuhr
von schlackenhaltigen Nahrungsmitteln begonnen werden, die aber zunächst
nur in feinverteilter Form etwa als Apfelpüree, Kartoffelbrei, Gemüsepüree
gegeben werden. Jetzt kann auch bald Grahambrot zugelegt werden, zunächst
vorsichtig tastend, bis allmählich größere Mengen vertragen werden. In allmählicher Steigerung wird schließlich zu einer Kost übergegangen, die sich
hinsichtlich ihrer Zusammensetzung von der früher besprochenen Belastungskost nur dadurch unterscheidet, daß die schlackenhaltigen Kostbestandteile
immer noch in feinverteilter Form gegeben werden, bis schließlich versucht wird,
zu einer gemischten Normalkost überzugehen.

Mischfälle. Es ist schon in den vorhergehenden Ausführungen kein Zweifel
gelassen, daß nicht jeder Fall von habitueller Obstipation sich zwanglos in eine
der beiden Gruppen einreihen läßt; in der Tat sind Mischfälle, bei denen also
Symptome atonischer und spastischer Stuhlverhaltung gleichzeitig vorhanden
sind, häufig. Aber die vorherrschenden Symptome erlauben im allgemeinen
doch eine Differenzierung; sie ist wichtig wegen des unterschiedlichen therapeutischen Vorgehens, das oben besprochen wurde. Man wird aber gerade unter

den Mischfällen manche finden, bei denen, auch wenn ein spastischer Einschlag besteht, schon früher wie bei reinen Formen spastischer Obstipation mit einer Belastung durch Gemüsepürees und Grahambrot begonnen werden kann, ohne daß die vorbereitende Schonungskost vorher gegeben zu werden braucht. Atropin oder ähnliche Präparate (s. u.) sind auch in diesen Fällen immer nötig.

Die *nichtdiätetische Therapie* der habituellen Obstipation kann hier nur insoweit gestreift werden, als sie als Unterstützungsmittel neben der diätetischen in Betracht kommt. Auf die antispasmodische Wirkung des *Atropins* und verwandter Präparate und auf die Notwendigkeit ihrer Verordnung bei der spastischen Obstipation ist bereits früher hingewiesen worden. Es ist letzten Endes Geschmackssache, ob Atropin, Belladonna oder Eumydrin verordnet wird; am zuverlässigsten wirkt das Atropin, von dem man im allgemeinen 1½ mg pro Tag nehmen läßt (morgens ½, abends 1 mg, in Pillen, oder 3 × ½ mg). Die optimale Höhe der Dosis läßt sich aber nicht gesetzmäßig festlegen. Ein neues, anscheinend gutes Präparat ist das Bellafolin.

Viel seltener sind, jedenfalls für längeren Gebrauch, die eigentlichen *Abführmittel* angezeigt; je zweckmäßiger die Kost zusammengesetzt ist und je größer freilich auch die Einsicht der Kranken ist, um so mehr kann auf sie verzichtet werden. Aber es gibt doch Fälle, bei denen die Diätbehandlung allein nicht zum Ziele führt, z. B. bei alten Leuten, aber auch bei manchen anderen, die schon Jahre oder Jahrzehnte regelmäßig Abführmittel genommen haben. Es ist nicht ratsam, in solchen Fällen das gewohnte Mittel zu verbieten. Aber die pflanzlichen Drogen sollten dann bevorzugt werden; Rhabarber, Senna, Aloe, Cascara sagrada u. a. Auch der Schwefel, der unter bakterieller Einwirkung zu dem die Peristaltik anregenden Schwefelwasserstoff umgewandelt wird, ist ein relativ harmloses Mittel; er wird gern zusammen mit Rhabarber verordnet (z. B. Pulv. Rad. Rhei 15,0, Sulf. praecip. pur. Natr. bic. āā 7,5, abends ½—1 Teelöffel). Allen diesen Mitteln gemeinsam ist die peristaltikanregende Wirkung auf den Dickdarm. Das Rizinusöl unterscheidet sich von den bisher genannten Stoffen dadurch, daß es seine Wirkung bereits im Dünndarm entfaltet. Für längeren Gebrauch ist es ungeeignet.

Die Wirkung der künstlichen oder natürlichen salinischen Glauber- oder Bittersalz enthaltenden *Wässer* beruht darauf, daß die normale Rückresorption von Flüssigkeit eingeschränkt und gleichzeitig die Darmsekretion angeregt wird. Es wird also ein mehr oder weniger dünnflüssiger Stuhl produziert. Es herrscht vielfach der irrtümliche Glaube, daß die Wirkung einer Salzlösung um so größer ist, je stärker die Konzentration ist. Eine hochkonzentrierte (20—25%) Lösung von Glaubersalz führt aber tatsächlich erst nach erheblich längerer Zeit zu einer dünnflüssigen Entleerung wie eine verdünnte, etwa 5%ige Lösung. Im ersteren Falle tritt die Wirkung nämlich erst dann ein, wenn die konzentrierte Lösung durch die allmählich sezernierten Darmsäfte bis auf eine niedrige Konzentration verdünnt ist, während die schwachkonzentrierte Salzlösung schnell in den Dickdarm gelangt und hier die Bildung eines dünnflüssigen Stuhls veranlaßt.

Auch isotonische Lösungen schwer resorbierbarer Salze wirken abführend; nur muß dann eine größere Menge genommen werden, da ein Teil der Lösung der Resorption anheimfällt. Das von *v. Noorden* empfohlene „Magnison" ist eine isotonische, mit Kohlensäure versetzte Lösung von Magnesiumsulfat (Fresenius, Frankfurt a. M.); man läßt ¼—½ l morgens nüchtern trinken. (Isotonisch ist eine 2%ige Lösung von wasserfreiem oder eine 4,1%ige Lösung von krystallwasserhaltigem Magnesiumsulfat).

Auf das *(Neo-)Hormonal (Zülzer)* sei hier nur eben kurz hingewiesen; seine Wirkungsweise wird aus den einleitenden allgemeinen Vorbemerkungen verständlich. Man wird aus diesen ersehen, daß gelegentlich auch Organpräparate, die die wirksame Substanz endokriner Drüsen enthalten, eine chronische Obstipation beseitigen können, wenn endokrine Drüsenstörungen vorliegen, die mit Obstipation einhergehen (z. B. beim Myxödem).

Einläufe erfreuen sich in Laienkreisen größerer Beliebtheit, als es gerechtfertigt ist. Große Wassereinläufe mit oder ohne Zusatz chemisch wirkender Substanzen (z. B. Seife) sind für längeren Gebrauch ganz ungeeignet. Gegen eine gelegentliche Anwendung, z. B. bei Einleitung einer Kur, ist nichts einzuwenden, bei spastischem Einschlag aber auch erst dann, wenn die spastischen Zustände beseitigt sind. Harmloser und zur Unterstützung der sonstigen Maßnahmen bei vorwiegend spastischer Obstipation geeignet sind kleine abendliche Einläufe von Öl oder Paraffin (100—200 g), die während der Nacht im Darm gehalten werden müssen. Ihre Wirkung besteht im wesentlichen darin, daß verhärtete Stuhlmassen aufgelockert werden. Die kleinen Glyzerineinläufe (10 bis 20 ccm) wirken durch Wasseranziehung; für öfteren Gebrauch sind sie nicht geeignet.

4*

Nur anhangsweise einige Worte über die *Dyschezie,* obwohl hier die diätetische Behandlung eine ganz untergeordnete Rolle spielt. Es wäre ganz zwecklos, durch eine Belastungskost die Darmperistaltik anzuregen, da ja die Stuhlmassen regelrecht bis zum untersten Darmabschnitt befördert werden, und lediglich der Austreibungsakt gestört ist. Es kommt vielmehr darauf an, Spasmen des Rektum zu beseitigen und ferner die verhärteten Kotmassen zu erweichen. Ersteres geschieht durch Mikroklysmen von Atropin (1 mg in 10 ccm Wasser), Suprarenin (1 ccm der $1^0/_{00}$ igen Lösung in 10—20 ccm Wasser), Belladonnazäpfchen, letzteres durch die bereits erwähnten Einläufe von Öl, Paraffin oder Glyzerin. Diese Maßnahmen haben natürlich nur Erfolg, wenn krankhafte Prozesse am Darm oder seiner Nachbarschaft (Fissuren, Adnexerkrankungen u. dgl.) vorher beseitigt sind.

Diarrhöische Zustände.

Es ist nur berechtigt, wenn versucht wird, nach der Abhandlung der Obstipation und ihrer Bekämpfung den gegenteiligen Zustand, die Diarrhöen, zusammenfassend zu besprechen. Der Durchfall ist nun zwar noch viel weniger wie die Obstipation eine Erkrankung eigener Art, aber in vielen Fällen ist er doch nicht nur das vorwiegenste klinische Symptom, sondern auch so unmittelbar abhängig von der Zusammensetzung der Nahrung, daß eine Besprechung an dieser Stelle gerechtfertigt ist. Die symptomatischen Diarrhöen bei infektiösen und nichtinfektiösen Krankheiten bleiben hier unberücksichtigt. Auch bei dieser Einschränkung muß auf eine erschöpfende Darstellung aller Möglichkeiten, die diarrhöische Entleerungen des Darms zur Folge haben können, verzichtet werden. Wir greifen vielmehr zwei wichtige, in ihren reinen Formen wohlcharakterisierte Krankheitsbilder heraus: Das der „Gärungsdyspepsie" und das der „Fäulnisdyspepsie".

1. *Die Gärungsdyspepsie.* Gärungsfähiges Material in Form von Kohlehydraten befindet sich stets, eine gemischte, nicht absichtlich einseitig gewählte Kost vorausgesetzt, im Darm; Gärungen sind an sich noch kein krankhafter Vorgang, sofern sie ein gewisses Maß nicht überschreiten. Aber schon eine einmalige — ungewohnte — Belastung des Darms mit gärfähigem Material kann den an sich physiologischen Vorgang derart steigern, daß es zu lästig empfundener Gasbildung und vermehrten, dann meist diarrhöischen Stuhlentleerungen kommt. Jedem Laien sind diese Zustände beispielsweise nach reichlichem Genuß von Obst oder gärungsfähigen alkoholischen Getränken bekannt und manchen auch aus der Kriegszeit noch in Erinnerung, in der sie dann, und meistens mit Recht, mit dem vielen Leuten ungewohnten Genuß des groben Kriegsbrotes in Zusammenhang gebracht wurden. Diese *akuten* Gärungsdyspepsien kommen nur selten in ärztliche Behandlung; sie verschwinden schnell, sofern nur der auch dem Laien bekannte richtige therapeutische Weg beschritten wird, mindestens das gärfähige Material zu meiden oder aber überhaupt für kurze Zeit von einer Nahrungszufuhr abzusehen. Es ist übrigens bekannt und auch für die folgenden Betrachtungen wichtig, daß gärfähige Stoffe, die zunächst zu krankhaften Erscheinungen von seiten des Darms führen, bei weiterem, zunächst vorsichtig dosiertem Genuß oft ohne Störung vertragen werden, so daß sie nicht grundsätzlich dauernd gemieden zu werden brauchen. Mancher freilich ist und bleibt gegen bestimmte Kohlehydratträger empfindlich und muß sich dann mit einem dauernden Verzicht abfinden.

In anderen Fällen aber handelt es sich um einen mehr oder weniger *chronischen* Zustand, der mit Unterbrechungen, bald in seiner Intensität nachlassend, bald erneut aufflackernd, bestehen bleibt, ohne daß gröbere Verstöße in der Ernährung vorhanden zu sein brauchen.

Normalerweise werden die Kohlehydrate zum größten Teil bereits im Dünndarm resorbiert, am schnellsten der unmittelbar resorptionsfähige Zucker. Aber auch die Stärke wird schnell in den resorptionsfähigen Zucker umgewandelt und aufgesaugt, vorausgesetzt allerdings, daß sie in einer Form geboten wird, die eine schnelle Aufarbeitung ermöglicht. Bei den vegetabilischen Nahrungsmitteln müssen die Kohlehydrate, die hier von derben, im wesentlichen aus Zellulose bestehenden Zellwänden eingeschlossen sind, erst durch Lösung der Wände freigemacht werden. Dieser Lösungsprozeß geht im Zökum vor sich, und zwar unter der Einwirkung von Bakterien, nicht etwa durch Verdauungssäfte, wie es *Ad. Schmidt* angenommen hatte. Die nunmehr freigewordene Stärke wird verzuckert, und der Zucker resorbiert; nur ein kleinerer Teil fällt der Vergärung anheim. Wenn nun der bakterielle Abbau der Zellulosewände versagt, so gelangt reichlich gärungsfähiges Material in die unteren Darmabschnitte, deren Schleimhaut nun aber gegen die Gärungsprodukte sehr empfindlich ist und unter Umständen auf die Reize mit vermehrter Sekretion reagiert. Aus der Gärungs*dyspepsie* ist jetzt ein entzündlicher Gärungs*katarrh* geworden. Wenn nun gar, etwa als Folge des Katarrhs, die Darmperistaltik krankhaft gesteigert ist, so wird nun erst recht gärungsfähiges Material in die unteren Darmabschnitte verschleppt, eine Verschlimmerung des Katarrhs ist die Folge. In anderen Fällen muß man annehmen, daß die Darmschleimhaut, speziell die des Dünndarms, schon gegen die normalerweise entstehenden Gärungsprodukte empfindlich ist und auf ihre Reize zunächst mit einer Dyspepsie, bald aber auch mit einem Katarrh reagiert.

Behandlung der Gärungsdyspepsie. Das Prinzip der Behandlung besteht darin, daß zunächst alles gärfähige Material, also die Kohlehydrate, in der Kost gestrichen werden; damit wird den Bakterien der Boden ihrer Tätigkeit entzogen, die Gärung hört auf, und mit dem Fortfall der die Schleimhaut reizenden Gärungsprodukte kommt es in allen günstig verlaufenden Fällen zur Ausheilung der Dyspepsie und ihres Folgezustandes, des Katarrhs. Nach Beseitigung der akuten Erscheinungen werden dann in allmählicher Steigerung Kohlehydrate zugelegt, zunächst solche, die schon im Dünndarm restlos der Resorption anheimfallen, bis dann schließlich der Darm auch mit schwerer resorbierbaren, auch zellulosehaltigem Material belastet werden kann, mit dessen Aufarbeitung die Darmflora nunmehr meistens mühelos fertig wird.

Es empfiehlt sich nun, an einem mehr oder weniger schematischen Heilplan festzuhalten, der freilich dem einzelnen Fall anzupassen ist, aber in seinen Grundzügen doch allgemeine Gültigkeit hat; dabei wird, wie eben erörtert, in periodischem Aufbau von einer extremen Schonung zu einer allmählich zunehmenden Belastung des Darms übergegangen.

I. Periode. In allen Fällen mit stärkeren dyspeptischen bzw. katarrhalischen Erscheinungen ist eine vorgeschaltete Hungerperiode von 1 bis höchstens 3 tägiger Dauer die wirksamste Maßnahme. Während dieser Zeit wird nur ungesüßter Tee verabreicht, auf Kalorienträger wird ganz verzichtet. Nur ausnahmsweise brauchen die Hungertage zu Dursthungertagen verschärft zu werden; in diesem Falle muß dann Flüssigkeit — Normosallösung oder isotonische (ca. 5 %) Traubenzuckerlösung — intravenös gegeben werden.

II. Periode. Es schließt sich eine mehrtägige, bis zu einer Woche dauernde kohlehydratfreie oder wenigstens sehr kohlehydratarme Periode an, in der nur Fleischbrühe, einige Eier und gut vergorener (3 tägiger) Kefir verabreicht werden. Auch die freilich nicht überall erhältliche Diabetikermilch (z. B. von *Gärtner*), die Bouma-Milch (Rademann, Frankfurt) kann Verwendung finden. Eine einfache, freilich nicht völlige Entzuckerung der Milch geschieht dadurch, daß Milch mit Wasser zu gleichen Teilen verdünnt wird, und zu ½ Liter dieses Gemisches 300 ccm guter Rahm hinzugefügt werden. Diese zweite Periode geht fließend über in die

III. Periode, in der der Kostzettel erweitert wird durch Zulagen von Kohlehydraten, zunächst von solchen, die einer Resorption im Dünndarm bereits anheimfallen: Zucker, feinste Mehle für Suppen und Breie, Gebäcke aus feinem

Weizenmehl, und schließlich, aber doch erst etwas später von Reis, Makkaroni und zuletzt Kartoffelbrei. Milch wird auch jetzt noch häufig schlecht vertragen; mindestens soll die Zulage vorsichtig tastend erfolgen und bei Rückfällen wieder entsprechend vorbereitete Milch gegeben werden. Bald kann dann auch zartes Fleisch zugelegt werden, aber doch erst dann, wenn die genannten Zulagen ohne Störung vertragen werden.

IV. Periode. Sie bildet schon den Übergang zur freigewählten gemischten Kost, insofern als jetzt auch zellulosehaltiges Material gestattet wird in Form von zarten Gemüsen, das aber zunächst nur in feinstverteilter Form, durch das Sieb getrieben, gegeben werden. Weiterhin erfolgen Zulagen von gröberen Backwaren, am besten in Gestalt von Grahambrot. Erst später, jedenfalls erst, wenn diese Zulagen ohne Störung vertragen werden, wird auch zartes Gemüse unzerkleinert erlaubt.

Es ist selbstverständlich, daß von diesem Schema oft abgewichen werden kann; in leichteren Fällen kann beispielsweise auf die erste Periode verzichtet und gleich mit der zweiten begonnen werden. Oder aber, bei Rückschlägen nach Zulagen muß für einige Zeit wieder auf diese verzichtet werden. Akute Verschlimmerungen werden am schnellsten durch einen eingeschalteten Hungertag wieder beseitigt.

Die *medikamentöse Therapie* kann kurz abgefertigt werden. Es braucht nach den vorhergegangenen Ausführungen nicht noch besonders auf die Unzweckmäßigkeit der Verabreichung von Stopfmitteln hingewiesen zu werden. Wenn im späteren Stadium der diätetischen Therapie, etwa in der III. Periode, kleine Opiumgaben (etwa 3×8—10 Tropfen der Tinct. Op.) günstig wirken, so beruht das darauf, daß durch sie zur Zeit der beginnenden Belastung des Darms mit Kohlehydratträgern die Verweildauer des Chymus im Dünndarm verlängert und dadurch die Resorption der Kohlehydrate begünstigt wird. Sehr zweckmäßig ist die Verabreichung von Calc. carbon. (etwa $3 \times \frac{1}{2}$ Teelöffel); es neutralisiert organische, bei der Gärung entstehende Säuren und schaltet damit einen schädlichen Reiz aus.

Die Fäulnisdyspepsie. Zu einer Fäulnis von Eiweißkörpern kommt es schon normalerweise im Dickdarm; von einer Fäulnisdyspepsie spricht man erst, wenn dieser an sich physiologische Vorgang krankhaft gesteigert ist. Dieser Fall kann eintreten, wenn ungenügend vorbereitetes Material, z. B. bei der Achylia gastrica (s. d.) in reichlicherer Menge in die unteren Darmabschnitte gelangt, wo es dann unter bakterieller Einwirkung zu vermehrter Fäulnis Anlaß gibt. Wenn nun weiter unter der Einwirkung der Fäulnisprodukte die Darmschleimhaut zu gesteigerter Sekretion angeregt wird, finden die Fäulnisbakterien in dem eiweißhaltigen Sekret weiteres Material zur Entfaltung ihrer Tätigkeit. Zu der Fäulnis*dyspepsie* ist jetzt der entzündliche Fäulnis*katarrh* getreten. Vermehrte Sekretbildung unter der Einwirkung von Bakterien, Toxinen oder auch durch nervöse Einflüsse kann aber auch allein den Boden für gesteigerte Fäulnis geben, ohne daß verschlepptes Nahrungseiweiß daran wesentlich beteiligt zu sein braucht. Während also bei der Gärungsdyspepsie die gärfähigen Stoffe durch die Nahrung allein geliefert werden, steht bei der Fäulnisdyspepsie bzw. dem Fäulniskatarrh den Bakterien einmal Nahrungseiweiß, dann aber auch das vom Darm selbst gelieferte eiweißhaltige Sekret zur Verfügung. Diese Erkenntnis ist für die folgenden Betrachtungen wichtig.

Die Behandlung der Fäulnisdyspepsie. Das Prinzip der diätetischen Behandlung ist klar: Wie bei der Gärungsdyspepsie die Kohlehydrate, so sind hier die Eiweiße der Schädling. Es ist also nötig, die Kost zunächst möglichst eiweißfrei zu gestalten, um den Fäulnisbakterien den Boden zur Entfaltung ihrer Tätigkeit zu entziehen. Es ist aber nach den vorangegangenen Ausführungen verständlich, daß dies nicht immer restlos und immer dann nur mangelhaft gelingt, wenn die Darmschleimhaut sich in einem Reizzustand befindet, auf den sie mit vermehrter Abscheidung eiweißhaltigen Sekretes reagiert. Es muß also weiterhin versucht werden, die Sekretion einzudämmen und schließlich,

durch geeignete, gleich näher zu besprechende diätetische Maßnahmen eine
antagonistisch wirkende Bakterienflora heranzuzüchten, die die Fäulnisbakterien
überwuchert. Auch bei der Fäulnisdyspepsie erfolgt nach einer strengen Vorperiode in allmählicher Steigerung eine Mehrbelastung des Darms, zunächst
mit leicht aufspaltbaren Eiweißträgern, bis dann schließlich zum Aufbau der
Dauerkost geschritten werden kann. Der Erfolg der Kur ist um so günstiger,
je mehr der exogene Faktor — das Nahrungseiweiß — an dem Zustandekommen
der Dyspepsie beteiligt ist, und je geringer die anatomischen Veränderungen
der Dickdarmschleimhaut sind, die eine gesteigerte Sekretion unterhalten.

Es empfiehlt sich auch hier ein schematisches Vorgehen, bei dem von einer
Periode strengster Schonung allmählich zu einer freieren Kost mit stärkerer
Belastung des Darms übergegangen wird.

I. Periode. Häufiger noch wie beim Gärungsdyspeptiker ist eine kurzfristige, 1 bis höchstens 3 tägige, Hungerperiode angezeigt. Der Entschluß
zu diesem radikalen Vorgehen wird durch den schlechten Ernährungszustand,
in dem sich der Fäulnisdyspeptiker viel häufiger wie der Gärungsdyspeptiker
befindet, allerdings bisweilen erschwert, aber der gute Erfolg der vorgeschalteten
Hungertage beseitigt doch alle Bedenken. Nur sollten während dieser Tage
grundsätzlich intravenöse Infusionen von Normosal- oder besser noch 5%
Traubenzuckerlösung vorgenommen werden; ganz besonders bei wasserver-
armten Kranken sind sie angezeigt und von ausgezeichnetem Erfolg.

II. Periode. Es schließen sich 2—3 Zuckertage an, an denen also ausschließlich Zucker in einer Menge von 100—250 g in Wasser gegeben werden.
Sie bezwecken die Heranzüchtung einer antagonistisch wirkenden Bakterienflora, die die Fäulnisbakterien überwuchert.

III. Periode. In dieser erscheint zum ersten Mal Eiweiß in der Kost, aber
die Kohlehydratträger überwiegen noch. Man gibt Suppen und Breie
aus feinen Mehlen, durchgedrücktem Reis, und bald auch feine Backwaren.
Die aufgeschlossenen und die in der Kinderpraxis gebräuchlichen Mehle (s. Nährpräparate) können vorteilhaft verwandt werden. Mit Milchzulagen sei man
vorsichtig; zunächst jedenfalls erfolgen sie nur als Zugabe zu Breien und Suppen.
Kefir und saure Milch können schon früher gestattet werden. Die Breie und
Suppen werden durch Butter kalorisch angereichert.

IV. Periode. Wieder vorsichtig tastend erfolgen weitere Zulagen von
Eiweißträgern: Zunächst von Gelatinespeisen, locker zubereiteten Eiern und
schließlich zartem Fleisch.

In welchem Zeitpunkt und in welchem Maße die Bereicherung des Kostzettels erfolgen kann, muß von Fall zu Fall entschieden werden. Je vorsichtiger
zugelegt und je mehr etwaigen Rückschlägen durch kurzfristige Rückkehr
zu einer strengeren Kostform Rechnung getragen wird, um so günstiger gestaltet
sich die Aussicht auf dauernden Erfolg. Aber es vergeht oft lange Zeit, ehe die
Kost die Gestalt einer freigewählten gemischten Kost auch nur annähernd
angenommen hat. Und selbst wenn dies der Fall ist, muß alles vermieden
werden, was grobmechanisch den Dickdarm reizt. Deshalb braucht aber dann
nicht mehr grundsätzlich auf Gemüse und Früchte verzichtet zu werden, nur
müssen sie in feinstverteilter Form gegeben werden. Auch hier braucht nicht
betont zu werden, daß ein starres Festhalten an diesem Schema nicht möglich
ist; viel häufiger noch wie bei der Gärungsdyspepsie werden Abweichungen,
den Verhältnissen des einzelnen Falles Rechnung tragend, nötig sein. Daß
auch viel weniger sicher mit einem Erfolg gerechnet werden kann, wurde oben
bereits hervorgehoben.

Die *medikamentöse* Therapie spielt bei der Fäulnisdyspepsie eine größere Rolle wie
bei der Gärungsdyspepsie. Es ist zunächst selbstverständlich, daß gegen Sekretionsstörungen
der Verdauungsdrüsen durch Salzsäure eventuell Pankreon vorgegangen werden muß.

Auch die Diät muß diesen Störungen Rechnung tragen (s. Anazidität). Weiterhin kann versucht werden durch Atropin oder Belladonna die Supersekretion des Darms einzudämmen. Sicherer wie die Sekretion werden aber spastische Zustände und die quälenden Tenesmen durch die Atropinpräparate beeinflußt. Ein Versuch, desinfizierend zu wirken, kann durch Dermatol (3 × täglich 1,0 in Oblaten) gemacht werden; auch für Mikroklysmen ist es geeignet (Mucilag. Salep, Mucilag. Gumm. arab. āā 45,0, Dermatol 10,0; davon die Hälfte, nach Schütteln, zum Einlauf). In manchen Fällen bewähren sich Einläufe von Argent. nitr. (1 : 3000—5000) oder Adrenalin (1 ccm der $1^0/_{00}$ Lösung auf 1000 Wasser, oder als Mikroklysma (1 : 30—50). Das letztere hat sich besonders bei der Ruhr und ihren Folgezuständen bewährt.

Es ist schließlich die Frage zu erörtern, ob nicht zu Beginn der Kur die Verabreichung eines Abführmittels angezeigt ist, mit dem Zweck, das schädliche Material aus dem Darm zu entfernen. In dieser Allgemeinheit ist die Frage zu verneinen. Es besteht die Gefahr, daß unter der Einwirkung des Mittels der Darm erst recht zu vermehrter Sekretbildung angereizt wird, was ja aber gerade vermieden werden soll. Nur wenn der Verdacht besteht, daß verdorbenes Material an dem Zustandekommen der Dyspepsie beteiligt ist, soll die Kur mit einer Reinigung des Darms von oben und unten eingeleitet werden. Im weiteren Verlauf wird in der besprochenen Weise vorgegangen. Daß Stopfmittel eine ganz untergeordnete Rolle spielen, braucht nach den vorangegangenen Ausführungen nicht noch besonders betont zu werden; sie kommen erst zur Anwendung, wenn ein endgültiger Erfolg ausbleibt.

Wir haben absichtlich im Vorhergehenden an der grundsätzlichen Trennung zwischen Gärungsdyspepsie und Fäulnisdyspepsie festgehalten; für alle reinen Fälle kann diese strenge Scheidung auch aufrecht erhalten werden. Man wird aber leicht aus den einleitenden Vorbemerkungen die Möglichkeit für die Entstehung von Mischformen, bei denen also der Stuhl sowohl die Zeichen der Gärung wie der Fäulnis zeigt, oder für den Übergang der einen in die andere Form erkennen können. Wenn beispielsweise bei der Gärungsdyspepsie die Produkte der Gärung zu einer Reizung der Darmschleimhaut geführt haben, so kann die dann einsetzende Produktion des reichlichen eiweißhaltigen Sekrets den Fäulnisbakterien leicht die Möglichkeit zur Entfaltung ihrer Tätigkeit geben. Es hängt dann lediglich davon ab, welche Bakterienflora den Sieg davonträgt. Auch ein wechselweises Überwiegen bald der einen, bald der anderen Flora kommt vor, so daß dann Gärungsstühle mit Fäulnisstühlen periodisch abwechseln. Es ist wichtig, diese Zustände zu kennen, weil die Therapie ihnen Rechnung tragen muß. Im allgemeinen ist es richtig, wenn man bei diesen Kombinationsformen zuerst die leichter zu bekämpfende Gärungsdyspepsie zu beseitigen sucht.

Fettleibigkeit; Fettsucht.

Wenn die Kalorienzufuhr die Kalorienausgabe übersteigt, so wird der Überschuß im wesentlichen jedenfalls als Fett angesetzt; hält dieser Zustand längere
Zeit an, so ist schließlich Fettleibigkeit die Folge. *Ein Mißverhältnis zwischen
Kalorienzufuhr und Verbrauch* ist immer die notwendige Voraussetzung
für das Zustandekommen von Fettleibigkeit. Ob ein abnormer Fettansatz
vorliegt oder nicht, zeigt im allgemeinen schon die Betrachtung; sichere Anhaltspunkte ergibt die Errechnung des Normalgewichtes (s. Magerkeit). Mäßige
Abweichungen nach oben bedeuten aber noch keinen krankhaften Zustand.
Oeder hat eine Methode angegeben, bei der die Dicke des Fettpolsters direkt
gemessen werden kann.

Wenn wir bei der Besprechung der *Entstehungsursache* der Fettleibigkeit an der
kalorischen Betrachtungsweise festhalten, so kann dies nicht ohne Einschränkungen geschehen. Wir lernten früher den Begriff der Erhaltungskost kennen als derjenigen Nahrungsmenge, die gerade ausreicht, um die Ausgaben des Organismus zu decken; sie läßt sich in
einer ausreichend genauen Weise für jedes Individuum errechnen. Es wurde aber bereits
betont, daß die errechneten Zahlen nur Gültigkeit haben unter der Voraussetzung, daß
der Stoffwechsel in normalen Bahnen verläuft. Dort wurde auch bereits der Einfluß der
innersekretorischen Drüsen auf den Stoffumsatz angedeutet; wir müssen hier gleich noch
näher darauf zu sprechen kommen. Es zeigt sich nämlich, daß zwar in der Mehrzahl der
Fälle die Ursache der Fettleibigkeit in einer dauernden kalorischen Überschreitung der
Erhaltungskost zu suchen ist, bei anderen aber ist das nicht der Fall. Errechnet man hier
die täglich genossene Kalorienmenge und setzt sie in Beziehung mit der Kalorienzahl der
leicht zu errechnenden Erhaltungskost, so ergibt sich, daß diese nicht überschritten oder
nicht einmal erreicht wird; trotzdem kommt es zu abnormen Fettansatz. In diesen Fällen
kommen wir also mit der üblichen kalorischen Betrachtungsweise nicht aus; man muß vielmehr annehmen, daß hier Momente eine Rolle spielen, die im Organismus selbst liegen,
also „endogener" Natur sind. Es ergibt sich demnach von selbst eine Gruppierung in eine
durch äußere Ursachen, eben tatsächliche Überernährung bedingte *„exogene"* und eine
„endogene" Fettleibigkeit, die eigentliche *„Fettsucht".*

Es ist nicht immer ganz leicht, die *Fehler in der Ernährungsweise*, die zur exogenen
Fettleibigkeit geführt haben, ausfindig zu machen; jedenfalls brauchen Fettleibige nicht immer
auffallend starke Esser zu sein, wenn auch diesbezügliche Angaben oft mit Vorsicht zu verwerten sind. Tatsächlich übersteigt die Quantität der Nahrung häufig nicht die übliche,
nur werden sehr kalorienreiche Speisen, sehr fettreiche oder aber die meist sehr nahrhaften
Mehlspeisen in der Kost bevorzugt. Schließlich entwickelt sich ja in der Mehrzahl der Fälle
die Fettleibigkeit im Laufe von Jahren; die Anfänge werden dann häufig übersehen und nicht
beachtet. Ein täglicher Gewichtsansatz von 10 g bedeutet eine jährliche Gewichtszunahme
von 3½ kg; hierzu genügt aber schon eine regelmäßige überschüssige Zufuhr von wenigen
Gramm Butter oder einer an sich harmlosen Menge Bier. Viel häufiger wird aber gerade
hinsichtlich des Alkoholgenusses das erlaubte Maß gewohnheitsmäßig überschritten und der
hohe Nährwert der meisten Biere und der alkoholischen Getränke überhaupt außer Acht
gelassen; ein Liter Exportbier hat einen Kaloriengehalt von ca. 500 Kalorien, ein Liter
Lagerbier von ca. 350—400 Kalorien, was einem Nährwert von etwa 7 bzw. 5—6 Hühnereiern gleichkommt. Ist der Kalorienbedarf anderweitig gedeckt, so bedeutet das alkoholische
Getränk eine *„Mastzulage"*, die also im wesentlichen als Fett im Organismus abgelagert
wird. Auf viel unscheinbarere Ursachen z. B. den Fortfall des täglichen Spaziergangs,
das Beziehen einer bequemeren Wohnung hat *Umber* aufmerksam gemacht. Bei diesen
letztgenannten Fällen ist dann also die Ursache des zunehmenden Gewichtsansatzes eine
Verminderung der Ausgaben bei gleichbleibender Kalorienzufuhr. Es stellt sich nun aber
überhaupt nicht selten bei zunehmendem Körpergewicht eine Scheu vor körperlicher Bewegung ein; zu der *„Mastfettsucht"* gesellt sich nunmehr die *„Faulheitsfettsucht".*

Bei Frauen ist der gewohnheitsmäßige Genuß von Süßigkeiten häufig die Mastzulage, oder aber bei zunehmenden Jahren wird sportliche oder anderweitige körperliche Betätigung eingeschränkt, was dann eben eine Verminderung der Ausgaben zur Folge hat. Die nicht seltene Gewichtszunahme der Frauen jenseits des Klimakteriums, für die Temperamentänderungen verantwortlich gemacht werden, gehört doch schon mehr in das Gebiet der gleich näher zu besprechenden *endogenen Fettsucht*. Hier betreten wir ein viel weniger erforschtes Gebiet, so viel Einzeltatsachen auch bekannt sind. Wir haben bereits früher (s. I. Abschn.) auf den *Einfluß des endokrinen Drüsenapparates* auf den Stoffwechsel andeutungsweise hingewiesen. Von manchen Drüsen, z. B. der Schilddrüse wissen wir seit langem, daß mangelhafte Funktion den Energieumsatz herabsetzt; am offensichtlichsten ist dies beim Myxödem der Fall. Aber bis zum typischen Bild des Myxödems gibt es zahlreiche, nicht immer leicht zu erkennende Übergänge. Von anderen Drüsen ist ihr Einfluß auf die Größe des Energieumsatzes gleichfalls erwiesen, nur fehlt häufig noch die sichere Kenntnis, ob der Einfluß ein unmittelbarer oder aber über den Weg anderer endokriner Drüsen, in erster Linie wieder der Schilddrüse, zu suchen ist. Durch die zahlreichen Wechselbeziehungen der endokrinen Drüsen untereinander, deren Gesamtfunktion nur dann ungestört verläuft, wenn jedes einzelne Glied in richtiger Weise funktioniert, ergeben sich überhaupt so zahlreiche Kombinationsmöglichkeiten, daß es schwierig, öfters sogar unmöglich ist, wenigstens klinisch die primäre Störung zu erfassen. Selbstverständlich ist Fettsucht nicht die unausbleibliche Folge eines herabgesetzten Stoffwechsels; sie würde ausbleiben, wenn die Nahrungszufuhr der Stoffwechselstörung Rechnung trägt. Aber in der Mehrzahl der Fälle ist das doch nicht der Fall.

Die Unterscheidung der exogenen von der endogenen Fettleibigkeit ist von großer praktischer Bedeutung; es ist klar, daß bei der letzteren, bei der also der Energieumsatz abnorm niedrig ist, bei der Errechnung der Erhaltungskost von niedrigeren Kalorienwerten ausgegangen werden muß wie bei der ersteren; auch führt bei endogener Fettsucht Kalorienbeschränkung allein nicht zum Ziel. Nun stößt aber eine sichere Trennung exogen und endogen bedingter Fälle oft auf große Schwierigkeiten, und zwar dadurch, daß „*Mischformen*", bei denen also Überernährung und endokrine Störungen gleichzeitig beteiligt sind, doch recht häufig sind; besonders für das weibliche Geschlecht trifft dies zu. Es wird diese Annahme zwar vielfach bestritten. Und in der Tat läßt sich auch für die überwiegende Mehrzahl der Fälle eine Herabsetzung des „Grundumsatzes", d. h. also des Kalorienverbrauchs eines nüchternen, völlig ruhenden Individuums nicht erweisen. Es ist aber fraglich, ob dieses Kriterium allein maßgebend ist. Es kann nämlich auch sein, daß bei normalem Grundumsatz die spezifisch-dynamische Wirkung (s. I. Abschn.) der Nahrungsstoffe ausbleibt oder verringert ist; oder aber, daß dem Organismus die Fähigkeit abgeht, sich bei reichlicherer Nahrungszufuhr auf ein höheres Oxydationsniveau einzustellen oder mit anderen Worten, durch eine „Luxuskonsumption" (s. Magerkeit) die vermehrte Kalorienzufuhr zu kompensieren. In beiden Fällen kann, wie leicht einzusehen ist, Fettleibigkeit die Folge sein, ohne daß der Grundumsatz abnorm niedrig zu sein braucht. In diesem Zusammenhange müssen wir schließlich einer Theorie von *v. Bergmann* gedenken, nach der unter Umständen die (endogene) Fettleibigkeit auf eine „*lipogene Tendenz*" der Zellen zurückzuführen ist; es würde das bedeuten, daß eine gewisse Menge Fett der Verbrennung entzogen und wohl unter falscher Steuerung des Nervensystems in den Zellen als totes Material abgelagert wird.

Anhangsweise bringen wir schließlich einige Anhaltspunkte, die wenigstens in typischer Fällen die Erkenntnis des Funktionsausfalls einiger endokriner Drüsen ermöglichen. *Hypophyse:* in typischen Fällen „*Dystrophia adiposogenitalis*". Mangelhafte Funktion der Hypophyse soll nach *Kestner* ein Ausbleiben der spezifisch-dynamischen Wirkung der Nahrungsstoffe zur Folge haben (s. o.).

Pubertätsdrüse (Dysgenitalismus): „*eunuchoide*" *Fettsucht;* beim Manne Fettansatz nach femininem Typ. *Zirbeldrüse („pineale Fettsucht"):* vorzeitige Entwicklung der Genitalien.

Die exogene Fettleibigkeit. Es entspricht einem praktischen Bedürfnis, 3 *Formen* von Fettleibigkeit zu unterscheiden: die leichte, die mittelschwere und die schwere Form. Bei der leichten übersteigt das Körpergewicht das Normalgewicht um 10—15 kg; das Allgemeinbefinden ist dabei nicht oder wenig gestört. Zu den schweren Formen sind diejenigen zu rechnen, bei dem bei erheblicherem Gewichtszuwachs ausgesprochene Krankheitserscheinungen, in erster Linie von seiten des Zirkulationsapparates, bestehen. Die mittelschweren Formen bilden einen fließenden Übergang: der Gewichtszuwachs ist größer wie bei den leichten Fällen, aber eine wesentliche Beeinträchtigung der Leistungsfähigkeit und nachweisbare Organschädigungen bestehen nicht.

Es bestehen zwei Möglichkeiten, Gewichtsverlust zu erzielen: einmal durch Erhöhung der Ausgaben bei unveränderter Kost, zweitens durch Beschränkung

der Kalorienzufuhr. Die Möglichkeit, durch Erhöhung der Ausgaben allein
zum Ziele zu kommen, ist aber begrenzt; sie wird vom Laien gewöhnlich überschätzt. Ohne Einschränkung der Kalorienzufuhr ist eine Entfettungskur
wenig aussichtsreich; eine Vermehrung der Ausgaben durch körperliche Bewegung
kann aber den Erfolg einer Kur wesentlich begünstigen, besonders wenn, wie es
so häufig der Fall ist, eine Kombination von Mast- und Faulheitsfettsucht
vorliegt. Wir werden später darauf zurückkommen.

Wir schicken, ehe wir auf Einzelheiten eingehen, zunächst einige allgemeine
Bemerkungen über die Hauptnahrungsstoffe und die wichtigsten Nahrungsmittel und über die Notwendigkeit ihrer Einschränkung bei Entfettungskuren
voraus.

Die *Fette,* als kalorienreichster Bestandteil unserer Kost, bedürfen stets
einer sorgfältigen quantitativen Kontrolle. Ohne Beschränkung der Fettzufuhr
ist eine planmäßig durchgeführte Entfettungskur nicht möglich, nur der Grad
der Beschränkung richtet sich nach der Schwere des Falls. Hauptfettträger
in unserer Kost sind Butter und ihre Ersatzpräparate, Schmalz, Speck, fette
Fleische; Öl als Kalorienträger kommt in unseren Breiten quantitativ kaum in
Betracht. Bei leichten Formen genügt häufig neben mäßiger Beschränkung
des Buttergenusses Vermeidung fetter Fleischsorten und Entfernung der sichtbaren Fetteile des Fleisches, bei allen schwereren Formen muß die erlaubte
Buttermenge zahlenmäßig festgelegt werden; im allgemeinen soll dann eine
Tagesportion von 25 g nicht überschritten werden.

Magere Fleische und Fische: Rind, Kalb, Hammel, vorausgesetzt, daß es sich nicht
um Fleisch von Mastvieh handelt (vgl. auch die Ausführungen im Abschnitt Magerkeit),
Geflügel (außer Gans und Ente), Wild; Hecht, Zander, Schleie, Schellfisch, Dorsch, Stein-
butte, Seezunge u. a.

Von den *Kohlehydratträgern* sollen grundsätzlich alle diejenigen gestrichen werden, die einen unkontrollierbaren, meist sehr hohen Kaloriengehalt
besitzen und zudem noch vorzüglich ausgenutzt werden: Konditorwaren, Süßigkeiten, Mehlspeisen. Auf die ursächlichen Beziehungen gewohnheitsmäßigen
Genusses dieser Kohlehydratträger zur Fettleibigkeit wurde in den einleitenden
Vorbemerkungen bereits hingewiesen. Auch dicke Mehlsuppen und die zu
Suppenzusätzen verwandten Teigwaren sollen vermieden werden. Es ist aber
natürlich ein in Laienkreisen weit verbreiteter Irrtum, daß Suppen an sich
„dick machen"; der Nährwert von Gemüse- und Obstsuppen oder besonders
von klarer Fleischbrühe kann rechnerisch völlig vernachlässigt werden, sofern
sie eben nicht durch Zusätze von Teigwaren oder Butter kalorisch angereichert
werden. Es ist allerdings zu berücksichtigen, daß manche Menschen weniger
essen, wenn ihnen die gewohnte Suppe als einleitende Vorkost entzogen wird.
Hauptkohlehydratträger in einer Entfettungskost ist Brot, und zwar sollen
grobe Brotsorten (Roggen-, Graham-, Simonsbrot) den aus feinen Mehlen zubereiteten vorgezogen werden; einmal wegen ihrer schlechteren Ausnutzbarkeit,
dann aber regen sie die Darmperistaltik an, was häufig wünschenswert ist. Die
erlaubte Menge schwankt gewöhnlich zwischen 100 und 150 g. Der *Eiweißgehalt* einer Entfettungskost sollte wenigstens bei allen strengeren Kostformen
kontrolliert werden. In einer Dauerkost soll das Eiweiß mit einer Tagesmenge
von 80—100 g vertreten sein. In einigen strengen Diätformen, z. B. den Milch-
tagen, den Obst-Gemüsetagen, ist allerdings wesentlich weniger Eiweiß enthalten; sie eignen sich also nicht für längere Anwendung. Der Nährwert der
Gemüse ist mit wenigen Ausnahmen gering, vorausgesetzt, daß sie — ohne Butter
Rahm- oder Mehlzusatz — in Salzwasser gekocht oder besser noch im eigenen
Saft gedämpft werden. Bei vielen leichteren Formen von Fettleibigkeit können
Gemüse bei dieser Zubereitung in unbeschränkter Menge gestattet werden;
aber auch, wenn dies nicht zulässig ist, ist die erlaubte Menge relativ groß.

Sie schwankt dann gewöhnlich zwischen 300 und 400 g. Der Sättigungswert
der Gemüse ist zwar nicht übermäßig groß; er wird aber schon durch schmackhafte Zubereitung erhöht, mehr noch, wenn sie gleichzeitig mit Fleisch genossen werden (s. u. Sättigungswert). Nur wenige Gemüse sind kalorienreich,
in erster Linie die Hülsenfrüchte: Linsen, Erbsen, Bohnen, ferner der Reis;
sie gehören nicht in eine Entfettungskost. Auch die Kartoffeln dürfen nur unter
Anrechnung ihres kalorischen Wertes gestattet werden (100 g (roh oder gekocht)
= ca. 100 Kalorien). Nur in der später zu besprechenden Rosenfeldschen
Kartoffelkur bilden die Kartoffeln einen wesentlichen Bestandteil der Kost.
Die Pilze gehören, sofern sie frisch genossen werden, zu den kalorienarmen
Gemüsen, die noch dazu schlecht ausgenutzt werden. Getrocknete Pilze übertreffen hinsichtlich ihres Nährwertes die frischen bis zum zehnfachen.

Kalorienarme Gemüse: Schnittbohnen, Spargel, Blumenkohl, Rot- und Weißkraut,
Spinat, Mohrrüben, Kohlrüben, Rosenkohl, Tomaten, Gurken (100 g dieser Gemüse, roh,
gebrauchsfertig, enthalten ca. 30 Kalorien).

Von den *Früchten* gilt im allgemeinen das gleiche wie von den Gemüsen;
auch sie können in frischem Zustand oder aber im eigenen Saft eingemacht
in größerer Menge (300 g und mehr) erlaubt werden. Bei den Obsttagen und
Obst-Gemüsetagen (s. u.) bilden Früchte den einzigen oder einen wesentlichen
Bestandteil der Kost. Der Nährwert getrockneter Früchte übertrifft den der
frischen um das Vielfache. Von frischen Früchten sind nur wenige kalorienreich: Die fettreichen Nüsse und Mandeln, ferner süße Weintrauben.

Kalorienarme Früchte: Äpfel, Birnen, Aprikosen, Brombeeren, Johannisbeeren,
Erdbeeren, Himbeeren, Orangen u. a. (100 g = ca. 50 Kalorien).

Die *Milch* spielt nur bei einigen später zu besprechenden besonderen Kostformen eine wesentliche Rolle. Wird sie im Rahmen anderer Diätformen erlaubt, so geschieht das unter Anrechnung ihres kalorischen Wertes (100 g =
1 Ei = ca. 70 Kalorien). Von den Derivaten der Milch kann Magerkäse als
Nachspeise in kleinen Mengen (ca. 25 g) erlaubt werden.

Eine einseitige Beschränkung der *Flüssigkeitszufuhr* ist zwar nicht
gerechtfertigt; es ist aber Tatsache, daß manche Fettleibige zu Wasserretention
neigen, auch ohne daß Insuffizienzerscheinungen von seiten des Kreislaufs
bestehen. Der oft erhebliche Gewichtsverlust zu Beginn einer Entfettungskur
beruht im wesentlichen auf Wasserverlust. Es ist also ratsam, in jedem Falle,
die Getränkemenge mindestens in der ersten Zeit zu kontrollieren und eine
Tagesmenge von $1^1/_2$ Liter nicht überschreiten zu lassen. Mitunter ist sogar
eine stärkere Einschränkung, bis auf 1 Liter, sehr vorteilhaft. Bei der *Örtelschen* Entfettungskur schwankt die Flüssigkeitsmenge zwischen etwa 1000 und
1500 g. Starkes Durstgefühl muß durch Beschränkung der Kochsalzzufuhr
bekämpft werden. Bei komplizierender Zirkulationsschwäche bedarf selbstverständlich Flüssigkeitszufuhr und Ausscheidung besonders sorgfältiger Kontrolle. Das Verbot, während der Mahlzeit zu trinken (*Schwenninger*) hat
insofern eine Berechtigung, als Trinkverbot bisweilen die Eßlust herabsetzt.
Auf die Rolle der alkoholischen Getränke bei der Entstehung mancher Formen
von Fettleibigkeit ist in den einleitenden Vorbemerkungen hingewiesen worden.
Grundsätzlich brauchen sie deswegen nicht verboten zu werden, vorausgesetzt,
daß sie mit ihrem kalorischen Wert in Rechnung gesetzt werden (1 Glas Tischwein (100 g) = ca. 1 Ei = ca. 100 g Milch = ca. 70 Kalorien). Bei manchen
strengen Kostformen kann aufkommendes Schlappheitsgefühl durch ein Glas
Wein erfolgreich bekämpft werden.

Vorgehen bei leichten Formen. Hier ist im allgemeinen eine ins einzelne
gehende Regelung des Kostplans nicht nötig. Die Nachforschung ergibt gerade
bei diesen Formen der Fettleibigkeit häufig offensichtliche Schädlichkeiten:
Reichlichen Fettverzehr, gewohnheitsmäßigen Genuß von Mehlspeisen, Süßig-

keiten u. dgl., oder schließlich als häufigste Ursache Mißbrauch von alkoholischen Getränken, besonders wieder von Bier. Es ist selbstverständlich zwecklos, diätetisch einzugreifen, ehe nicht die Schädlichkeiten abgestellt sind. Schon damit wird bei sonst gleichbleibender Lebensweise ein Gewichtsverlust erzielt. Daneben ist immer, schon aus erzieherischen Gründen, eine Beschränkung im Verzehr von Fett geboten; fette Fleische und Fische (s. Magerkeit) sollen gemieden, vom Fleisch die sichtbaren Teile des Fettes entfernt werden. Auch der Buttergenuß muß eingeschränkt werden. Man darf nicht erwarten, mit diesen Maßnahmen einen schnellen Gewichtsverlust zu erzielen, er beträgt im Monat schätzungsweise 2 kg. Aber diese milde Entfettungskost hat den Vorteil, daß sie dauernd genossen werden kann, ohne daß der Lebensgenuß nennenswert beeinträchtigt wird. Bei konsequenter Durchführung des Kostplans ist gewöhnlich in einigen Monaten das Normalgewicht erreicht. Man kann zweckmäßig eine solche milde Kur mit etwa 2 Milch- oder Milch-Obsttagen einleiten (s. u.); der damit schnell erzielte Anfangserfolg wirkt günstig auf die Psyche und stärkt das Vertrauen auf den Erfolg der Kur. Wenn irgend durchführbar, sollen überhaupt strenge Tage, wieder am besten Milch- bzw. Milch-Obsttage, zeitweise eingeschoben werden.

Vorgehen bei mittelschweren und schweren Formen. Hier kommt man mit so allgemein gehaltenen Kostvorschriften nicht aus; es ist nötig, einen detaillierten Kostzettel aufzustellen, nach dem sich der Fettleibige zu richten hat. Es braucht nicht hervorgehoben zu werden, daß auch hier zunächst für Abstellung offensichtlicher Schädlichkeiten Sorge zu tragen ist. Eingeleitet wird die Kur mit etwa 2 strengen Tagen, Milch- oder Milch-Obsttagen. Diese Maßnahme, die bei den leichten Formen wünschenswert ist, ist hier, wo es noch viel mehr wie bei den leichten Formen darauf ankommt, einen schnellen Anfangserfolg zu erzielen, zur Notwendigkeit, ganz besonders, wenn bereits Störungen von seiten des Kreislaufs bestehen; sie werden oft erstaunlich schnell durch die einleitenden Milchtage beseitigt. Alsdann erfolgt der Aufbau der Dauerkost, die aber immer wieder, wenigstens wöchentlich einmal, durch einen strengen Tag unterbrochen wird. Die Richtlinien, nach denen die Dauerkost zusammengesetzt sein soll, sind aus den vorausgeschickten allgemeinen Vorbemerkungen über die wichtigsten Nahrungsstoffe und Nahrungsmittel leicht zu ersehen; sie dürften auch dem weniger Erfahrenen die Aufstellung eines Kostplanes, der den Anforderungen einer Entfettungskost gerecht wird, ermöglichen.

Wir fassen die wichtigsten Punkte hier nochmals zusammen: Beschränkung der Fettzufuhr, Bevorzugung der kalorienarmen Gemüse und Früchte, des mageren Fleisches, der groben Brotsorten.

Die übliche *Mahlzeitordnung* kann eingehalten werden, derart, daß zwischen die 3 Hauptmahlzeiten (1. Frühstück, Mittag-, Abendessen) 2 Nebenmahlzeiten eingeschoben werden. Die ersteren sind die Hauptkalorienträger, die letzteren haben im wesentlichen den Zweck, Hungergefühl nicht aufkommen zu lassen. Die folgenden beiden Beispiele sind nach diesen Grundsätzen zusammengestellt; sie erlauben mannigfache Variationen, ohne daß der Charakter der Kost als Entziehungskost deswegen geändert wird.

1. *Mildere Form:* Kaloriengehalt ca. 1500, Eiweißgehalt ca. 115 g, Tagesmenge Butter 25 g, Tagesmenge Brot 150 g; letztere beiden zu beliebiger Verwendung. *Frühstück:* Kaffee, Tee ungesüßt, 100 g mageres Fleisch (Rohgewicht = ca. 75 g gebraten). *Vormittag:* eine Tasse Fleischbrühe (abgeschöpft), 200 g Obst (oder 1 Ei oder 1 Glas Tischwein). *Mittag:* Klare Fleischbrühe, 200 g mageres Fleisch (Rohgewicht = ca. 150 g zubereitet), 200 g Gemüse (Rohgewicht, gebrauchsfertig), 25 g Magerkäse. *Nachmittag:* Kaffee, Tee ungesüßt, 150 g Obst (= 1 mittelgroßer Apfel). *Abend:* 100 g mageres Fleisch (Rohgewicht), 150 g Gemüse (Rohgewicht, gebrauchsfertig), 1 Ei. *Vor dem Schlafengehen:* 150 g Obst oder 1 Glas Tischwein.

2. *Strengere Form* (im wesentlichen nach *Umber*): Kaloriengehalt ca. 1000, Eiweißgehalt ca. 98 g, Tagesmenge Brot 150 g; Butterzulage je nach Lage des Falles (s. u.). *Frühstück:* 200 ccm Kaffee oder Tee, ungesüßt, 20 g Milch, 1 Ei. *Vormittags:* 150 g Obst (oder 1 Glas Tischwein). *Mittags:* 200 g Fleisch (Rohgewicht), 200 g Gemüse (Rohgewicht, gebrauchsfertig), 150 g Obst. *Nachmittags:* 200 g Kaffee, 20 g Milch. *Abends:* 100 g Fleisch (Rohgewicht), 200 ccm Tee. *Vor dem Schlafengehen:* 150 g Obst oder 1 Glas Tischwein.

Zu dieser Kost, die in dieser strengen Form auf die Dauer nicht durchführbar ist, kommen nun Zulagen von je 100 Kalorien, deren Auswahl man dem Patienten selbst überläßt. 100 Kalorien sind enthalten in:

80 g Rostbeaf, 40 g Brot, 30 g Zwieback, 12½ g Butter, 20 g Schweizer- oder Holländerkäse, 25 g Zucker, 100 g Kartoffeln, 30 g Reis, 20 g Mehl, 150 g Milch oder Tischwein. Durch eine entsprechende Zahl von Zulagen kann die Kost beliebig erhöht werden.

Besondere Kostformen. Nicht immer kommt man mit den angegebenen Maßnahmen zum Ziel; oder aber es ist ein schnellerer Erfolg erwünscht, als mit ihnen allein erzielt wird. Besonders zu Beginn einer Kur kann dies wünschenswert sein, worauf früher bereits hingewiesen wurde. Es stehen eine Reihe von bewährten Kostformen zur Auswahl, von denen aber die am einfachsten zusammengesetzten, die gleich näher zu besprechenden Milch- oder Milch-Obsttage, vor allen andern den Vorzug verdienen. Für eine Dauerkost sind sie schon wegen ihres geringen Eiweißgehaltes nicht geeignet.

1. *Die Milchtage.* An diesen wird für die Dauer von 1—3 Tagen nur Milch verabreicht, in einer Menge von 1200—1500 ccm pro Tag, und zwar in 2 stündlichen Einzelportionen von 200—250 ccm. Andere Flüssigkeiten und feste Nahrungsmittel dürfen nicht genossen werden. Der schnelle Gewichtsverlust beruht natürlich im wesentlichen auf Wasserverlust. Der Sättigungswert der Milch ist anscheinend erheblich; jedenfalls wird über Hungergefühl nur selten geklagt.

In der Originalvorschrift von *Moritz* wird die für den einzelnen Fall geeignetste Milchmenge in folgender Weise berechnet: Der Zentimeterüberschuß der Körperlänge über einen Meter wird mit 25 multipliziert; die errechnete Zahl ergibt die Tagesmenge Milch in Kubikzentimetern (z. B. Körperlänge 1,75; Tagesmenge $75 \times 25 = 1875$ ccm). In einer milderen, freilich auch viel weniger wirksamen Modifikation werden 5×200 ccm Milch und mittags eine Portion mageres Fleisch (etwa 200 g, zubereitet) ohne Soße und Beilagen gegeben. Der Eiweißbedarf ist in diesem Falle hinreichend gedeckt, so daß gegen eine längere Anwendung dieser Milch-Fleischtage keine Bedenken bestehen.

2. *Milch-Obsttage.* Bei diesen wird ein Teil der Milchration durch Obst ersetzt, etwa derart, daß neben 5 Milchportionen von je 200 ccm 2 mal je 250 g rohes Obst, z. B. Äpfel, gegeben werden. Von Manchen werden die Milch-Obsttage lieber genommen, wie die Milchtage; in ihrer Wirksamkeit stehen sie diesen nicht nach.

3. *Obsttage.* Die Kost besteht ausschließlich aus frischem Obst z. B. Äpfeln, Erdbeeren, Kirschen; die Tagesmenge beträgt 1200—1500 g, die in 5 Einzelportionen gegeben werden. Gegen den Durst sind mäßige Mengen ungesüßten Tees oder Kaffees erlaubt (2—3 Tassen).

4. *Obst-Gemüsetage.* Ein Teil, etwa die Hälfte der Obstration wird durch (kalorienarme) Gemüse (s. o.) ersetzt, die selbstverständlich in der früher angegebenen Weise, ohne Fettzusatz, zubereitet werden müssen.

5. *Hungertage.* Bei dieser strengsten Kostform werden höchstens 500 Kalorien zugeführt, die am besten durch Obst oder Gemüsegerichte gedeckt werden. Daneben ist wieder nur ungesüßter Kaffee oder Tee (ca. 600 ccm) erlaubt.

Welcher von diesen Kostformen man den Vorzug gibt, ist letzten Endes Geschmackssache. Wegen ihrer Einfachheit und der Möglichkeit, sie überall durchzuführen, verdienen die Milch- oder Milchobsttage den Vorzug. Sie werden im allgemeinen auch am liebsten genommen. Es ist nötig, daß an den strengen Tagen mindestens Zimmerruhe, besser noch Bettruhe eingehalten wird; dann werden sie fast ausnahmslos ohne jede Störung vertragen.

Wir bringen schließlich anhangsweise einige *besondere Kostformen,* die besonders in früherer Zeit eine größere Rolle spielten. Gemeinsam ist ihnen der relativ hohe Eiweißgehalt, der längere Anwendung ohne Bedenken gestattet. Aber im allgemeinen dürfte ihre Durchführung doch nur in geschlossenen Anstalten möglich sein. Nachteilig ist die einseitige Bevorzugung *eines* Nahrungsmittels; der Fettleibige wird dadurch viel zu wenig mit den Grundforderungen, die an eine Entfettungskost gestellt werden müssen, vertraut gemacht. Vorteilhaft ist allenfalls, daß Nahrungsmittel, die einen hohen Sättigungswert haben, in den Kostformen reichlich vertreten sind, am meisten in der Kostform von *Ebstein,* die aber wieder so zahlreiche Nachteile hat, daß sie wohl kaum noch Anwendung findet.

1. *Die Kartoffelkur nach Rosenfeld.* Der wesentlichste Bestandteil der Kost sind, wie der Name sagt, Kartoffeln, die in einer Tagesmenge von 800—1200 g in verschiedener, aber fettfreier Zubereitung gegeben werden; als Zulagen kommen hinzu 200 g mageres Fleisch (zubereitet gewogen), ca. 25 g magerer Käse; ungesüßter Tee, Kaffee, abgeschöpfte Fleischbrühe sind erlaubt. (Kaloriengehalt 1000—1400 Kalorien, Eiweißgehalt 100—120 g.) Eine genauere Vorschrift (nach *Richter*) lautet:

1. Frühstück: Eine Tasse Kaffee oder Milch, 1 Brötchen, 40 g Schinken. 10 Uhr: 1 Ei. 12 Uhr: 6 Backpflaumen. 2 Uhr: 1 Teller Brühsuppe mit 200 g Kartoffeln, 100 g mageres Fleisch, viel Salat. 4 Uhr: 1 Tasse Kaffee. 6 Uhr: 2 Äpfel. 8 Uhr: 200 g Kartoffeln, 75 g kaltes Fleisch, Salat, 20 g weißer Käse (Kal.-Gehalt ca. 1200, Eiweißgehalt ca. 85).

2. *Kostschema von Banting:* Ein wesentlicher Bestandteil ist Fleisch oder Fisch; die Tagesmenge beträgt 350—450 g, die auf die 3 Hauptmahlzeiten verteilt werden. Dazu kommen 50 g geröstetes Brot oder Zwieback, als Getränke ungesüßter Tee, 3—5 Glas Rotwein, am Abend 1 Glas ungesüßter Grogk. Kaloriengehalt ca. 1100, Eiweißgehalt 150 bis 170 g.

3. *Kostschema von Ebstein.* Das *Ebstein*sche Schema weicht grundsätzlich dadurch von den eben besprochenen ab, daß dem stark sättigend wirkenden Fett ein breiter Raum eingeräumt wird. Erlaubt sind 120—150 g fettes Fleisch, ferner Butter zum Frühstück und Abend, daneben 50 g Backwaren. Eine Berechnung des Kalorien- und Eiweißgehaltes muß für jeden Fall vorgenommen werden. Der schwerwiegendste Nachteil der *Ebstein*schen Kostform besteht darin, daß der Fettleibige gerade zur Enthaltsamkeit in Fett erzogen werden soll.

II. *Die endogene Fettleibigkeit* (Fettsucht) und die *Mischfälle.* Je mehr endogene Momente im Vordergrund stehen, je ausgesprochener also die Stoffwechselstörung ist, um so weniger wird mit reindiätetischen Maßnahmen erreicht.

Theoretisch wäre es natürlich selbst bei rein endogenen Fällen möglich, durch eine entsprechende Beschränkung der Kalorienzufuhr allein Gewichtsabnahme zu erzielen, vorausgesetzt, daß dem herabgesetzten Stoffumsatz Rechnung getragen wird; aber praktisch läßt sich eine so erhebliche Reduktion der Nahrungszufuhr nicht durchführen. Es ist also nötig, durch eine Organotherapie unterstützend einzugreifen. Auf Einzelheiten der diätetischen Therapie braucht hier nicht näher eingegangen zu werden; es gelten die gleichen Richtlinien, die früher besprochen wurden. Nur wird man von vornherein strengere Kostformen wählen, da ja der Energieumsatz herabgesetzt ist. Wichtig ist, daß in dem Kostzettel der Eiweißbedarf hinreichend gedeckt ist, besonders wenn die gleich zu besprechende Thyreoidintherapie angewandt wird.

Von den Organpräparaten steht das *Thyreoidin* an erster Stelle. Seine stoffwechselsteigernde Wirkung ist am deutlichsten, wenn eine nachweisbare Herabsetzung des Grundumsatzes besteht; aber auch in andern Fällen, wo dies nicht der Fall ist, bewirkt es eine deutliche Steigerung des Umsatzes (8—17% nach *Kowitz*). Wenn nun auch einer kritiklosen Schilddrüsentherapie nicht das Wort geredet werden kann, so braucht man doch auch nicht zu zaghaft mit ihrer Verordnung zu sein, wenn ein mangelhafter Ausfall einer richtig geleiteten Entfettungskur auf die Beteiligung endogener Momente hindeutet. Gute Schilddrüsenpräparate sind das Thyreoidin-Merck (0,2—0,9 pro die, in allmählicher Steigerung) und das Degrassin (*Freund* und *Redlich,* 1—8 Tabletten pro die). Letzteres ist auch als Schokoladenpastillen (1—4 Pastillen) für die Kinderpraxis im Handel. Die Dosierung muß individualisiert werden; Herzbeschwerden, Zunahme der Pulsfrequenz, Schweiße, Erregungszustände machen eine Reduktion der Dosis oder gar ein vorübergehendes Aussetzen des Mittels nötig. Schnelle anhaltende Gewichtsabnahme ist zu vermeiden; der rasche Gewichtssturz zu Beginn der Thyreoidintherapie beruht im wesentlichen auf Wasserverlust. Die Wirksamkeit der Schilddrüsenpräparate kann (nach *R. Schmidt*) durch gleichzeitige *Milchinjektionen* gesteigert werden, die in etwa 3tägigen Interwallen vorgenommen werden (Einzeldosis 4—8 ccm, intraglutäal). Zur Erzielung eines guten Erfolges sollen kleinere Dosen Schilddrüsensubstanz nötig sein (etwa 2 × tgl. 0,3 Thyreoidin).

Es liegt nahe, bei Fällen, bei denen eine *hypophysäre* oder *ovarielle Störung* angenommen werden kann, entsprechende Organpräparate zu versuchen. Die Erfolge sind bescheiden und jedenfalls meistens immer erst dann erkennbar, wenn gleichzeitig Schilddrüsensubstanz gegeben wird. Wir begnügen uns mit der Aufzählung der wichtigsten im Handel befindlichen Präparate. Hypophysenpräparate: Hypophysin, Pituitrin infundibulare (vom Hinterlappen), Glanduitrin, Hypophysin sicc. *(Merck)*; die beiden letztgenannten Präparate sollen die Inkrete der Gesamtdrüse enthalten. Eierstockpräparate: Oophorin *(Freund* und *Redlich)*, Ovoglandol *(Gewega)*, Ovaradentriferrin *(Knoll)*. Ein pluriglanduläres Präparat ist das Lipolysin (masculinum und femininum, Dr. *Henning*, Berlin). Seine Wirksamkeit verdankt es in erster Linie der in ihm enthaltenen Schilddrüsensubstanz. Das Präparat ist in Ampullen und in Tablettenform im Handel, die gleichzeitig gegeben werden sollen. Die beigegebenen Dosierungsvorschriften sind besser für den Einzelfall zu modifizieren.. Schließlich seien noch einige unspezifische Präparate, die durch Steigerung des Stoffwechsels zu Gewichtsverlust führen sollen, genannt. Das *Leptynol* (kolloidales Palladium) hat sich nicht bewährt; ein anfänglicher, im übrigen immer bescheidener Gewichtsverlust beruht wohl auf Wasserverlust. Günstiger lauten Berichte über das *Hypertherman*, das neben Milcheiweiß einen aus Milch gezüchteten Koli-Stamm enthält. Es soll gleichzeitig mit Thyreoidin gegeben werden, aber von letzterem sind anscheinend geringere Mengen zur Erzielung eines Erfolges nötig. Die Injektionen des Hyperthermans erfolgen subkutan ($\frac{1}{2}$—2 ccm) oder besser intramuskulär (3—5 ccm). Stärkere Reaktionserscheinungen sind nicht selten; sie müssen abgeklungen sein, ehe eine erneute Injektion vorgenommen wird.

Von den „Lipomatosen" ist bisher absichtlich nicht gesprochen worden; ein praktisches Interesse hinsichtlich diätetischer Therapie haben sie nicht. Es handelt sich um Zustände, bei denen nur bestimmte Körperteile, z. B. Beine, Arme, Nates besonders fettreich sind, bisweilen in hemiplegischer oder paraplegischer Anordnung. Daß endokrine Störungen bei der Entstehung beteiligt sind, ist zwar wahrscheinlich, aber greifbare Anhaltspunkte, die eine kausale Therapie ermöglichen, fehlen völlig. Bei der „Adipositas dolorosa" soll Thyreoidin auf die Schmerzhaftigkeit günstig wirken *(Zondek)*; die Fettablagerungen selbst bleiben unbeeinflußt.

Welche Fälle sollen entfettet werden ?

Oft genug bereitet die Beantwortung der Frage keine Schwierigkeiten. Wenn beispielsweise bereits die Leistungsfähigkeit durch die Fettleibigkeit gelitten hat oder gar Zeichen einer Kreislaufinsuffizienz nachweisbar sind („schwere Fälle", s. o.), so liegt eine absolute Indikation vor. Auch bei den mittelschweren Fällen ist die Indikation gegeben; es ist jedenfalls besser, schon jetzt einzugreifen, ehe der mittelschwere Fall in einen schweren übergegangen ist, was doch häufig nur eine Frage der Zeit ist. Bei den leichten Fällen kann von einer absoluten Notwendigkeit zur Entfettung nicht gesprochen werden; man wird sich aber um so eher zu dieser vorbeugenden Maßnahme entschließen, je mehr die Neigung zu dauerndem Fettansatz besteht. Überhaupt braucht man mit der Indikation zur Entfettung nicht zu engherzig zu sein, selbst dann nicht, wenn sie etwa aus kosmetischen Gründen gewünscht wird. Denn Gefahren bestehen bei einer von sachkundiger Seite geleiteten Kur nicht, und zwar um

so weniger, je mehr der Kostplan dem Einzelfall angepaßt ist und je sorgfältiger
auf Symptome wie dauernde Schlappheit, zunehmende Nervosität, ständiges
-Hungergefühl geachtet wird, die eine Änderung des Kostplans oder sogar vorübergehendes Abbrechen der Kur notwendig machen. Es genügt schließlich
wohl der Hinweis, daß bei Tuberkulösen, Zuckerkranken, aber auch bei Greisen
und im Wachstum Begriffenen mindestens alle strengeren Kuren zu unterlassen
sind.

Nichtdiätetische Maßnahmen. Die Organotherapie ist bereits in anderem Zusammenhange abgehandelt. Hier besprechen wir in Kürze einige Maßnahmen, durch die
die diätetische Therapie immerhin wirksam unterstützt werden kann.

Es ist klar, darauf wurde bereits hingewiesen, daß an sich durch eine konsequent durchgeführte Vermehrung des Kalorienverbrauchs bei unveränderter Kost ein Gewichtsverlust
erreicht werden kann. Tatsächlich sind aber die damit erzielten Erfolge sehr bescheiden.
Es liegt dies einmal daran, daß durch die übliche körperliche Betätigung nur ein geringer
Mehrverbrauch von Kalorien statthat, dann aber wird ein erzielter Gewichtsverlust durch
die gesteigerte Appetenz gewöhnlich schnell wieder eingeholt. Größere immer nur vorübergehende Gewichtseinbußen nach größeren körperlichen Leistungen beruhen im wesentlichen auf Wasserverlust. Vom Laien wird die Wirksamkeit körperlicher Betätigung überschätzt; wenn Sportsleute mager sind, so ist dies viel weniger auf den vermehrten Stoffverbrauch wie auf die zweckmäßig geregelte Lebensweise und die Vermeidung von Schädlichkeiten (z. B. Alkoholmißbrauch) zurückzuführen. Aber aus anderen Gründen müssen
Fettleibige zu regelmäßiger körperlicher Betätigung angehalten werden. Häufig handelt
es sich um muskelschwache, bewegungsentwöhnte Leute, deren körperliche Leistungsfähigkeit erst allmählich wieder durch vorsichtiges Training gesteigert werden muß. Schon
regelmäßige Spaziergänge in der Ebene bringen gewissen Nutzen, besser und wirksamer
sind Steigungen und besonders sportliche Betätigungen wie Reiten, Schwimmen u. a. Wesentlicher wie der Mehrverbrauch von Kalorien ist der günstige Einfluß der körperlichen Betätigung auf den Eiweißansatz. Auf den Zustand des Kreislaufs muß natürlich Rücksicht
genommen werden. Massage bleibt für bettlägrige Kranke reserviert; allenfalls bei diesen
kann auch ein Versuch mit dem *Bergoni* éschen Apparate oder dem Degrassator (von
Schnée) gemacht werden. Es ist schließlich überflüssig darauf hinzuweisen, daß in Anstalten
kühle hydriatische Prozeduren wie Abreibungen, Kohlensäurebäder mit Nutzen für das
Allgemeinbefinden angewandt werden können. Der Gewichtsverlust nach Schwitzproze-
duren beruht natürlich so gut wie ausschließlich auf Wasserverlust. Wir müssen schließlich
der Vollständigkeit halber auf die Verwendung der *Mineralwässer* bei Fettleibigkeit
kurz zu sprechen kommen. Sie spielen eine ganz untergeordnete Rolle, so erfolgreich auch
Kuren in Karlsbad, Marienbad, Kissingen, Homburg, um nur einige der beliebtesten Kurorte
zu nennen, sein können. Aber der Erfolg hängt doch ganz vorwiegend von einer unter sach-
verständiger Leitung durchgeführten diätetischen Kur ab. Die durch das Trinken der
Wässer selbst erzielte Gewichtseinbuße ist verschwindend gering. Es ist aber sicher, daß
mancher Fettleibige sich viel eher den Entbehrungen einer Entfettungskur in einem Badeorte wie in der eigenen Häuslichkeit unterzieht.

Magerkeit; Magersucht.

Auch hier können wir von der kalorischen Betrachtungsweise ausgehen, wenigstens insofern, als für die Entstehung der Magerkeit immer ein *Miß- verhältnis zwischen Kalorienzufuhr und Verbrauch* verantwortlich gemacht werden kann, und zwar muß der Verbrauch größer sein als die Zufuhr. Die Folge ist Einbuße an Körpersubstanz und bei längerer Dauer schließlich Magerkeit. Über den Grad gibt am sichersten wieder ein Vergleich des tatsächlichen Gewichtes mit dem Normalgewicht Aufschluß; dabei ist aber die nicht unerhebliche physiologische Spannbreite des letzteren zu berücksichtigen.

Die übliche kalorische Betrachtungsweise genügt aber auch hier keineswegs; sie bedarf einiger Einschränkungen. In vielen Fällen, wohl in der Mehrzahl, läßt sich allerdings feststellen, daß tatsächlich Unterernährung die Ursache der Magerkeit ist, bei anderen aber ist das nicht der Fall. Es kann nämlich die Kalorienzufuhr — für ein normales Individuum berechnet — völlig ausreichend sein, und trotzdem kommt es zu dauerndem Gewichtsverlust und schließlich zu Magerkeit. Hier spielen also Momente eine Rolle, die im Organismus selbst liegen, demnach *„endogener"* Natur sind, so daß wir in gleicher Weise wie bei der Fettleibigkeit wieder eine *„exogene"*, auf äußeren Ursachen beruhende, *und* eine *„endo- gene" Magerkeit* (Magersucht) unterscheiden können.

Die *Entstehung der exogenen Magerkeit* ist völlig klar, wenn soziale Not oder etwa die unzureichende rationierte Ernährung der Kriegs- und Nachkriegszeit eine genügende Kalorienzufuhr unmöglich macht; aber in anderen Fällen liegen die Verhältnisse ähnlich wie bei der Fettleibigkeit: die Quantität der Kost ist ausreichend, aber der Nährwert der Speisen wird falsch eingeschätzt. Das kommt beispielsweise in Betracht, wenn aus irgendwelchen Gründen die an sich kalorienarmen Gemüse und das Obst ganz bevorzugt und in begründeter oder häufiger unbegründeter Furcht vor ihrer Schwerverdaulichkeit die Fette gemieden werden; oder aber, wenn eine kalorisch unzureichende Schonungskost, die wegen eines organischen Magenleidens angezeigt war, über Gebühr hinaus auch nach Beseitigung des Übels eingehalten wird, lediglich aus Furcht zur Normalkost überzugehen. Überhaupt spielen psychische Momente gar nicht selten eine erhebliche Rolle, die erst beseitigt werden müssen, ehe diätetisch mit Erfolg eingegriffen werden kann.

Aber selbstverständlich kann ein organisches Magen- oder Darmleiden eine ausreichende Ernährung erschweren oder überhaupt unmöglich machen. In anderen Fällen wieder müssen grobe, meist leicht feststellbare Verstöße abgestellt werden; aus tatsächlichem oder vermeintlichem Zeitmangel werden Mahlzeiten übersprungen oder in Hast und dann meist in unzureichender Menge eingenommen. Aufkommendes Hungergefühl wird durch Rauchen oder Alkoholgenuß, z. B. das Trinken eines Schnapses, unterdrückt. Nikotin und Alkohol spielen überhaupt oft eine Rolle insofern, als Mißbrauch Appetitlosigkeit und diese wieder Unterernährung zur Folge haben kann.

Für die *endogene Magerkeit* kommen alle diese Ursachen nicht in Betracht. Der Stoffwechsel ist hier krankhaft erhöht und nur durch eine entsprechend höhere Kalorienzufuhr würde sich Gewichtsverlust und schließlich Magerkeit verhindern lassen. Aber Hungergefühl und erhöhter Stoffverbrauch gehen nicht Hand in Hand, und meist bleibt die Kalorienzufuhr hinter dem Bedarf zurück. Der Einfluß des endokrinen Drüsenapparates auf den Stoffwechsel wurde in dem vorigen Abschnitt besprochen; wir sahen, daß mangelhafte Funktion beispielsweise der Schilddrüse eine Herabsetzung des Stoffwechsels und als Folge davon Fettsucht zur Folge haben kann. Es ist also die Vorstellung naheliegend, daß eine Überfunktion der endokrinen Drüsen, die überhaupt Einfluß auf den Stoffwechsel haben, zu dem gegenteiligen Zustand: zur Magersucht führen kann; sie ist dann eben Folge des geteigerten Stoffverbrauchs. Sicher wissen wir allerdings nur von der *Schilddrüse,* daß ihre Überfunktion den Stoffumsatz krankhaft erhöht. Dabei braucht es sich keineswegs nur um ausgesprochene Fälle Basedowscher Krankheit zu handeln, denn bis zum typischen Bild dieser Krankheit gibt es zahlreiche Übergänge. Vereinzelte Erfahrungen deuten darauf hin, daß auch veränderte Funktion der *Hypophyse* den Stoffwechsel erhöhen und zu Abmagerung führen kann und von der *Zirbeldrüse* ist es wenigstens möglich; aber auch hier erschweren die schon früher erwähnten mannigfachen Beziehungen der Drüsen untereinander eine klare Beurteilung, ob eine bestimmte Drüse unmittelbar oder aber durch Durchbrechung des gesamten Gleichgewichtszustandes des endokrinen Apparates die Stoffwechselstörung bedingt. Die klinische Erkennung dieser Fälle ist, von typischen Formen abgesehen, schwierig, oft sogar unmöglich; Stoffwechseluntersuchungen decken wohl meist den endogenen Charakter des Zustandes auf, dadurch, daß sich eine Erhöhung des Grundumsatzes (s. Fettleibigkeit) erweisen läßt. Aber vielleicht besteht bei anderen Fällen die Stoffwechselstörung auch darin, daß die spezifisch-dynamische Wirkung der Nahrungsstoffe abnorm groß ist, was natürlich erhöhten Stoffverbrauch zur Folge haben muß; es wäre beispielsweise denkbar, daß reichliche Eiweißzufuhr bei vorhandener Bereitschaft die Sekretion der Schilddrüse übermäßig anregt, so daß dann also eine thyreogene Magerkeit entstehen kann. Nach klinischen Beobachtungen ist jedenfalls mit dieser Möglichkeit zu rechnen. Eine weitere Schwierigkeit besteht aber darin, daß auch hier *„Misch-fälle"*, bei denen also exogene und endogene Momente gleichzeitig wirksam sind, vorkommen. Man kann sie mindestens vermuten, wenn eine richtig geleitete Überernährungskur keinen oder einen nur mangelhaften Erfolg hat. Die Erkennung ist aber aus den schon in dem Abschnitt Fettleibigkeit besprochenen Gründen wichtig, weil bei endogen bedingten Fällen eine größere Mastzulage (s. u.) zur Erzielung eines Erfolges nötig ist wie bei exogenen; denn im ersteren Falle ist ja schon die Erhaltungskost abnorm hoch.

Die exogene Magerkeit. In diese Gruppe gehören nach den einleitenden Ausführungen alle die Fälle, bei denen eine exogene Ursache für das Zustandekommen der Magerkeit verantwortlich zu machen ist. Man könnte natürlich auch die Magerkeit in verschiedene Formen gruppieren, genau so wie es bei der Fettleibigkeit geschehen ist, wobei dann also der Grad des Gewichtsdefizits maßgebend für die Gruppierung wäre. Wir verzichten aber absichtlich auf eine solche Einteilung, denn viel weniger wie bei der Fettleibigkeit gehen subjektive Störungen mit der Grade der Magerkeit konform. Auch ist das Gewichtsdefizit allein nicht maßgebend für die Einleitung einer Überernährungskur (s. u.).

Wir folgen zunächst demselben Gedankengang wie bei der Fettleibigkeit. Es bestehen zwei *Möglichkeiten, Gewichtsansatz zu erzielen*: einmal durch *Verminderung der Ausgaben* bei unveränderter Kost, zweitens durch *Erhöhung der Kalorienzufuhr*. Aber ebensowenig wie bei der Fettleibigkeit Vermehrung der Ausgaben allein zum Ziele führt, wird bei der Magerkeit durch eine Einschränkung ein voller Erfolg erzielt; eine gleichzeitige Vermehrung der Kalorienzufuhr ist immer nötig, und zwar in einer Höhe, daß der Kaloriengehalt der Erhaltungskost überschritten wird. Der Kalorienüberschuß ist dann die *„Mastzulage"*. Selbstverständlich müssen, ehe überhaupt diätetisch eingegriffen werden kann, nachweisliche Schädlichkeiten in der Ernährung (s. o.) oder organische Leiden, die eine ausreichende Nahrungszufuhr unmöglich machen, beseitigt werden.

Es ist nötig, ehe mit einer Überernährungskur begonnen wird, die *Höhe der Erhaltungskost* zu errechnen. In dem ersten Abschnitt wurde dargetan, daß dies unter Zugrundelegung der Kilogrammzahl des Körpergewichtes geschieht. Man erhält mit dieser Methode in der Tat ausreichend genaue Werte, aber doch nur, wenn das tatsächliche Gewicht von dem „Normalgewicht" nicht wesentlich abweicht; bei stärkeren Abweichungen des Körpergewichtes nach oben oder unten erhält man ganz falsche Zahlen. Wir müssen also den Begriff des Normalgewichtes etwas näher festlegen. Einen orientierenden Anhaltspunkt gibt die Bestimmung der Körpergröße: Die Zentimeterzahl über 1 Meter ergibt in Kilogramm ungefähr die Höhe des Normalgewichtes (z. B. Größe: 1,75, Normalgewicht 75 kg). Für genauere Bestimmungen genügt diese Berechnung nicht. Bessere Werte erhält man mit Hilfe der Berechnungen nach *Oeder* und *v. Noorden*.

Oeder mißt die Höhendifferenz vom Scheitel bis zur Mitte der Symphyse in Zentimetern; ihr Duplum bezeichnet er als „proportionale Länge"; von dem Werte dieser proportionalen Länge werden 100 abgezogen, der Rest ergibt das Normal- bzw. Idealgewicht in Kilogramm (Nacktgewicht).

v. Noorden multipliziert die Zentimeterzahl der Körpergröße mit den (empirisch gefundenen) Zahlen 420, beziehentlich 480; die Werte geben die untere und obere zulässige Grenze des Normalgewichtes in Grammen (z. B. Größe: 1,75 : 175 × 420 = 73 500, 175 × 480 = 84 000, Spannbreite des Normalgewichtes: 73,5—84 kg Nacktgewicht).

Die Berechnung nach *v. Noorden* hat den Vorteil, daß die physiologische Spannbreite des Körpergewichtes berücksichtigt wird. Für kleine Menschen gibt sie allerdings zu hohe Werte.

(Bei angekleideten Individuen sind vom Gewicht abzuziehen: bei Männern im Sommer: 3—4 kg, im Winter 4—5 kg; bei Frauen im Sommer 3 kg; im Winter 4 kg; nach *v. Noorden*).

Wir müssen zunächst, ehe wir auf Einzelheiten eingehen, einige allgemeine Bemerkungen über die Verwertbarkeit der Hauptnahrungsstoffe bzw. -Mittel als Mastzulage vorausschicken.

Eiweißansatz läßt sich nur schwer und nur unter besonderen Bedingungen erzielen; dazu kommt, daß ein mühsam erzielter Ansatz leicht wieder abgegeben wird. Es wurde früher auf diese Eigenart des Eiweißstoffwechsels hingewiesen. Bedenkt man weiter, daß reichliche Zufuhr von Eiweiß infolge seiner besonders ausgeprägten spezifisch-dynamischen Wirkung eine Steigerung des Gesamtstoffwechsels zur Folge hat, so ergibt sich von selbst, daß Eiweiß als Mastzulage wenig geeignet ist. Da nun der Eiweißbedarf bei einer Überernährungskur immer reichlich gedeckt ist, bedarf der Eiweißgehalt der Kost hinsichtlich seiner Menge kaum jemals einer Kontrolle. Unter besonderen Bedingungen kann es sogar erwünscht sein, daß der Verzehr des animalischen Eiweißes eingeschränkt wird z. B. bei Gichtikern, oder auch bei thyreotoxischen Zuständen.

Viel geeigneter als Mastzulage sind die *Kohlehydrate.* Zwar hat auch hier reichliche Zufuhr eine gewisse Steigerung des Gesamtstoffwechsels zur Folge, aber doch in viel geringerem Maße, wie bei den Eiweißen. Es ist also nur berechtigt, wenn Kohlehydratträger in reichlichem Maße als Mastzulage Verwendung finden. Es kommt dazu, daß sie mit wenigen Ausnahmen ausgezeichnet ausgenutzt und der Überschuß, jedenfalls im wesentlichen, als Fett im Körper deponiert wird. Wie hoch man die Beteiligung der Kohlehydratträger an der Gesamtkost ansetzt, hängt natürlich von der Lage des Falles ab, aber es bereitet jedenfalls keine Schwierigkeiten, nötigenfalls eine Tagesmenge von 300 g zu erreichen, wovon dann gewöhnlich 200 g als Backwaren gereicht werden. Es werden dabei üblicherweise die „leichtverdaulichen" Gebäcke bevorzugt: Weißbrot, Zwiebäcke, Kekse, die in der Tat auch am vollkommensten ausgenutzt werden; auch Konditorwaren jeder Art können, falls die Geschmacksrichtung dahin geht, beliebig verwandt werden. Grundsätzlich braucht man aber deswegen die gröberen Backwerke nicht zu verbieten; bei Neigung zu Verstopfung ist es sogar ratsam, einen Teil der Feingebäcke durch gröbere Backwaren wie Weizenschrotbrot, Grahambrot u. a. mit dickem Butteraufstrich zu ersetzen. Die restlichen 100 g werden durch andere Kohlehydratträger gedeckt: Mehl, Reis, Grieß, Kartoffeln, Nudeln, Makkaroni und schließlich Zucker; ein Teil findet als Suppenzusatz Verwendung, der größere Teil wird in Mehlspeisen untergebracht.

Die *Fette* steigern auch bei sehr reichlicher Zufuhr den Gesamtstoffwechsel am allerwenigsten und sind schon aus diesem Grunde der wertvollste Bestandteil der Mastzulage. Dazu kommt, daß sie bei geringer Masse den größten Nährwert haben und leicht in größerer Menge in Gemüsen und Suppen untergebracht werden können, ohne daß das Volumen der Speisen dadurch nennenswert vermehrt wird, was besonders bei appetitlosen Kranken von Wert ist. Die Tagesmenge Fett kann bis zu 300 g betragen; hierzu werden dann 200 g durch Butter, der Rest durch fettes Fleisch, fetten Fisch, Schinken, Fettkäse, Rahm gedeckt.

Fette Fleische: Schweinefleisch (über 30%), Ochsenfleisch, fett, (30%), Hammelfleisch, fett (über 30%), Gänsefleisch, fett (über 30%) guter Schinken, geräuchert (36%), gute Ochsenzunge, geräuchert (32%), Ochsenfleisch, geräuchert (32%), Gänsebrust, geräuchert (15%), westfälische Mettwurst (40%), Cervelatwurst (40%).

Fette Fische: Flußaal (28%), Neunaugen (26%), Hering (17%), Makrelen (14—22%), Sprotten (16%), Lachs (12%), Bückling (9%). (Die Prozentangaben beziehen sich auf den Fettgehalt, nach *Umber*.)

Die größere Hälfte der Butter wird in Gemüsen und Suppen untergebracht, der Rest wird zur freien Verfügung gestellt, vor allem zum Bestreichen der Backwaren.

Eine weitere Erhöhung der Fettzufuhr kommt kaum in Frage; 300 g dürften das Verträglichkeitsmaximum sein. Es kann aber ein Teil der Butter durch gutes Öl (Olivenöl, Nußöl, gutes Sesamöl) ersetzt werden; 20 g Öl (= 180 Kalorien) lassen sich leicht in einer Salatportion unterbringen; man kann aber auch Öl eßlöffelweise 3—4 mal nehmen lassen, nach der Mahlzeit oder, besonders bei Obstipierten, morgens nüchtern 1—2 Eßlöffel. Der Ölgeschmack läßt sich leicht verdecken, wenn mit einem Eßlöffel Öl ein Eigelb gut verrührt wird und einige Tropfen Zitronensaft hinzugesetzt werden. Diese „Majonnaise" wird auch bei Widerwillen gegen reines Öl meist anstandslos genommen.

Die meisten *Gemüse* sind, wenn man von den Hülsenfrüchten absieht, sehr kalorieenarm; wenn sie trotzdem bei Überernährungskuren eine große Rolle spielen, so liegt das daran, daß in einer Gemüseportion (ca. 200 g) leicht 50—80 g Butter untergebracht werden können, so daß nunmehr ein sehr kalorienreiches Gericht entstanden ist. Abgesehen davon wirken die schlackenreichen Gemüse in der sonst schlackenarmen Kost vorteilhaft einer trägen Darmtätigkeit entgegen. Die kalorienreichen Hülsenfrüchte stehen, und nicht mit Unrecht, in dem Rufe der Schwerverdaulichkeit. In der Tat stellen sie, wenigstens in der üblichen Zubereitung, an die Tätigkeit des Verdauungsapparates erhebliche Anforderungen; dabei ist die Ausnutzung auch nur mangelhaft. Diese Mängel lassen sich aber umgehen, wenn die Hülsenfrüchte in möglichst aufgeschlossener Form, am besten als feine Mehle (z. B. von *Knorr, Hartenstein*) gegeben werden, dann braucht auf ihre Verwendung nicht grundsätzlich verzichtet zu werden. In einer Suppenportion lassen sich leicht 25 g feinen Leguminosenmehles (100 g = ca. 340 Kalorien), daneben 30—50 g Butter und 1 Eigelb unterbringen. Eine solche Portion hat dann je nach ihrem Gehalt an Butter einen Kaloriengehalt von 370—500 Kalorieen. An Kaloriengehalt werden die grünen Gemüse von den Kartoffeln übertroffen (100 g = ca. 100 Kalorien); ihre Ausnutzung ist am besten, wenn sie in Püreeform gegeben werden. Durch Sahne- oder Butterzusatz kann der Kaloriengehalt leicht erhöht werden.

Die meisten *Früchte* sind in frischem Zustand kalorienarm; als Mastzulage kommen sie nicht in Betracht. Kalorienreich, infolge ihres hohen Fettgehaltes, sind die Nüsse und ferner die Weintrauben, auch die getrockneten Früchte sind nahrhaft; besonders bei Neigung zu Verstopfung kann man von ihnen Gebrauch machen.

100 g Wallnüsse = ca. 650 Kal., 100 g Haselnüsse = 650 Kal., 100 g Mandeln = ca. 590 Kal., 100 g Datteln = ca. 300 Kal., 100 g Feigen = ca. 280 Kal., 100 g Pflaumen, getrocknet = 270 Kal., 100 g Äpfel, getrocknet = ca. 260 Kal., 100 g Rosinen = ca. 300 Kal., 100 g Weintrauben = ca. 125 Kal.

Milch ist als Mastzulage außerordentlich wertvoll (ein Liter Milch = ca. 700 Kalorien). Leider stößt Milchgenuß bei vielen Menschen auf Widerwillen; durch Zusatz von Kaffee, Kakao, evtl. von einem Eßlöffel Rum, Arak, Kognak, Bittermandelwasser kann der Milchgeschmack einigermaßen verdeckt werden. Zu beachten ist die sättigende Eigenschaft der Milch; man läßt sie also zu den Mahlzeiten oder besser noch im Anschluß an die Mahlzeiten trinken, was selbst bei Sättigungsgefühl gut möglich ist. Durch Zusatz von Rahm kann die Milch noch kalorienreicher gemacht werden (100 g Rahm = ca. 250 Kalorieen). 1—2 Liter Milch lassen sich in steigernder Dosis leicht in der Kost unterbringen. Von den *Käsen* sind die Fettkäse zu bevorzugen: Rahmkäse, Gervais, Edamer, Brie, Camembert, Roquefort und andere. Der Nährwert der *Eier* wird vom Laien überschätzt (10 Eier = 1 Liter Milch = 700 Kalorien). Eier als alleinige oder auch nur vorwiegende Mastzulage sind also nicht geeignet. Ihr Wert besteht aber darin, daß sie eine schmackhafte, abwechslungsreiche Zubereitung der Speisen erlauben. Rühreiern oder Spiegeleiern kann reichlich Butter zugesetzt werden, wodurch der Nährwert wesentlich erhöht wird.

Die *Getränkemenge* bedarf nicht immer einer genauen Kontrolle; übermäßige Flüssigkeitszufuhr ist allerdings nicht zweckmäßig; wenigstens lehren landwirtschaftliche Erfahrungen, daß reichliche Wasserzufuhr nachteilig auf die Fettmast einwirkt. Ein wesentlicher Teil der Getränkemenge soll durch Milch gedeckt werden. Dagegen spielt *Alkohol* als Kalorienspender nur eine untergeordnete Rolle; kleinere Mengen Tischwein können gestattet werden, wenn die Eßlust dadurch gesteigert wird. Bei an Schlaflosigkeit leidenden Patienten kann am Abend etwas extraktreiches Bier oder ein Glas Südwein mit 1—2 Eigelb gegeben werden.

Aus diesen allgemeinen Angaben läßt sich an sich schon ohne Schwierigkeit mit Hilfe einer Nahrungsmitteltabelle eine Kost von beliebigem Kaloriengehalt zusammenstellen, wobei der individuellen Geschmacksrichtung im weitesten Umfang entgegengekommen werden kann. Die Größe der Mastzulage hängt von dem Einzelfall und dem gesteckten Ziel ab; allgemein gültige Zahlen lassen sich hierfür nicht angeben. Es entspricht aber einem praktischen Bedürfnis und erleichtert die folgenden Besprechungen, wenn wir 3 *Grade von Überernährungskuren* unterscheiden, die, wie leicht einzusehen ist, fließend in einander übergehen können.

I. Grad: Die Mastzulage beträgt $^1/_4$—$^1/_3$ der Erhaltungskost (700—1000 Kalorien). Diese Form der Überernährung ist angezeigt bei Fällen, bei denen das Körpergewicht nur wenig vom Normalgewicht abweicht, andererseits aus irgendwelchen Gründen eine allmähliche Gewichtszunahme wünschenswert erscheint, z. B. bei leichten Erschöpfungszuständen, Neurasthenie, Enteroptosen, ferner bei Überernährung aus kosmetischen Gründen. Eine bis ins einzelne gehende Regelung der Kost ist meist nicht nötig, vorausgesetzt, daß sie, von der Mastzulage abgesehen, kalorisch ausreichend ist, was sich durch fortlaufende Wägung leicht entscheiden läßt. Die Mastzulage wird am zweckmäßigsten in Form von Milch oder Fett (Butter) gegeben. Für den hier angenommenen Fall ist eine Milchmenge von 1000—1500 ccm erforderlich (= ca. 700—1000 Kalorien), die sich ohne Schwierigkeit in die 3 Hauptmahlzeiten (erstes Frühstück, Mittagessen, Abendessen) einschieben läßt. Stößt die Milchverabreichung auf Schwierigkeiten, so kann die gleiche Kalorienmenge in Form von Butter (90—125 g = ca. 720—1000 Kalorien) gegeben werden; sie läßt sich leicht in Gemüsen und Suppen unterbringen. Diese mildeste Form der Überernährung hat den Vorteil, daß sie auch im Haushalt ohne Schwierigkeiten durchführbar ist. Der wöchentliche Gewichtsansatz ist freilich bescheiden (s. u.), aber bei konsequenter Durchführung der Kur wird schließlich doch das gesteckte Ziel erreicht.

In allen schweren Fällen exogener und den meisten Fällen endogener Magerkeit mit gesteigertem Stoffwechsel kommt man mit diesen Maßnahmen nicht aus; eine genauere Kontrolle der Kost hinsichtlich ihrer Zusammensetzung und eine Regelung der Mahlzeitordnung ist hier nötig. Hierzu steht uns der II. oder nötigenfalls der III. Grad der Überernährungskur zur Verfügung. Wir besprechen beide gemeinsam.

II. Grad: Die Mastzulage beträgt etwa die Hälfte der Erhaltungskost (ca. 1500—2000 Kalorien).

III. Grad: Die Mastzulage beträgt $^2/_3$ der Erhaltungskost, oder erreicht sie in ihrem kalorischen Wert (ca. 2000—3000 Kalorien).

Die Mastzulage wird entsprechend unseren allgemeinen Ausführungen in erster Linie wieder durch reichliche Zufuhr von Fett und Kohlehydratträgern gedeckt; maßgeblich für den Grad der Kur ist in erster Linie die Höhe der Fettration; sie schwankt gewöhnlich je nach Lage des Falls zwischen 150 und

300 g, wovon der größte Teil durch Butter gedeckt ist. Hauptkohlehydrat-träger sind Backwaren in Form von Weißbrot, Zwiebäcken, Keksen in einer Menge von 200—300 g; daneben gibt man feines Weizenmehl oder Leguminosen-mehl in einer Tagesmenge von 50—100 g als Suppenzusatz. Die Kost wird auf fünf Mahlzeiten verteilt: 3 Hauptmahlzeiten und 2 Nebenmahlzeiten; die übliche Mahlzeitordnung wird also gewahrt. Der Hauptanteil der Kalorienmenge fällt auf die 3 Hauptmahlzeiten: 1. Frühstück, Mittagessen, Abendessen, der Rest auf die Zwischenmahlzeiten (2. Frühstück, Vesper). Die letzteren beiden sollen nicht zu voluminös und im wesentlichen flüssig sein. Allerdings gibt es Fälle, bei denen eine Überernährungskur in dieser Form nicht durchführbar ist und die Kost auf zahlreichere Einzelmahlzeiten verteilt werden muß; sie werden später besprochen werden.

Wir bringen im folgenden zunächst eine Kostform, bei der die übliche Mahl-zeitordnung im wesentlichen eingehalten ist; sie erlaubt, wie sich leicht ein-sehen läßt, zahlreiche Variationen und verfolgt lediglich den Zweck, einige orientierende Richtlinien zu geben.

Erstes Frühstück (ca. 1000 Kalorien): 500 g Milch evtl. mit Kaffee, Kakao; 20 g Zucker (= 2 gehäufte Teelöffel); 80 g Weißbrot (= 2 Weißbrötchen), 30 g Butter; 50 g Schinken, Wurst oder dgl. (oder 2 Eier mit Speck).

Zweites Frühstück (ca. 600 Kalorien): 1 Tasse Fleischbrühe mit 2 Eigelb, 30—50 g Butter, 25 g Mehl (Weizen- oder Leguminosenmehl), 50 g Zwieback (= 5—6 Friedrichs-dorfer).

Mittagessen (ca. 1800 Kalorien): Fleischbrühe mit Reis, Tapioka, Nudeln oder dgl. 150 g (fettes) Fleisch (zubereitet gewogen), 200 g Gemüse mit 60 g Butter zubereitet, 50 g Reis, Grieß oder dgl. als Süßspeise (oder 25 g Fettkäse mit 40 g Weißbrot und 20 g Butter); nach Tisch oder zu Tisch 250 g Milch (oder 2—3 Glas Tischwein).

Nachmittag (ca. 500—600 Kalorien): Wie zweites Frühstück oder 300 g Milch mit Rahmzusatz), 50 g Zwieback oder Kekse, 20 g Butter.

Abendessen (ca. 1000 Kalorien): 100 g Schinken, Wurst oder dgl., 80 g Weißbrot, 20 g Butter, 100 g Kartoffelpüree (oder Gemüse) mit 20 g zerlassener Butter).

Nachtmahlzeit (vor dem Schlafengehen) (ca. 200 Kalorien): 300 g Milch oder ein Glas Südwein, beziehentlich dunkles Bier mit 2 Eigelb.

In dieser Kostform sind 220 g Butter und schätzungsweise 80 g Fett in Fleisch, Fleischwaren, Rahm, Rahmsoßen u. dgl. und 300 g Backwaren neben andern Kohlehydratträgern enthalten; der Gesamtkaloriengehalt beträgt ca. 5200 Kalorieen. Es handelt sich also um eine Überernährungskost III. Grades. Durch Beschränkung der Fettration und der Kohlehydratträger läßt sich der Kalorienwert leicht in beliebiger Weise verkleinern; es wird z. B. durch Strei-chung von 100 g Butter und 100 g Zwieback der Kalorienwert um ca. 1200 auf 4000 Kalorien herabgesetzt; das würde dann nach unserer Einteilung eine Überernährungskost II. Grades bedeuten. Es erübrigt sich wohl, auf weitere Abänderungsmöglichkeiten einzugehen.

Eine weitere Erhöhung der Kalorienzufuhr kommt kaum in Betracht. Sollte sie ausnahmsweise, etwa bei schweren Formen von Hyperthyreoidismus nötig sein, so kann dies dadurch erfolgen, daß ein Teil der Milch durch Rahm ersetzt wird ($^1/_3$ Milch, $^2/_3$ Rahm), ferner durch ausgiebige Verwendung von Rahm überhaupt bei der Zubereitung von Soßen, Suppen, Mehlspeisen. Auch vom Öl kann in gesteigertem Maße Gebrauch gemacht werden (50 g Öl = ca. 450 Kalorien). Aber in der Mehrzahl der Fälle ist es möglich und auch ratsam mit der II. oder III. Form auszukommen.

Es ist überhaupt viel zweckmäßiger, die *Mastzulage allmählich zu steigern* als sie von vornherein möglichst hoch anzusetzen; abgesehen davon, daß bei plötzlicher Stei-gerung der Kalorienzufuhr leicht Verdauungsstörungen auftreten können, die dann den ganzen Erfolg der Überernährungskur in Frage stellen, hat sich gezeigt, daß der Organismus unter Umständen eine vermehrte Kalorienzufuhr durch gesteigerten Umsatz beantwortet. Diese Umsatzsteigerung kann so erheblich sein, daß schließlich nur noch ein kleiner Bruchteil der Mastzulage als Körperfett zum Ansatz kommt. Man bezeichnet diese Einstellung des Organismus auf ein höheres Oxydationsniveau als *„Luxuskonsumption"*. Sie läßt

sich am ehesten vermeiden, wenn die Zulagen zur Erhaltungskost allmählich gesteigert
werden. *Grafe* rät sogar mit erneuter Zulage so lange zu warten, bis auf die bisherige ein
Gewichtsansatz nicht mehr erfolgt. Besonders bei Individuen, die eine längere Unterernährung hinter sich haben, z. B. Rekonvaleszenten, tritt die Erscheinung der Luxuskonsumption häufig besonders deutlich zu Tage; es ist also unökonomisch in solchen Fällen
von vornherein eine Kost zu verordnen, deren Kaloriengehalt die Erhaltungskost sehr
erheblich überschreitet.

Schwierigkeiten, die bisweilen der Anwendung der angegebenen Kostformen entgegenstehen, dürfen nicht übersehen werden. Voraussetzung für
ihre Durchführung ist zunächst, daß der Appetit nicht wesentlich gestört ist
oder daß es gelingt, durch schmackhafte Zubereitung der Speisen und an-
sprechendes Anrichten die mangelhafte Appetitlust zu beseitigen. Es gelingt
das aber nicht ausnahmslos und um so weniger, je mehr psychische Momente
beteiligt sind. Bei solchen Unterernährten besteht dann häufig eine, natürlich
unbegründete, Furcht vor ausreichender Nahrungsaufnahme; sie haben schließlich
das Essen verlernt. Schon der Anblick massiger Gerichte, noch mehr aber
der Kauakt steigert den Widerwillen. Diesen zunächst schwer zu überwindenden
Eigenheiten muß Rechnung getragen werden; einmal dadurch, daß die Einzelmahlzeit nicht zu groß bemessen wird, dann aber ist es nötig, daß zunächst
jedenfalls die Kost im wesentlichen *flüssig oder wenigstens flüssigbreiig*
ist. Die Nachteile, die eine derartig zusammengesetzte Kost mit sich bringt,
müssen in Kauf genommen werden; sie bestehen darin, daß leicht die schmackhafte Zubereitung der Speisen leidet, dann aber ist auch der Fortfall des Kau-
aktes nicht gleichgültig. Es wurde früher, in dem Abschnitt Anazidität, bereits
darauf hingewiesen. Und schließlich ist die einseitige Bevorzugung eines bestimmten Kalorienträgers, in erster Linie der Milch, nicht zu umgehen. Alle
diese Bedenken machen es nötig, eine zeitliche Begrenzung der flüssig-breiigen
Kostform nach Möglichkeit anzustreben. Wir bringen im folgenden ein Beispiel,
in welcher Art eine solche Kost zusammengesetzt sein kann, wobei wir uns
damit begnügen, lediglich die Rohstoffe aufzuführen, deren Unterbringung
in Breien, Suppen und dgl. keine Schwierigkeiten bereiten dürfte. Es läßt
sich beispielsweise aus:

<table>
<tr><td>2 Liter Milch</td><td rowspan="5">3650—3800 Kalorien</td></tr>
<tr><td>200 ccm Rahm</td></tr>
<tr><td>150 g Butter</td></tr>
<tr><td>50—100 g Reis, Grieß oder dgl.</td></tr>
<tr><td>2—4 Eiern</td></tr>
</table>

eine Kost zusammenstellen, bei der lediglich der Reis oder Grieß in breiiger
Form gegeben wird; alle andern Bestandteile der Kost sind flüssig, oder werden
in flüssiger Form, in der Hauptsache als Suppen, verabreicht. Verteilt man
das Material auf 7—8 Mahlzeiten, die in 2 stündlichen Abständen gegeben werden,
so braucht die Masse der Einzelmahlzeit 300 ccm nicht zu übersteigen. Es
gelingt meist sehr bald einige feste Stoffe in die Kost einzufügen: Kekse, Zwiebäcke, feines Weizenbrot; dadurch kann die Kost leicht noch kalorienreicher
gemacht werden. Anstatt Rahm kann auch Öl in der früher angegebenen Weise
gegeben werden. Auch wird man versuchen allmählich einen Teil der Milch
durch Brei aus Reis, Grieß oder dgl. zu ersetzen (20 g Reis, roh, = ca. 100 ccm
Milch), bis dann schließlich überhaupt die festen Speisen überwiegen, so daß
die Kost hinsichtlich ihrer Zusammensetzung sich von den oben besprochenen
Kostformen nicht mehr wesentlich unterscheidet.

In diesem Zusammenhange ist *die Weir-Mitchellsche Kur* zu erwähnen, die sich
wenigstens hinsichtlich der Kostzusammensetzung nicht wesentlich von der besprochenen
flüssig-breiigen Diätform unterscheidet; nur ist sie in den ersten Tagen ganz einseitig zusammengesetzt und besteht lediglich aus Milch, die in ziemlich schnell ansteigender Dosis
gegeben wird. Vom 4. Tage an sollen 3 Liter täglich genossen werden. Vom 5. Tage an

wird allmählich Weißbrot, Kartoffelpüree, Fleisch, Gemüse und Butter zugelegt. Besonderer Wert wird auf Bettruhe während der ganzen Kur gelegt, und zwar möglichst in einem verdunkeltem Zimmer; von Beginn an wird massiert und faradisiert.

Es ist vielleicht nicht überflüssig, hier kurz auf einige *ökonomische Gesichtspunkte* hinzuweisen. Sie kommen zwar nicht nur bei Überernährungskuren in Betracht, aber es ist eine alte Erfahrung, daß sie gerade bei diesen, und zwar nicht nur von Laien zu wenig beachtet werden. Der Fehler besteht dann darin, daß das für ein Nahrungsmittel angewandte Geld in keinem Verhältnis zu dessen Nährwert steht; an einem Beispiel läßt sich das leicht erläutern; bei einer Überernährungskur mäßigen Grades soll die Mastzulage 1000 Kalorien betragen; diese können gedeckt werden durch:

$$1\tfrac{1}{2} \text{ Liter Milch} = 0{,}33 \text{ M.}\,[1]$$
$$125 \text{ g Butter} = 0{,}40 \text{ „}$$
$$14 \text{ Eier} = 1{,}40 \text{ „}$$

Man sieht ohne weiteres aus diesem natürlich höchst unvollkommenen Beispiel, daß eine aus Eiern gedeckte Mastzulage mehr als das vierfache einer kalorisch gleichwertigen Milchzulage und etwa das dreifache einer Butterzulage kostet. Der „*Nährgeldwert*" der Milch und der Butter ist also bedeutend höher wie der der Eier. Nun ist selbstverständlich der Nährgeldwert allein nicht maßgebend für die Beurteilung eines Nahrungsmittels, zumal in der Krankenkost nicht, bei der die geschmackliche Seite noch mehr beachtet werden muß wie in gesunden Tagen; wenn man aber berücksichtigt, wie oft unnötige Geldsummen vom Laienpublikum für „stärkende" Nährpräparate, Medizinalweine und zahlreiche andere in kritikloser Reklame angepriesene Präparate verausgabt werden, so erscheint es nicht überflüssig auf den Nährgeldwert hinzuweisen und dem Publikum gegenüber belehrend zu wirken.

Die endogene Magerkeit (Magersucht). Wir besprechen sie gemeinsam mit den „*Mischfällen*", bei denen neben endogenen auch exogene Momente an dem Zustandekommen der Magerkeit beteiligt sind. Die Möglichkeit der Erkennung einer endogen bedingten Magerkeit wurde früher besprochen. Die diätetische Behandlung braucht nicht nochmals erörtert zu werden; sie weicht nur insofern ab, als die Mastzulage von vornherein größer gewählt werden muß wie bei einer rein exogen bedingten Magerkeit, da ja der Stoffumsatz erhöht ist. Man wählt also, je nach der Lage des Falles, die Überernährungskur II. oder III. Grades.

Es liegt aber auch hier wieder nahe, den Erfolg der Überernährungskur durch eine entsprechende *Organtherapie* zu unterstützen. Es ist das freilich viel weniger aussichtsreich wie bei der Fettsucht. Denn hier handelt es sich ja nicht darum, den Funktionsausfall einer Drüse zu ersetzen, sondern die erhöhte Funktion zu dämpfen. Man müßte also über das wirksame Inkret der antagonistisch wirkenden Drüsen verfügen, um erfolgreich eingreifen zu können. Das ist aber nicht oder doch nur in beschränktem Maße der Fall. Ganz abgesehen davon, kommen hier wieder alle die diagnostischen Schwierigkeiten in Betracht, die in den engen gegenseitigen Beziehungen der Drüsen untereinander gegeben sind; es wurde oben bereits darauf hingewiesen. Die Erfolge der Organtherapie sind denn auch noch wenig befriedigend. Von der *Zirbeldrüse* ist es wahrscheinlich, daß ihr Hormon dämpfend auf die oxydationssteigernde Tätigkeit der Schilddrüse wirkt; da wir im Epiglandol (Chem. Werke Grenzach, Berlin) die wirksame Substanz der Drüse besitzen, ist ein Versuch mit seiner Verwendung bei thyreogen bedingter Magerkeit gerechtfertigt. Man gibt von den im Handel befindlichen Ampullen täglich oder jeden 2. Tag eine Injektion, etwa 3—5 Wochen lang. Auf ganz anderen Vorstellungen beruht die *Antithyreoidintherapie* bei thyreotoxischen Zuständen; sie findet immer noch Anwendung, obwohl greifbare Unterlagen für seine Wirkung speziell, was hier besonders interessiert, auf die Stoffwechselstörung fehlen. Günstiger und besser begründet ist in dieser Beziehung die unspezifische *Arsentherapie;* es scheint nach neueren Untersuchungen *(Kowitz),* daß ein krankhaft erhöhter Grundumsatz durch Arsen zur Norm herabgedrückt wird. Die vielverbreitete Vorstellung des Laien, daß Arsen „dick mache", beruht möglicher-

---

[1] Preise im Mai 1925.

weise auf dieser Fähigkeit des Arsens, einen krankhaft erhöhten Stoffwechsel zu regulieren und dadurch zunehmende Abmagerung aufzuhalten.

Wann ist eine Überernährungskur angezeigt? Magerkeit an sich ist noch keine Indikation zur Einleitung einer Überernährungskur. Es gibt viele Menschen, die niemals während ihres ganzen Lebens das Normalgewicht erreichen, ohne daß deswegen das Wohlbefinden oder die Leistungsfähigkeit gestört ist. Wenn aber eine Abmagerung fortschreitet oder aber ihr Folgezustand, die Magerkeit, einen Grad erreicht hat, der die Leistungsfähigkeit und Widerstandskraft herabsetzt liegt eine Indikation, und zwar in diesem Falle eine absolute zur Einleitung einer Überernährungskur vor. Aber auch in andern weniger extremen Fällen kann sie angezeigt sein; wir erinnern hier nur an die ausgezeichnete Wirkung der Überernährung bei Tuberkulösen, tuberkulös Belasteten, bei Nervösen und ferner bei manchen Erkrankungen der Bauchorgane, z. B. Enteroptosen. Schließlich wäre eine Überernährung angezeigt bei allen fieberhaften und nicht fieberhaften Krankheiten, die mit erhöhtem Stoffverbrauch einhergehen; wir werden hierauf in einem besonderen Abschnitt zu sprechen kommen.

Es interessiert auch praktisch die Frage, inwieweit eine *Schätzung* des zu erwartenden *Gewichtsansatzes* möglich ist. Würde der gesamte Kalorieenüberschuß im Organismus als Fett angesetzt, so ließe sich — wenigstens bei rein exogenen Formen — die zu erwartende Gewichtszunahme leicht errechnen; betrüge beispielsweise der Überschuß 930 Kalorieen, so wurden $\frac{930}{9.3} = 100$ g Fett = ca. 140 g Fettgewebe pro Tag angesetzt werden (1 g Fett entspricht etwa 1,4 g Fettgewebe). Diese Berechnung ergibt aber tatsächlich einen falschen Wert; denn es wird ja nicht der gesamte Nahrungsüberschuß als Fett im Körper angesetzt, sondern weniger als die obige Berechnung ergibt, da der Organismus bei vermehrter Nahrungszufuhr sich leicht auf ein höheres Oxydationsniveau einstellt, dessen Höhe uns unbekannt ist. Diese als „Luxuskonsumption" bezeichnete Fähigkeit wurde bereits früher besprochen. Wenn vollends eine endogen bedingte Steigerung des Stoffumsatzes vorliegt, so muß mit einer neuen Unbekannten gerechnet werden, deren Höhe höchstens schätzungsweise im Verlaufe der Kur möglich ist. Eine annähernde Schätzung des zu erwartenden Gewichtsansatzes ist aber immerhin möglich, vorausgesetzt allerdings, daß endogene Störungen nicht beteiligt sind. Es führt, wie v. *Noorden* angibt:

ein tägl. Nahrungsüberschuß von	zu einer wöchentl. Gewichtszunahme von
500—800 Kalorien	600—1000 g
800—1200 ,,	800—1200 g
1200—1800 ,,	1200—2000 g

Einige *nichtdiätetische Maßnahmen* sollen schließlich noch kurz besprochen werden; schon die Organotherapie gehört hierher, sie wurde aber bereits erörtert. Auf die gelegentlich notwendigeVerordnung von Beruhigungs- oder Schlafmitteln wie Brom, Baldrian, Somnacetin, Somnifen u. a. bei psychisch Erregten und bei Erschöpften sei nur eben hingewiesen. In diesen Fällen können auch hydriatische Prozeduren wie kühle Abreibungen, Kohlensäurebäder oder auch prolongierte warme Bäder am Abend nützlich sein. Immer wenn Erschöpfungs- oder ähnliche Zustände vorliegen, soll mindestens für die erste Zeit Bettruhe eingehalten werden. In allen andern Fällen kann davon abgesehen werden. Es soll dann sogar auf regelmäßige körperliche Übungen sportlicher Art oder an Zanderapparaten gehalten werden. Massage bleibt für Bettlägerige reserviert.

Diabetes mellitus.

Wir besprechen hier ausschließlich den echten Diabetes mellitus, der gekennzeichnet ist durch eine Erhöhung des Blutzuckerspiegels und durch die Glykosurie. Dauernde oder wenigstens über längere Zeit anhaltende Glykosurie ist das eigentliche klinische Symptom des Diabetes mellitus, ihre Ursache aber ist die Hyperglykämie.

Auf die zahlreichen Möglichkeiten, auf experimentellem Wege Glykosurie hervorzurufen, kann hier nicht eingegangen werden; auch die Zuckerausscheidungen nach Vergiftungen, z. B. Kohlenoxydvergiftung und nach Verletzungen, z. B. Kopftraumen, bleiben hier unerörtert. Mit dem echten Diabetes haben diese Glykosurien nur oberflächliche Ähnlichkeit und ein Interesse in diätetischer Hinsicht bieten sie überhaupt nicht. Dagegen müssen wir zum Verständnis der folgenden Ausführungen auf den Zuckerstoffwechsel etwas näher eingehen. Er wurde zwar schon im 1. Abschnitt besprochen, wir müssen die dortigen Ausführungen hier aber ergänzen und erweitern. Einige Wiederholungen sind dabei allerdings unvermeidlich.

Wir sahen, daß die Resorption der Kohlehydrate der Nahrung erst nach ihrer Spaltung in Monosaccharide erfolgt; diese Spaltung besorgen die Fermente des Speichels, der Bauchspeicheldrüse und des Dünndarms. Der im Dünndarm resorbierte Zucker wird der Leber zugeführt und dort als Glykogen gestapelt; das zu Traubenzucker zurückverwandelte Glykogen wird auf dem Blutwege den Organen speziell den Muskeln im Bedarfsfalle als Kraftspender zugeführt. Es wird aber nicht etwa der Traubenzucker direkt und restlos bis zu seinen Endprodukten verbrannt, sondern wahrscheinlich muß er, ehe er energetischen Zwecken dienen kann, eine chemische Umwandlung erleben, und zwar in eine reaktionsfähigere Form; diese Form ist die sog. „Enolform“ des Traubenzuckers, chemisch durch eine Doppelbindung zwischen den beiden letzten Kohlenstoffatomen gekennzeichnet. Diese Enolform bildet gewissermaßen einen Übergang zwischen dem Trauben- (Aldehyd-) Zucker und dem Frucht- (Keton-) Zucker, welch letzterer für den Organismus leichter verwendbar ist als der Traubenzucker. Durch Auflösung der doppelten Bindung werden Valenzen an den Kohlenstoffatomen frei, die sowohl eine Vereinigung mit gleichen Atomgruppen — eine Polymerisierung — oder aber eine Bindung an Phosphor ermöglichen. Eine solche Bindung an Phosphorsäure findet in der Tat statt. Das so entstandene Zuckerdiphosphat ist die Verbrauchsform des Zuckers im Organismus; es wurde von *Embden* „*Laktazidogen*“ genannt. Aus dem Laktazidogen entsteht Milchsäure, und zwar werden von den 6 entstandenen Milchsäuremolekülen nur 2 unter Sauerstoffverbrauch verbrannt, während die 4 anderen — ohne Sauerstoffverbrauch — in Glykogen zurückverwandelt werden. Es handelt sich also um einen Kreislauf: das Glykogen wird zum Traubenzucker, dieser über das Laktazidogen zur Milchsäure und diese letztere wenigstens zum Teil wieder über die Enolfrom des Traubenzuckers zum Glykogen.

Beim Diabetes liegt nun eine Störung im Zuckerstoffwechsel vor, die zur Hyperglykämie und als Folge davon zur Glykosurie führt, so daß ein mehr oder weniger großer Teil des Nahrungszuckers unverwertet ausgeschieden wird. Unzweifelhaft ist die Bauchspeicheldrüse an dem Zustandekommen dieser diabetischen Störung maßgebend beteiligt, aber über den Mechanismus im einzelnen sind verschiedene Vorstellungen möglich. Man kann sich beispielsweise vorstellen, daß das Pankreashormon die Aufgabe hat, den im Blute kreisenden Traubenzucker in die reaktionsfähige Enolform (s. o.) überzuführen und so erst für den Organismus verwertbar zu machen; fällt diese Funktion der Bauchspeicheldrüse aus, so unterbleibt diese Umwandlung und der Traubenzucker kann vom Organismus nicht verwertet werden.

Eine ähnliche Auffassung wurde früher von *Schmiedeberg* geäußert, der annimmt, daß sich der Zucker mit einem Eiweißprodukt — „diabetogener Substanz“ — verbindet und in dieser Form für den Organismus nicht angreifbar ist; erst wenn durch das Pankreashormon diese Verbindung gelöst ist, wird der Zucker für den Organismus verwertbar. Schon früher war *Minkowski* zu einer ähnlichen Vorstellung gelangt. Nach diesen Theorien bestünde also das Wesen der diabetischen Stoffwechselstörung darin, daß der

Organismus den Zucker nicht verwerten kann, und zwar deswegen nicht, weil er ihm in einer für ihn nicht gebrauchsfähigen Form geboten wird.

Es wäre nun aber auch denkbar, daß die Hyperglykämie nicht durch einen verminderten Verbrauch, sondern durch eine vermehrte Bildung von Traubenzucker zustande kommt, und zwar dadurch, daß das Glykogen der Leber in übertriebenem Maße in Traubenzucker übergeht. In der Leber verlaufen nämlich nach *Embden* und *Isaak,* zwei nebeneinanderlaufende Prozesse: einmal wird der Zucker aufgebaut, dann aber dauernd auch zur Deckung des eigenen Bedarfs zu Milchsäure abgebaut. Diese Vorgänge des Abbaus und Aufbaus sind derartig gegeneinander abgestimmt, daß eine stärkere Konzentration des Zuckers in der Leber sogleich einen Abbau zu Milchsäure, und umgekehrt vermehrte Milchsäurekonzentration einen Aufbau des Zuckers zur Folge hat. Bei der diabetischen Leber könnte als Folge eines erhöhten Reizzustandes, der durch Fortfall des hemmenden Pankreashormon zustande kommt, der Prozeß im Sinne des Aufbaus also der Zuckerbildung, verschoben sein. Der vermehrte Zuckergehalt müßte nun normalerweise sofort einen anderen, gleichfalls reversiblen Vorgang zur Folge haben, nämlich die Bildung von Glykogen. Bei der diabetischen Leber ist dies möglicherweise aber nicht der Fall; der gleiche Reizzustand, der den vermehrten Zuckeraufbau bedingt, beeinflußt anscheinend gleichzeitig die diabetischen Prozesse im Sinne einer vermehrten Umwandlung des Glykogens zu Traubenzucker; die Zuckerproduktion wird dadurch weiter vermehrt, der Blutzuckergehalt steigt, die Glykosurie nimmt zu. Andererseits ist eine Glykogenverarmung der Leber die Folge. Diese Glykogenarmut der diabetischen Leber ist seit langem bekannt, sie wurde von *Naunyn* auf ihre Unfähigkeit Glykogen zu bilden bzw. abzulagern zurückgeführt *(,,Dyszoamylie").* Es ist denkbar, daß je nach Schwere des Falls beide Störungen gleichzeitig oder aber, in leichteren Fällen, nur die eine, etwa die vermehrte Umwandlung des Glykogens zu Traubenzucker, vorhanden sind.

Der Gegensatz zwischen den beiden genannten Auffassungen besteht also darin, daß in dem ersten Falle eine Unfähigkeit des diabetischen Organismus in der Zuckerverwertung, in dem zweiten eine Überproduktion von Zucker angenommen wird; es ist übrigens sehr wohl möglich, daß beide Störungen gleichzeitig vorhanden sind, so daß dann also ein unüberbrückbarer Gegensatz zwischen den beiden alten Theorien, das Wesen der diabetischen Störung betreffend, nicht zu mehr bestünde.

Wir werden später bei Besprechung der Insulinwirkung noch einmal auf diese Punkte zu sprechen kommen.

Die Hauptquelle für das Glykogen und damit den Blutzucker sind selbstverständlich die Kohlehydrate unserer Nahrung. Der gesunde Organismus kann unbeschränkte Mengen polymerisierter Kohlehydrate, also Stärke, aufnehmen, ohne daß es zu einer Zuckerausscheidung kommt. Auch für die Di- und Monosaccharide übersteigt die Toleranzhöhe im allgemeinen die übliche Zufuhr, aber sie ist doch nicht unbegrenzt und für die verschiedenen Zuckerarten auch nicht gleich hoch; eine Überschreitung der Toleranz, deren Höhe auch von der augenblicklichen, schon normalerweise schwankenden Glykogenbildungs- und Fixationsfähigkeit der Leber und dem Zuckerverbrauch in den Organen abhängig ist, hat eine *,,alimentäre" Glykosurie* zur Folge; der Prozentsatz des dabei ungenutzt ausgeschiedenen Zuckers ist übrigens immer nur gering. Auch beim Diabetiker wirken die verschiedenen Kohlehydrate verschieden stark auf die Glykosurie. Von den Monosacchariden wird beispielsweise die Lävulose, wenigstens für begrenzte Zeit, oft besser vertragen wie die Dextrose. Auch einseitige Kohlehydratkuren, bei denen also nur ein bestimmtes Kohlehydrat ausschließlich gegeben wird, werden oft viel besser vertragen wie die gleichen Kohlehydratmengen verschiedener Zusammensetzung. Darauf beruht wenigstens zum Teil der günstige Einfluß der Hafer-, Reis-, Milchkuren (s. u.). *Grafe* hat gezeigt, daß karamelisierter Zucker von Diabetikern besser ausgenutzt wird wie unveränderter. In letzter Zeit hat *Grafe* die bessere Ausnützung auch für andere karamelisierte Kohlehydratträger: Brot, Kartoffeln, Reis, Hafer, Grieß, Weizenmehl betont. Die Ursache der besseren Ausnützbarkeit ist noch nicht genügend bekannt (s. a. später).

Außer den Kohlehydraten kommen nun aber auch die Eiweiße bzw. ihre Bausteine, die Aminosäuren als Zuckerbildner in Betracht. Wahrscheinlich schon beim normalen Organismus, ganz sicher aber beim diabetischen wird aus Aminosäuren nach Abspaltung der Aminogruppe Glykogen gebildet. Der Ort der Synthese ist die Leber. Die Fähigkeit, Zucker zu bilden, ist übrigens nicht der einzige Grund, weswegen beim Diabetiker der Eiweißverzehr einer Kontrolle bedarf. Die Eiweiße haben, wie mehrfach betont, schon beim Gesunden die Eigenschaft den gesamten Stoffwechsel zu erhöhen; beim Diabetiker scheint diese spezifisch-dynamische Wirkung der Eiweiße noch gesteigert zu sein. Da nun, wie noch des näheren auszuführen sein wird, beim Diabetiker der Stoffumsatz überhaupt tunlichst eingeschränkt werden soll, ist auch aus diesem Grunde das Eiweiß kein gleichgültiger Bestandteil in der Diabetikerkost. Ähnlich wie bei den Kohlehydraten besteht auch für die verschiedenen Eiweiße eine verschieden hohe Empfindlichkeit, und zwar geht ihre die Glykosurie vermehrende Wirkung konform mit der Schnelligkeit, mit der sie im Organismus zersetzt werden. Retiniertes Eiweiß wirkt nicht steigernd auf die Glykosurie. Am stärksten auf die Zuckerausscheidung wirken das Kasein und das Fleischeiweiß, viel schwächer die vegetabilischen Eiweiße. Manche Zuckerkranke sind gegen Eiweiße empfindlicher als gegen Kohlehydrate; man muß hier annehmen, daß vom Eiweiß bzw. seinen Bausteinen ein Reiz auf die Leber ausgeübt wird, der eine vermehrte Mobilisierung von Zucker zur Folge hat. Besonders ungünstig wirken gleichzeitiger Kohlehydrat- und Eiweißverzehr, eine Erfahrung, die praktisch von großer Wichtigkeit bei der Anordnung der Diabetikerkost ist.

Auf die Beziehungen einiger Aminosäuren zur Azidosis und damit zum Koma werden wir später zu sprechen kommen.

Endlich kann Zucker auch aus Fett entstehen. Der umgekehrte Weg, die Fettbildung aus überschüssig zugeführten Kohlehydraten, ist längst bekannt. Die Fettdepots stellen ein Reservematerial dar, aus dem im Bedarfsfalle dem Organismus Kalorienspender zugeführt werden. Wahrscheinlich wird schon normalerweise das Fett wieder in Zucker zurückverwandelt, ehe es energetischen Zwecken dient. Es ist möglich, daß nicht nur der Glyzerinanteil der Fette, sondern auch die Fettsäuren an der Zuckerbildung beteiligt sind. Sicher bewiesen ist das allerdings nicht. Praktisch spielt die Zuckerbildung aus Fetten eine viel geringere Rolle wie die aus Kohlehydraten und Eiweißen. Die Fette sind vielmehr ein besonders wertvoller Bestandteil der Diabetikerkost, mit dem es bei niedriger Toleranz für Kohlehydrate allein gelingt, den Kalorienbedarf zu decken. Bei schweren Fällen kommt freilich aus anderen, später zu besprechenden Gründen (s. Koma) eine Beschränkung auch der Fettzufuhr in Betracht.

Der Kalorienbedarf des Diabetikers unterscheidet sich im allgemeinen nicht von dem des Gesunden; ein Mehrverbrauch kann vorgetäuscht werden dadurch, daß mit dem unverwertet ausgeschiedenen Harnzucker ein mitunter erheblicher Kalorienverlust zustande kommt. Andererseits hat sich auch die Annahme, daß der Diabetiker mit einer abnorm niedrigen Kalorienzufuhr anskommen kann (*Kolisch*), nicht bewahrheitet. Auch der Eiweißstoffwechsel ist von wenigen Fällen abgesehen normal. Die früher beobachteten hohen Stickstoffausscheidungen waren Folge des unmäßigen Fleischverzehrs, dem die Diabetiker huldigten, ehe seine Schädlichkeit genügend bekannt war. Die Erfahrung lehrt sogar, daß der diabetische Organismus bald lernt, mit wenig Eiweiß auszukommen und selbst bei geringer Eiweißzufuhr Stickstoff anzusetzen. Auch das ist von praktischer Bedeutung.

Die Behandlung des Diabetes mellitus war noch bis vor kurzer Zeit eine ausschließlich diätetische; die Versuche einer medikamentösen oder einer Organotherapie waren gescheitert. Erst durch die Entdeckung des Insulins ist die nichtdiätetische Therapie in ein neues Stadium getreten, insofern, als wir in dem Insulin die wirksame Substanz der Bauchspeicheldrüse besitzen, durch deren parenterale Einverleibung es gelingt, die Symptome des Diabetes zu beseitigen. Es könnte demnach überflüssig erscheinen, die diätetische Therapie nach wie vor ganz in den Vordergrund zu stellen. Das ist aber nicht der Fall. Alle die bewährten Regeln der Ernährungstherapie gelten auch heute noch uneingeschränkt; durch die Insulintherapie sind wir zwar in der Lage, die Erfolge diätetischer Behandlung wesentlich zu erweitern, aber diese Erfolge wird nur der erzielen, der mit den diätetischen Maßnahmen völlig vertraut ist.

Jede Diabetikerkost ist eine *Schonungskost,* die den Zweck hat, die Organe, die an der Zuckerverarbeitung im Organismus beteiligt und beim Diabetiker ihrer Aufgabe nicht gewachsen sind, zu schonen und wenn möglich ihre Leistungsfähigkeit zu steigern. Von den strengsten Formen einer Schonungskost bis zu solchen, die hinsichtlich ihrer Zusammensetzung sich nur noch wenig von der freigewählten Kost unterscheiden, gibt es fließende Übergänge; ein Schema für eine Diabetikerkost, das der Lage jedes einzelnen Falles gerecht wird, gibt es nicht.

Nur aus äußeren Gründen, um Wiederholungen zu vermeiden, besprechen wir gleich hier einige *strenge Schonkuren,* auf die wir später wiederholt verweisen werden; dann wird auch die Indikation für ihre spezielle Anwendung besprochen werden. Man wird sehen, daß eine Schonung der diabetogenen Organe sich auf dem verschiedensten Wege erreichen läßt. Bei den strengsten Schonungskuren wird die Nahrungszufuhr überhaupt auf ein Mindestmaß eingeschränkt, bei andern betrifft die Beschränkung die Kohlehydrat- und Eiweißzufuhr, oder aber eine Schonung wird durch Kohlehydrattage angestrebt, an denen dann die Kost aus einem bestimmten Kohlehydratträger ganz einseitig zusammengesetzt wird.

1. *Hungertage.* Sie stellen die intensivste Schonung dar, indem alle Reize auf die diabetogenen Organe in Fortfall kommen; da an den Hungertagen Ruhe, am besten Bettruhe, verordnet wird, wird zugleich der Bedarf der Organe an Zucker auf das Mindestmaß herabgedrückt. Feste Nahrung wird an Hungertagen nicht verabreicht; der einzige kalorienhaltige Bestandteil der Kost ist Alkohol, der in Mengen von 50—150 g in Form von Branntwein (Rum, Kognak, Korn) als Zusatz zu dünnem Teeaufguß oder Mineralwässern gegeben wird. Der Alkohol ist nicht nur wegen seines Kaloriengehaltes, sondern besonders wegen seiner „*antiketogenen*" Wirkung (s. u.) angezeigt. Außerdem sind erlaubt: Wasser (Brunnenwasser oder Mineralwasser), dünner Tee, schwarzer Kaffee, entfettete Fleischbrühe. Die Flüssigkeitsmenge soll etwa 2 Liter betragen. Bei einer milderen, freilich auch weniger wirksamen Form der Hungertage, wird die letzte Tagesmahlzeit um 4 Uhr nachmittags gegeben, so daß also der Körper etwa 16 Stunden ohne Nahrungszufuhr gelassen wird.

Hungertage sind nur für kurzfristige Perioden — 1 bis 3 Tage — anwendbar; zu *Hungerkuren* wurden sie besonders durch amerikanische Autoren (*Allen*, *Joslin*) ausgebildet. Eine solche Kur wird mit mehreren — 2—3 — Hungertagen eingeleitet; in der Folgezeit wird eine äußerst knappe Kost verabreicht, und zwar in der ersten Woche 4—8 Kalorien, in der letzten Woche 18—23 Kalorien pro kg Körpergewicht bei allmählicher Steigerung der Kalorienzufuhr in der Zwischenzeit. Dann erfolgt ein vorsichtiger Aufbau der Dauerkost, die aber immer noch sehr knapp bemessen ist und als Erhaltungskost gerade ausreicht. Die Hungerkur dauert etwa 4 Wochen; einzelne Hungertage in den Perioden der knappen Kost werden immer eingeschoben.

2. *Gemüsetage.* Den Hauptbestandteil der Kost bilden Gemüse der Tabelle I; als Zulagen sind erlaubt Hühnereier (bis 4 Stück), einige Eidotter, Butter, Öl, nicht durchwachsener Speck. Von Getränken: Kaffee, Tee (ohne Milch, eventuell mit Sacharin), Fleischbrühe, Zitronenwasser, Mineralwasser, zuckerfreier Wein, Branntwein. Die Gemüsetage sind so gut wie kohlehydratfrei, arm an Eiweiß überhaupt und frei von tierischem Eiweiß; der Kaloriengehalt kann durch entsprechende Fettmengen leicht auf die Höhe der Erhaltungskost gebracht werden. Noch ärmer an Eiweiß sind die *verschärften Gemüsetage*; sie unterscheiden sich von den gewöhnlichen Gemüsetagen dadurch, daß von den Hühnereiern ausschließlich der Dotter — und zwar etwa 6 pro Tag — gegeben werden. Für langfristige Perioden sind die verschärften Gemüsetage nicht geeignet.

3. *Kohlehydrattage.* Auch die Kohlehydrattage sind Schontage, vorausgesetzt, daß sie arm an Eiweiß sind; tierisches Eiweiß sollen sie überhaupt nicht enthalten. Seitdem *v. Noorden* die Hafertage in die Diabetestherapie eingeführt hat, ist für eine ganze Reihe von Kohlehydratträgern die Brauchbarkeit für Kohlehydratkuren erwiesen worden. Die ursprüngliche Annahme von einer Sonderwirkung der Haferstärke hat sich nicht halten lassen.

a) *Hafertage.* Bei diesen werden 200—250 g Hafermehl (Hohenlohe-Haferflocken, Knorrs Hafermehl) mit 100—150 g Butter zu Suppen verarbeitet und in 5 Portionen verteilt gegeben. Die Zubereitung soll ohne Salz erfolgen; 5 g Kochsalz werden abgewogen und dem Kranken zur freien Verfügung gestellt. Bei einer milderen Form können einige Eier gestattet werden. Von Getränken sind schwarzer Kaffee, Tee, Alkohol (Rotwein, Branntwein) erlaubt. Etwaige Durchfälle werden mit Opiumtinktur bekämpft. Bisweilen stellen sich während der Hafertage Ödeme ein („Haferödeme"); durch Theozin- oder Euphyllinzäpfchen können sie meistens schnell beseitigt werden. Es werden gewöhnlich 1—3 Hafertage verordnet, die dann von Hunger- oder Gemüsetagen umrahmt werden. Anstatt Hafermehl kann auch *Weizenmehl* genommen werden; die Anordnung der Kur bleibt im übrigen die gleiche. Manche Diabetiker bevorzugen *Linsenmehl* (von Knorr); vor dem Hafermehl hat es den Vorzug, daß es nie zur Ödembildung führt.

b) *Reistage.* Hierbei werden 150(—200) g Reis und 100—150 g Butter in verschiedener Zubereitung gegeben: als Bouillonreis, als Kochreis mit zerlassener Butter, als Reispfannenkuchen u. dgl. Reis ist ärmer an Stickstoff, aber reicher an Kohlehydraten wie Hafermehl. Die Wirkung der Reistage bleibt häufig hinter der der Hafertage zurück. Die Wahl der Getränke ist die gleiche wie bei den Hafertagen. In der von *Düringschen* Reiskur. waren noch andere Kohlehydratträger, ferner Fleisch vertreten, was nach unseren früheren Ausführungen aber unzweckmäßig ist.

c) *Obsttage.* Zur Verwendung kommen Äpfel, Erdbeeren, Bananen, letztere auch in Form des Bananenmehls. Die Tagesmenge beträgt 1—1,5 kg, auf 5—6 Portionen verteilt. Obsttage sind sehr eiweißarm und dadurch, daß das Fett in Fortfall kommt, auch viel kalorienärmer wie Mehl- oder Reistage. Von den Kranken werden die Obsttage aber meistens gern genommen. Erlaubt ist, wie bei den anderen Kohlehydrattagen auch, Alkohol, schwarzer Kaffee, Tee. Es können auch *Reis-Obsttage* gut miteinander kombiniert werden, eine Kostform der Kohlehydrattage, die für den Diabetiker oft die angenehmste ist.

d) *Kartoffeltage* (nach *Mossé*). Den Hauptbestandteil der Kost bilden Kartoffeln in einer Tagesmenge von 1000—1500 g; daneben wurden Fett und andere nicht kohlehydrathaltige Speisen gegeben.

e) Bei der *Milchkur* nach *Dackin* wurden 3—4 l Milch als ausschließliche Nahrung verabreicht. Der Kalorienbedarf wird dadurch allerdings gedeckt, aber nachteilig ist, daß neben reichlich Milchzucker auch reichlich Eiweiß gegeben wird. Eine Schonkur ist die Milchkur nur in einer nach Art der Karellkur modifizierten Form; es werden dann 1200 bis 1500 g Milch gestattet. Wegen ihrer Kalorienarmut ist sie dann aber für längere Anwendung ungeeignet.

f) Eine Kohlehydratkur, aber doch in ganz abweichender Form, stellt die „*Mehlfrüchtekur*" *Faltas* dar; der grundsätzliche Unterschied besteht darin, daß anstatt eines einzigen Kohlehydratträgers verschiedene auf den Tag verteilt gestattet werden. Beispielsweise werden· erlaubt: 30 g Weizenmehl oder Hafermehl, 30 g getrocknete Linsen, Erbsen o. dgl. als Püree, 30 g Reis für Risotto, 30 g Nudeln oder Makkaroni, 30 g Mais für Polenta, 100 g Kartoffeln für verschiedene Zubereitung, 40 g Semmeln, 50 g Schrotbrot; von den 7 Portionen der Amylaceen sollen 3 als Suppen, 4 in Form von Pürees gegeben werden. Bei der Verwendung von 220 g Butter wird der Kalorienbedarf gedeckt. Der Eiweißgehalt der Kost ist gering (2,5—4,5 N). Es sollen reichlich Getränke genossen werden: Wein, Kaffee, Tee, Kraftsuppen, Kognak. Im Gegensatz zu den oben erwähnten Kohlehydratkuren ist die Mehlfrüchtekur nach Angaben *Faltas* für längere Anwendung geeignet. Wir werden später auf sie zurückkommen.

Alle die genannten strengen Schontage sind, allenfalls von der Mehlfrüchtekur *Faltas* abgesehen, als Dauerkost ungeeignet. Sie finden Anwendung zur Einleitung einer Kur oder aber als eingeschobene Schontage in gleich näher zu besprechender Weise. Die wichtigsten Punkte, die bei der Aufstellung der Dauerkost zu beachten sind, werden gleich näher besprochen werden. Es ist nun üblich und entspricht in der Tat auch einem praktischen Bedürfnis, die Dauerkost in eine *Hauptkost* und eine *Nebenkost* zu trennen, die sich hinsichtlich ihrer Zusammensetzung dadurch von einander unterscheiden, daß die Hauptkost aus kohlehydratfreien oder mindestens sehr kohlehydratarmen, die Nebenkost aus Zulagen von kohlehydrathaltigen Nahrungsmitteln besteht; die ersteren sind für den Diabetiker die erlaubten, die letzteren die bedingt erlaubten Kostbestandteile, deren zulässige Menge in jedem Falle festgestellt werden muß. Die erlaubten Nahrungsmittel sind in der Tabelle I, die bedingt erlaubten in Tabelle II zusammengestellt. In Tabelle III sind schließlich alle die Nahrungsmittel zusammengefaßt, die in jedem Falle, gleichgültig ob die Erkrankung schwerer oder leichter Art ist, zu verbieten sind; es sind dies, wie man sieht, alle Zuckerwaren, Süßigkeiten, Konditorwaren u. dgl., deren Gehalt an Kohlehydraten unberechenbar ist; auch die zuckerreichen Südweine gehören in diese Rubrik.

Man sieht, daß für die Gruppierung in erlaubte und bedingt erlaubte Nahrungsmittel lediglich der Kohlehydratgehalt maßgebend ist; der Gehalt an Eiweiß ist dabei nicht in Rechnung gestellt. Da aber, wie früher ausgeführt, sehr häufig auch der Eiweißgehalt der Kost einer Kontrolle bedarf, ist die Bezeichnung „erlaubte" Nahrungsmittel nicht ohne Einschränkung anwendbar.

Die zulässige Menge der Zulage bedingt erlaubter Nahrungsmittel muß in jedem Fall durch eine *Toleranzbestimmung* ermittelt werden; es erleichtert nun das weitere Vorgehen erheblich, wenn die Höhe der Toleranzgrenze für Kohlehydrate zunächst ausschließlich für Weißbrot errechnet wird, dessen Kohlehydratgehalt hinreichend konstant ist. Ist erst einmal die Verträglichkeitshöhe festgestellt, so kann dann leicht eine bestimmte Menge des Weißbrotes durch eine äquivalente, leicht zu errechnende Menge anderer Kohlehydratträger aus Tabelle II ersetzt werden.

Bei der Toleranzbestimmung wird so vorgegangen, daß zunächst die kohlehydratfreie Hauptkost festgelegt wird; zu dieser erfolgt eine Zulage von 100 g Weißbrot (= ca. 60 g Kohlehydrate), in 2—4 Portionen auf den Tag verteilt. Aus der 24stündigen Urinmenge wird die Tagesmenge des ausgeschiedenen Harnzuckers errechnet. Gleichzeitig erfolgen regelmäßige Azeton- bzw. Azetessigsäurebestimmungen, am besten gleichfalls quantitativ, mindestens aber qualitativ durch die Eisenchloridreaktion. Sehr erwünscht, aber freilich nur in dazu eingerichteten Anstalten durchführbar, sind Bestimmungen der Tagesstickstoffmenge und häufige Blutzuckerbestimmungen. Die ermittelten Werte werden tabellarisch festgelegt. Es bestehen nun folgende Möglichkeiten:

1. Auf die Zulage von 100 g Weißbrot wird kein Zucker ausgeschieden; auch die Eisenchloridreaktion ist negativ. Es erfolgen tägliche Zulagen von je 25 g Weißbrot. Bei 150 g Weißbrot tritt jetzt Harnzucker auf; die Toleranzgrenze ist also überschritten, sie liegt zwischen 125 und 150 g Weißbrot. Fortlaufende Blutzuckeruntersuchungen würden wahrscheinlich ergeben haben, daß schon etwa bei 125 g Weißbrot ein Anstieg des Blutzuckers nachweisbar war, als Zeichen dafür, daß die Toleranzgrenze erreicht ist; sie wird in diesem Falle mit 125 g Weißbrot angesetzt.

2. Auf die Zulage von 100 g Weißbrot wird Zucker ausgeschieden. Die Eisenchloridreaktion ist negativ. Mit der Zulage wird stufenweise täglich um je 25 g heruntergegangen; erst bei einer Zulage von 0 g Weißbrot ist der Urin zuckerfrei; Eisenchloridreaktion negativ. Eine Toleranz für Kohlehydrate besteht in diesem Falle wenigstens zur Zeit nicht; Eiweiß wird aber prompt vertragen.

3. Der Urin wird auch bei fehlender Weißbrotzulage nicht zuckerfrei; die Eisenchloridreaktion ist vorübergehend positiv. Jetzt wird die Eiweißzufuhr eingeschränkt: der Urin wird zuckerfrei. Hier besteht neben negativer Kohlehydrattoleranz auch eine Empfindlichkeit für Eiweiß.

4. Der Urin kann auch durch Beschränkung der Eiweißzufuhr nicht zuckerfrei gemacht werden; die Eisenchloridreaktion ist dauernd positiv, nimmt unter Umständen sogar an Intensität zu. Hier besteht negative Kohlehydrattoleranz, Eiweißempfindlichkeit und Neigung zu Azidosis.

Es ist selbstverständlich, daß mit diesen 4 Gruppen nicht alle Möglichkeiten erschöpft sind, immerhin gibt diese Schematisierung uns die Möglichkeit die verschiedenen Formen der Diabetes einigermaßen abzugrenzen und eine Einteilung in *leichte, mittelschwere* und *schwere* Fälle vorzunehmen. Es läßt sich folgende Einteilung treffen:

Leichte Fälle sind solche, bei denen es durch Entziehung der Kohlehydrate allein in relativ kurzer Zeit gelingt, den Harn zuckerfrei zu machen; Neigung zu Azidosis besteht nicht (Gruppe 1 und 2). Bei *mittelschweren* Fällen gelingt die Entzuckerung erst durch Entziehung der Kohlehydrate und gleichzeitige Beschränkung der Eiweißzufuhr. Die Eisenchloridreaktion wird nur vorübergehend positiv und nimmt an Intensivität nicht zu (Gruppe 3). Bei *schweren* Fällen gelingt die Entzuckerung durch die übliche Kohlehydratentziehung und Eiweißbeschränkung nicht, es besteht Neigung zu Azidosis (Gruppe 4).

Es wird nicht immer möglich sein, auf dem angegebenen Wege den Einzelfall in eine der 3 Gruppen zwanglos einzureihen; häufig werden besonders zu Beginn einer planmäßigen Behandlung bisher unbehandelter Fälle Zweifel bestehen können, ob der Fall als leichter oder mittelschwerer aufzufassen ist. Der weitere Verlauf läßt dann aber bald eine Entscheidung zu, die dann glücklicherweise häufig günstiger ausfällt als es zunächst den Anschein hatte. Andererseits soll es als Regel gelten, daß Diabetiker jugendlichen Alters nie als leichte Fälle anzusehen sind, selbst dann nicht, wenn der Ausfall der Toleranzprüfung scheinbar dazu berechtigt. Hinsichtlich der Anordnung der Dauerkost (s. u.) sind hier stets die Maßnahmen zu treffen, die bei mittelschweren bzw. schweren Fällen angezeigt sind. Im übrigen braucht nicht betont zu werden, daß ein leichter Fall im weiteren Verlauf zu einem schweren und — freilich viel seltener — ein mittelschwerer Fall zu einem leichten werden kann. Die dauernde Beaufsichtigung des Diabetikers auch außerhalb der Anstalt und die von Zeit zu Zeit überhaupt notwendige Kontrolle der ganzen Stoffwechsellage in geeigneter Anstalt wird die veränderte Situation bald aufdecken. Ist die Stoffwechsellage des Diabetikers klargestellt, so handelt es sich darum, eine Dauerkost aufzustellen, die dem Fall am besten gerecht wird.

Es erleichtert die Besprechung der diätetischen Maßnahmen, wenn wir die einzelnen Formen gesondert erörtern. Auch hierbei kann es sich nur um ungefähre Richtlinien handeln, nach denen vorzugehen ist.

Ehe wir aber auf das Vorgehen im einzelnen eingehen, sollen einige *allgemein gültige Gesichtspunkte* besprochen werden. Der Kalorienbedarf des Diabetikers soll in der Dauerkost gedeckt, aber auch nicht, falls nicht besondere Gründe hierzu vorliegen, unnötig überschritten werden; im allgemeinen sind 35 Kalorien pro kg Körpergewicht ausreichend. Neben dem Kohlehydratgehalt bedarf mindestens in allen schwereren Fällen auch der Eiweißgehalt einer Kontrolle. Es gilt die Regel, daß Tage, an denen Kohlehydrate gestattet werden, eiweißarm und eiweißreichere Tage kohlehydratarm sein sollen. Bei dieser Anordnung wird am besten — durch die Kohlehydratzulagen — Schutz vor der Azidosis und — durch die Eiweißzulagen — Schutz des Körpereiweißes erreicht. Strenge Schontage werden einleitend verordnet und nach Bedarf eingeschoben. Ziel der Behandlung ist möglichst dauernde Beseitigung der Glykosurie und Hebung der Toleranz für Kohlehydrate; der Endzweck ist aber natürlich Erhaltung oder gar Steigerung der Leistungsfähigkeit. Keinesfalls darf etwa die Beseitigung der Glykosurie auf Kosten des Allgemeinbefindens erzwungen werden.

1. *Leichte Fälle.* Wir besprechen hier nur die leichteren Fälle im vorgerückterem Alter. Jugendliche Diabetiker sind immer, selbst wenn die Toleranzprüfung sie als leichte Formen erscheinen ließ, nach der Art der mittelschweren Fälle zu behandeln; es wurde darauf schon früher hingewiesen.

Die Kur beginnt mit einer kohlehydratfreien Kostform (Tabelle I), die reichlich Eiweiß (ca. 120 g = ca. 500 g Fleisch) enthalten soll. Der Kalorienbedarf wird durch Fett gedeckt. Einmal wöchentlich wird ein Kohlehydrattag z. B. ein Hafer-, Obst- oder Obst-Reistag eingefügt, der von einem Gemüsetag gefolgt wird. Etwa alle 4—6 Wochen erfolgt eine dreitägige Kohlehydratkur, die von je einem verschärften Gemüsetag umrahmt ist. Diese Kost kann, wenn nötig, Wochen, selbst Monate durchgeführt werden; ihre Vorteile bestehen darin, daß durch die eiweißreiche strenge Kost das Körpereiweiß geschützt wird, andererseits durch die eingeschobenen Kohlehydrattage bzw. Kohlehydratkuren die Gefahr der Azidosis verhindert wird. Die wöchentlich eingeschobenen eiweißarmen Tage — der Kohlehydrat- und Gemüsetag — halten den wöchentlichen Eiweißverzehr in erlaubten Grenzen. Die geringe Belastung mit Kohlehydraten im ganzen und das Alternieren der Kohlehydrat- und Eiweißzulagen gewährleistet die bestmögliche Schonung der diabetogenen Organe.

Wie lange die strenge Kost eingehalten werden soll, hängt von der Lage des Falles ab; bestimmend ist die Höhe der Toleranzgrenze. Bei hoher Toleranz (150—200 g Weißbrot) genügt eine Dauer von 2—3 Wochen. Alsdann kann die Toleranz annähernd ausgenutzt werden, und zwar um so mehr, je höher die Toleranz ist ($^2/_3$—$^3/_4$). Überschreiten der Toleranzgrenze ist auch hier zu vermeiden. Immer wird auch bei diesen Fällen in der Woche ein strenger Kosttag — Gemüsetag — eingeschoben. Alle paar Monate soll eine Periode strenger Kostform ohne Kohlehydrate für die Dauer einer Woche eingeschoben werden.

Liegt die Toleranzgrenze niedriger, so muß die strenge Kost längere Zeit, für Wochen eventuell Monate — je nach Lage des Falles — eingehalten werden, und zwar um so länger, je niedriger die Toleranz ist. Ein Kohlehydrattag — Hafertag, Reis- oder Obsttag — mit nachfolgendem Gemüsetag wird auch hier wöchentlich eingeschoben. Im weiteren Verlaufe werden Kohlehydrate in der erlaubten Höhe zugelegt, wobei aber die Toleranzgrenze nur zu $^2/_3$ ausgenutzt wird. Hier muß auch der Eiweißverzehr kontrolliert und nötigenfalls eingeschränkt werden. Ein strenger Kosttag ohne Zulagen wird auch hier wöchentlich eingehalten. Etwa alle 6 Wochen erfolgt eine Kohlehydratkur von dreitägiger Dauer, umrahmt von einem (verschärften) Gemüsetag vor und einen Hungertag nach den Kohlehydrattagen.

Bei alten Leuten gelingt es mitunter nicht, oder wenigstens nicht ohne strenge Maßnahmen völlige Entzuckerung zu erreichen; letztere werden aber oft schlecht vertragen. Es kommt hier mehr darauf an, die Glykosurie in mäßigen Grenzen zu halten, als auf Kosten des Allgemeinbefindens sie völlig zu beseitigen. Wöchentlich einmal kann ein (nicht verschärfter) Gemüsetag eingeschoben werden. Kohlehydrattage werden nicht sämtlich gut vertragen. Hafertage haben leicht Ödeme zur Folge. Die Bekömmlichkeit anderer Kohlehydrattage, z. B. eines Reisobsttages, der dann von einem Gemüsetage gefolgt ist, muß ausprobiert werden. Die Gefahr der Azidosis besteht in diesem Falle kaum, wohl aber die der diabetischen Komplikationen, wie Gangrän, Katarakt u. a. Dies ist der Grund, weswegen der Versuch einer Entzuckerung nicht zu schnell aufgegeben werden soll.

Auch bei Hypertonikern findet man nicht selten eine diabetische Glykosurie, die schwer zu beseitigen, aber durch milde Vorschriften leicht in mäßigen Grenzen zu halten ist. Gefahren drohen hier weniger vom Diabetes als von der Hypertonie mit ihren Folgeerscheinungen. Zur Entlastung des Kreislaufs vorgenommene Aderlässe sollen nach einigen Angaben auch die Glykosurie günstig beeinflussen. Es sei übrigens hier daran erinnert, daß die Höhe des Harnzuckers bei diesen Fällen, bei denen mit Veränderungen an den Nieren gerechnet werden muß, nur mit Vorsicht eine Beurteilung der Schwere der diabetischen Stoffwechselstörung erlaubt; viel sicherer gelingt dies durch Bestimmungen des Blutzuckers.

2. *Mittelschwere Fälle.* Außer den Fällen, die nach dem Ausfall der Toleranzprüfung hierher gehören, rechnen wir auch alle jugendlichen Diabetiker — von den schweren Formen natürlich abgesehen — hierher. Hier kommt alles darauf an, durch eine lange fortgesetzte Schonungskost die drohende Katastrophe aufzuhalten oder womöglich eine gewisse Toleranz für Kohlehydrate zu erreichen. Zunächst unterscheidet sich das Vorgehen nicht von dem bei leichten Formen mit niedriger Toleranz üblichen. Die Kost ist kohlehydratfrei, der Eiweißgehalt reichlich (ca. 100 g = ca. 500 g Fleisch). Wöchentlich wird ein Kohlehydrattag — Hafer-, Obst- oder Reis-Obsttag — eingehalten, der von einem strengen Gemüsetag, besser noch von einem Hungertag, gefolgt ist. Alle 6—8 Wochen erfolgt eine dreitägige Kohlehydratkur, die wie üblich von je einem strengen Schontage umrahmt ist. In dieser Weise kann die Kost Monate und Jahre durchgeführt

werden, ohne daß die Azidosis bedenkliche Grade erreicht. Ergibt sich nach langem Einhalten dieser Kost eine Toleranz für Kohlehydrate, sei es auch nur in geringem Maße, so soll sie ausgenutzt werden; aber Tage strenger Diät ohne Zulagen werden auch dann weiter eingehalten. Toleranzprüfungen müssen mit großer Vorsicht und möglichst unter Kontrolle des Blutzuckers vorgenommen werden, um ein Überschreiten der Toleranzgrenze nach Möglichkeit zu vermeiden.

3. *Schwere Fälle.* Hier ist es oft schwierig zu entscheiden, ob es sich um hoffnungslose Fälle handelt oder um solche, die noch einer gewissen Besserung fähig sind; der Versuch, diese zu erreichen, soll nicht zu zeitig aufgegeben werden, selbst wenn es nicht gelingt, die Glykosurie und die Azidosis auch nur vorübergehend zu beseitigen. Der Schwerpunkt der Behandlung liegt darin, eine gewisse Leistungsfähigkeit des Kranken möglichst lange zu erhalten. Man halte sich an folgende Grundsätze: eiweißreiche Tage ohne Kohlehydrate wechseln ab mit eiweißarmen — nicht verschärften Gemüsetagen —, an denen Kohlehydratzulagen, etwa entsprechend 100 g Weißbrot, verabreicht werden. Wöchentlich kann ein Kohlehydrattag eingeschoben werden, der von einem verschärften Gemüsetag oder einem Hungertag gefolgt wird. Auf diese Weise gelingt es am ehesten durch die Eiweißtage den Kräftezustand des Kranken zu erhalten und durch die Kohlehydrattage die Azidosis auf einer mittleren Höhe zu halten. Alle 6—8 Wochen wird auch hier eine dreitägige Kohlehydratperiode — Hafertage, Reistage — durchgeführt, wiederum umrahmt von je einem strengen Schontag. Stellt sich heraus, daß der Zustand sich von Monat zu Monat verschlechtert, so soll von allzu strengen Maßnahmen abgesehen werden; in diesen Fällen kann nur durch die gleich noch zu besprechende Insulintherapie Hilfe gebracht werden.

Bei schweren und mittelschweren Diabetesfällen können mitunter einige besondere Schonungsdiäten und zwar als Dauerkost Anwendung finden; zwei von ihnen wurden bereits oben unter den „*Schonungskuren*" erwähnt: die Mehlfrüchtekur *Faltas* und die Hungerkur nach *Allen,* die dritte ist die von *Petrén* empfohlene.

Gemüse-Fettkost. Ihr Hauptbestandteil sind, wie der Name sagt, reichlich Gemüse (aus Tabelle I) und reichlich Fett als Speck, Fett, Butter, und zwar in einer Menge von mindestens 200, höchstens 250 g. Als Getränke sind erlaubt Kaffee, Tee, Fleischbrühe, Bordeaux. Bisweilen wird eine Zulage von Sahne (nicht Milch) in einer Menge von im Höchstfalle 150 ccm, meistens aber viel weniger gestattet. Die Kost ist praktisch kohlehydratfrei und enthält nur wenig vegetabilisches und gar kein tierisches Eiweiß. Auf die Eiweißarmut wird von *Petrén* besonderer Wert gelegt. Die Kost wird solange fortgesetzt, bis der Blutzuckerwert zu einer normalen Höhe gesunken ist, unter Umständen also wochen- und monatelang. Bei starker Azidosis werden kleine Dosen Opium (Tinct. Op., 3 mal täglich 7—10 Tropfen), Natrium bicarbonicum bis zur Alkaleszenz des Urins, oder schließlich Klistiere von Traubenzucker (50:1000) gegeben. Ist der Blutzuckerwert normal geworden, so erfolgen vorsichtig tastende Zulagen zunächst von Eiern (1—2 Stück), dann von Brot in zunächst kleinen Mengen. Die Zulagen werden allmählich, je nach Lage des Falles erweitert.

Die *Mehlfrüchtekur Faltas* wurde bereits früher besprochen. Von den übrigen Kohlehydratkuren unterscheidet sie sich durch die Mischung der Kohlehydrate und ihre Anwendung als Dauerkost. Sie kommt in Betracht bei mittelschweren und besonders bei schweren Fällen, wenn die Azidosis bedrohlich ansteigt. Die Durchführung bereitet selbst in Krankenhäusern nicht unerhebliche küchentechnische Schwierigkeiten. Unsere Kranken bevorzugten meistens die Einhaltung einer Kostform, bei der strenge kohlehydratfreie Tage mit solchen, an denen Kohlehydrate zugelegt wurden, abwechseln (s. o.).

Die *Hungerkur* stellt das Extrem der knappen Kost, wie sie längst beim Diabetes üblich ist, .dar. In Deutschland hat sie in der strengen, vor allem von *Allen* angegebenen Form, keine breite Anwendung gefunden. An die Energie des Kranken stellt sie große Anforderungen. Es ist zwar sicher, daß mit der Hungerkur gute Erfolge erzielt werden können, aber es ist doch zweifelhaft, ob sie besser sind, wie mit den oben angegebenen diätetischen Maßnahmen. In jedem Falle sind folgende Vorsichtsmaßregeln zu beachten; sie ist kontraindiziert bei alten Leuten, ferner bei Tuberkulösen und bei Schrumpfnierenkranken, auch Neurastheniker vertragen sie meist schlecht. Während der Hungertage soll Alkohol gegeben werden, etwa in Form von Kognak (bis 100 g). Bei zunehmender Verschlechterung soll die Kur rechtzeitig abgebrochen werden. Die Technik der Kur ist bereits oben angegeben.

Nichtdiätetische Maßnahmen.

1. *Die Organotherapie und die medikamentöse Therapie.* Die Organotherapie des Diabetes ist durch die Entdeckung des wirksamen Pankreashormons, des Insulins, in ein neues Stadium getreten, insofern als es nunmehr gelingt, diätetisch nicht oder nur mangelhaft beeinflußbare Fälle durch Insulin weitgehend zu bessern und die bedrohlichste Erscheinung des Diabetes, die Azidosis, zu beseitigen. Es wurde aber schon betont, daß auch bei der Insulintherapie nach wie vor alle die bewährten und besprochenen Gesetze der Ernährungstherapie ihre Gültigkeit besitzen.

Der Wirkungsmechanismus des Insulins ist in seinen Einzelheiten zwar noch nicht bekannt, aber es ist sicher, daß das Insulin eine allgemeine Wirkung auf die Gewebe des Organismus ausübt, wenn auch die klinisch am leichtesten erkennbare Auswirkung das Sinken des Blutzuckers und das Verschwinden der Azidosis ist. Im Tierversuch läßt sich nachweisen, daß unter Insulin die Leber ihre durch die diabetische Störung verloren gegangene Fähigkeit wiedererlangt, Glykogen zu stapeln, während gleichzeitig die Fettablagerung in der Leber beseitigt wird; hier zeigt sich das Insulin also als Antagonist des Adrenalins, unter dessen Einfluß ja die Mobilisation des Leberglykogens gefördert wird. Der Muskel dagegen wird glykogenarm, anscheinend dadurch, daß der Zuckerverbrauch gefördert wird. Man darf aber nicht etwa das Sinken des Blut- und Gewebszuckers dadurch erklären, daß der Zucker restlos zu seinen Endprodukten, Kohlensäure und Wasser, verbrannt wird, was höchst unökonomisch wäre, sondern es werden anscheinend durch das Insulin Bedingungen geschaffen, die den nichtoxydativen Zuckerumbau oder Zuckerabbau begünstigen, möglicherweise in der Weise, daß das Hormon ein (nicht reduzierendes) Zuckerderivat schafft, das dann eine Verbrauchsreserve darstellt. Vielleicht steht mit diesem Vorgange die wiederholt festgestellte Tatsache in Zusammenhang, daß gleichzeitig mit dem Sinken des Blutzuckers ein Absinken des anorganischen Phosphors im Blute zu konstatieren ist. Auf die Bindung der sog. Enolform des Traubenzuckers mit Phosphorsäure als Verbrauchsform des Zuckers wurde bereits früher hingewiesen. Auf andere Ionenverschiebungen im Blute nach großen Insulingaben soll hier nicht näher eingegangen werden; es scheint, daß die Ca-Ionenkonzentration vermindert und das beim Diabetiker abnorme Mischungsverhältnis der Kalium- und Natriumionen zur Norm zurückgeführt wird. (Eine erschöpfende Darstellung der Insulinwirkung findet sich bei *Staub*: „Insulin", bei J. Springer, auf die hier verwiesen sei).

Welche Diabetiker sollen mit Insulin behandelt werden? Es ist zunächst die Frage zu erörtern, ob nicht jeder Zuckerkranke überhaupt mit Insulin zu behandeln ist; es ließe sich dann viel leichter auch eine vorübergehende Überschreitung der Toleranz vermeiden und eine Schonung, möglicherweise auch eine Regeneration des Inselapparates erreichen, durch die dann die Toleranz dauernd gehoben wird. Wir halten eine generelle Insulintherapie aber nicht für gerechtfertigt und halten sie bei allen den Fällen für überflüssig, bei denen eine leidlich hohe Toleranz für Kohlehydrate und keine Gefahr der Azidosis besteht; es ist aber andererseits zu weit gegangen, wenn grundsätzlich alle leichten Fälle von der Insulintherapie ausgeschlossen werden. Wir halten bei folgenden Fällen die Anwendung des Insulins für angezeigt:

    1. im Koma,
    2. bei schweren Formen (Gruppe IV),
    3. bei mittelschweren Formen (Gruppe III)
    4. bei leichten Fällen mit einer Toleranz unter 80 g Weißbrot (Gruppe II),
    5. bei Komplikationen, z. B. solchen, die einen chirurgischen Eingriff notwendig machen.

Es ist selbstverständlich, daß mitunter auch bei leichteren Fällen mit höherer Toleranz als 80 g Weißbrot die Insulintherapie angezeigt sein kann, beispielsweise, wenn äußere Gründe das Einhalten einer Diät, bei der die Toleranzgrenze nicht überschritten wird, unmöglich machen; aber keinesfalls soll Insulin nur deswegen gegeben werden, damit dem Zuckerkranken das Einhalten diätetischer Vorschriften mit ihren unvermeidlichen Entbehrungen erspart bleibt.

Ein allgemein gültiges Schema für die *klinische Dosierung* des Insulins läßt sich nicht angeben; die Höhe der Dosis hängt natürlich ab von der Schwere des Falles bzw. von der Menge des täglich ausgeschiedenen Harnzuckers. Einen immerhin brauchbaren Anhaltspunkt über die zur Beseitigung der Glykosurie notwendige Menge liefert eine einfache Rechnung, nach der bei schweren Fällen ca. 1,5—2,5 g, bei leichten 5—6 g Harnzucker durch 1 Einheit Insulin zum Verschwinden gebracht werden. Bei einer Tagesmenge Harnzucker von 60 g würden dann also ca. 40 bzw. 12 Einheiten nötig sein. Im übrigen ist mit einer verschieden starken Wirksamkeit der einzelnen Insulinpräparate und schließlich auch mit einer Einbuße an Wirkungsstärke bei älteren Präparaten zu rechnen. Unter Berücksichtigung aller dieser Faktoren kann mit einer durchschnittlichen Mehrverwertung von 3—4 g Zucker durch je 1 Einheit Insulin gerechnet werden. Im Laufe der Behandlung läßt sich übrigens bei genauer Berücksichtigung der Kohlehydratzufuhr und Zuckerausscheidung die zweckmäßigste Dosis bald feststellen. Sehr empfehlenswert sind zu diesem Zwecke in kürzeren Intervallen vorgenommene Blutzuckerbestimmungen, die auch schon deswegen wünschenswert sind, weil durch regelmäßige Kontrolle des Blutzuckers eine Überdosierung am ehesten vermieden wird. Die Insulindosierung bei kindlichem Diabetes unterscheidet sich in keiner Weise von der beim Erwachsenen üblichen, nur ist es ratsam, mit der Höhe der Anfangsdosis besonders vorsichtig zu sein, da bei Kindern die Anfangssymptome des gleich noch zu besprechenden hypoglykämischen Zustandes leichter übersehen werden.

Die Insulineinheiten werden auf 2—3 Portionen verteilt, und zwar werden die Injektionen etwa 1 Stunde vor den Mahlzeiten gegeben, die Kohlehydratträger enthalten; es ist zweckmäßig durch quantitative Zuckerbestimmung in 3 Harnportionen festzustellen, für welche Mahlzeit die größte Insulindosis benötigt wird. Da die häufigen Injektionen bald als lästig empfunden werden, kann man die Kohlehydrat- und eventuell auch Eiweißzulagen derart auf die Tagesmahlzeiten verteilen, daß 2 tägliche Einspritzungen ausreichen. Auch über die notwendige Dauer der Insulintherapie lassen sich nur ungefähre Richtlinien angeben; bei leichten und mittelschweren Fällen, bei denen unter Insulin eine gewisse Toleranz für Kohlehydrate bei kalorisch ausreichender Kost erreicht ist, kann nach einigen Wochen eine Beschränkung der Insulindosis oder gar ein vorübergehender Verzicht auf das Mittel überhaupt versucht werden, freilich unter stetiger Kontrolle der Diät, des Harn- und möglichst auch des Blutzuckers. Schwere, zur Azidosis neigende Fälle müssen nach unseren heutigen Erfahrungen dauernd unter Insulin gehalten werden.

Die Injektionen werden unter die Haut oder bei bedrohlichen Zuständen, z. B. im Koma direkt ins Blut gemacht; intramuskuläre Injektionen bieten keinen Vorteil. Die linguale und perkutane Einverleibung des Insulins ist noch zu wenig klinisch erprobt, um empfohlen werden zu können. Per os genommen, ist das Insulin völlig unwirksam.

Wenn durch *Überdosierung* der Blutzuckergehalt zu tief herabgedrückt wird, so tritt ein Symptomenbild auf, das zunächst durch zerebrale Reizerscheinungen, die sich in motorischen Erregungszuständen äußern, gekennzeichnet ist. Diesem Erregungsstadium folgt ein komatöser Zustand, der, falls nicht rasch eingegriffen wird, zum Tode führt. Die ersten Zeichen dieses „*hypoglykämischen Symptomenkomplexes*" treten bei einem Blutzuckergehalt von etwa 0,07—0,08% auf und äußern sich zunächst in Angstgefühl, Zittern, allgemeinem Schwächegefühl und Heißhunger. Bei weiterem Sinken des Blutzuckers stellen sich unter Schweißausbruch, Blässe und Zunahme der Pulsfrequenz die erwähnten zerebralen Symptome ein; bei Kindern kann die Zunahme der Pulsfrequenz die einzige objektiv nachweisbare Prodromalerscheinung sein. Man muß die Initialsymptome des hypoglykämischen Symptomenkomplexes kennen, und es ist auch nötig, den Kranken selbst von ihnen Kenntnis zu geben, weil schon bei den ersten Erscheinungen eingegriffen werden muß, und zwar durch Zufuhr von Kohlehydraten, am besten von Traubenzucker. Sind die Initialsymptome erkannt, so genügt meistens das Trinken eines Glases Zuckerwassers oder des Saftes einiger Orangen, um alle Erscheinungen prompt zu beseitigen; bei voll ausgebildeten Symptomen muß 5—10% Traubenzuckerlösung intravenös verabreicht werden. Auch dann gelingt es fast immer, selbst bedrohlich erscheinender Zustände Herr zu werden. In besonders schweren Fällen kann außerdem eine subkutane Adrenalininjektion versucht werden, die aber nur dann von Erfolg ist, wenn die Leber glykogenhaltig ist. Bei bedrohlicher Kreislaufschwäche müssen selbstverständlich Koffein, Kampfer oder Hexeton gegeben werden. Es ist übrigens sehr wahrscheinlich, daß das Sinken des Blutzuckers nicht die einzige Ursache des hypoglykämischen Zustandes ist; möglicherweise spielen Verschiebungen in der Ionenkonzentration nebenbei eine nicht unwichtige Rolle. Es ist aber die Tatsache wichtig, daß durch Zufuhr von Traubenzucker allein eine Beseitigung des ganzen Zustandes möglich ist.

Andere Organpräparate kommen kaum in Betracht; das *Metabolin* ist ein Hefepräparat, das ebenso wie das *Irrebolin* ganz ähnliche Wirkungen wie das Insulin haben, dabei aber auch bei oraler Darreichung wirksam sein soll. Erfahrungen auf breiter Basis stehen noch aus. Die vielfachen, im Handel als Heilmittel angepriesenen Hefepräparate sind völlig unwirksam.

Von Medikamenten verdient, wenn man von der Alkalitherapie absieht, allenfalls das *Opium* eine kurze Erwähnung; es gelingt bisweilen, eine Restglykosurie, die diätetischen Maßnahmen trotzt, durch Opiumextrakt (0,3—0,5 pro die) zu beseitigen. In letzter Zeit wurde als unterstützende Maßnahme bei der Behandlung schwerer und mittelschwerer Fälle die *Proteinkörpertherapie* empfohlen (*G. Singer*); verwandt wurde Kaseosan, Aktoprotein, Aolan. Es wird mit kleinen Dosen einschleichend begonnen und allmählich zu größeren Dosen gestiegen. Die Proteinkörpertherapie soll besonders gut bei Komplikationen wie Gangrän, Phlegmonen wirken.

Wichtiger ist die *Alkalitherapie,* deren theoretische Begründung später bei der Behandlung der Azidosis bzw. des Koma klar werden wird. Hier besprechen wir nur die Indikation für ihre Anwendung und die Dosierung. Die Verordnung von Alkalien ist angezeigt in Perioden strenger Kost, wenn also die Kohlehydrate entzogen oder auch nur stark beschränkt werden; ferner bei allen Fällen, die zur Azidosis neigen und ganz besonders natürlich, wenn die Gefahr des Komas droht. Das gebräuchlichste Alkali ist das Natrium bicarbonicum, das auch durch das teuere, aber besser schmeckende Natrium citric. ersetzt werden kann. Vom Natrium carbonicum muß fast die doppelte Menge gegeben werden (58 g Natrium bic. = 100 g Natrium carbonicum). Bei Neigung zu Ödemen kann anstatt des Natrium bicarbonicum das Calcium carbonicum Verwendung finden. In dem „Omalkanwasser" (nach *v. Noorden,* Hirschapotheke, Frankfurt a. M.) sind außer dem Natronsalz Kalium-, Calcium-, Magnesium carbonicum enthalten. Man soll versuchen mit kleinen Dosen Alkali auszukommen; die früher üblichen großen Alkaligaben rufen bald heftigsten

Widerwillen hervor. In leichten Fällen genügen meist 5 g Natrium bicarbonicum als Tagesdosis, bei ausgesprochener Azidosis muß sie auf 10—20 g gesteigert werden; größere Dosen von 40—50 g sind nur im Koma nötig. Dann muß auch die orale Verabreichung durch intravenöse Infusionen von 5 prozentiger Natrium bicarbonicum-Lösung ersetzt werden. Auch eine rektale Einverleibung ist möglich, subkutane Infusionen rufen Nekrosen hervor.

Einige nicht medikamentöse Maßnahmen sollen noch kurz besprochen werden. Zunächst die *Mineralwasserkuren*. Bei dem Versuch, ihre Wirkung auf die Glykosurie wissenschaftlich zu erklären, stoßen wir auf die gleichen Schwierigkeiten, die in dem Abschnitt Gicht bereits erwähnt wurden. Es wird zwar angegeben, daß im Experiment schon mäßige Mengen Karlsbader Wassers ein Sinken des Blutzuckers zur Folge haben soll, aber es ist doch fraglich, ob die Wirkung der Wässer in der Tat in diesem Sinne zu deuten ist. Denkbar ist immerhin, daß auf die Ionen, speziell die Kationenkonzentration, die in allerdings noch unbestätigten Versuchen beim Diabetes von der Norm abweichend gefunden wurde, ein regulierender Einfluß ausgeübt wird. Im wesentlichen beruht aber die an Ort und Stelle vorgenommene Trinkkur wohl ebenso wie bei der Gicht durch Änderung des Milieus und die sachkundige Beratung von seiten erfahrener Ärzte. Die beliebtesten Bäder sind Karlsbad, Marienbad, Kissingen, Neuenahr, Bertrich. Es ist schließlich noch zu bedenken, daß die oft genug im Beruf vernachlässigte, während des Badeaufenthaltes aber konsequent durchgeführte *körperliche Bewegung* einen günstigen Einfluß auf die diabetische Störung, speziell auf die Höhe des Blutzuckers haben kann. Bei Zuckerkranken, deren körperliche Leistungsfähigkeit einigermaßen erhalten ist, beobachtet man nicht selten bei systematisch durchgeführter Körperübung ein Sinken des Blutzuckerspiegels und eine, freilich in mäßigen Grenzen bleibende Hebung der Toleranz für Kohlehydrate. Viel geeigneter wie Spaziergänge in der Ebene ist Bergsteigen, Reiten und jeder Sport überhaupt. Ein Überschreiten der Leistungsfähigkeit muß aber unter allen Umständen vermieden werden. Bei zur Azidosis neigenden Fällen bleibt die günstige Wirkung körperlicher Betätigung aus, die Azidosis kann sogar ansteigen. Es ist also selbstverstädnlich, daß schwer azidotische Fälle von jeder auch nur mäßig anstrengenden Tätigkeit auszuschließen sind. Hier kann dann Massage Anwendung finden. *Hydriatische* Maßnahmen wie indifferente Bäder, Kohlensäurebäder, Ganzwaschungen haben zwar auf die Stoffwechselstörung unmittelbar keinen Einfluß; sie tragen aber dazu bei, Erkrankungen der Haut, zu denen der Diabetiker besonders neigt, zu verhüten.

Komplikationen bei Diabetes. Es ist nicht möglich und auch überflüssig, jede mögliche Komplikation einzeln zu besprechen; es genügt der Hinweis, daß neben der notwendigen symptomatischen Therapie die diätetische Behandlung mit dem Ziele der Entzuckerung immer das Wesentliche ist bei allen Komplikationen, welcher Art sie auch seien. Wir greifen hier nur einige heraus, bei denen die Diätbehandlung ganz besonders wichtig, dabei aber nicht immer ganz einfach ist.

Bei gleichzeitiger *Gicht* muß zunächst entschieden werden, welche Krankheit im Vordergrunde steht. Im allgemeinen ist es der Diabetes, von dem jedenfalls die größeren Gefahren drohen. Es bereitet keine unüberbrückbaren Schwierigkeiten, einen Kostzettel aufzustellen, der beiden Stoffwechselstörungen gerecht wird. Zum Teil ist hierüber schon in dem Abschnitt „Gicht" gesprochen worden; wir brauchen also hier auf Einzelheiten nicht einzugehen. Es ist leicht möglich, und bedeutet auch keine nennenswerte Beschränkung des Lebensgenusses für den Diabetiker, wenn ihm die besonders purinreichen Fleischsorten, also die inneren Teile wie Leber, Niere, Hirn, Bries grundsätzlich verboten werden. Inwieweit eine Beschränkung des Fleischgenusses überhaupt in Frage kommt, hängt von dem Grade der gichtischen Stoffwechselstörung ab. Die Mehrzahl der Gemüse und die Fette sind sowohl für den Gichtiker wie für den Diabetiker erlaubt; Gemüse-Fett-Eiertage sind für beide Schontage.

Gleichzeitige *Fettleibigkeit* macht in erster Linie eine Beschränkung der Fettzufuhr notwendig, was keine Schwierigkeiten bereitet. Aber jede brüske Entfettung ist zu vermeiden; sie kann höchst nachteilige Folgen haben. Die Höhe der Kohlehydratzulagen richtet sich nach der ermittelten Toleranzhöhe. Von Zeit zu Zeit, etwa alle 8 Tage, kann ein Milchtag in der früher besprochenen

Weise (s. Fettleibigkeit) eingeschoben werden, vorausgesetzt, daß die Verträglichkeit einseitiger Milchtage erwiesen ist.

Bei Zuckerkranken schließlich, bei denen ein *operativer Eingriff* nötig ist, muß zunächst entschieden werden, ob der Eingriff überhaupt eine Notwendigkeit ist. Jede nicht unbedingt nötige Operation, etwa aus kosmetischen Gründen, ist zu unterlassen. Weniger der Eingriff selbst wie die Narkose, selbst die örtliche Betäubung bedeutet eine Gefahr für den Diabetiker, und zwar dadurch, daß eine Azidosis manifest wird oder aber eine schon vorhandene zu bedrohlicher Höhe steigt. Schon beim Nichtdiabetiker läßt sich zeigen, daß die Narkose sowohl wie auch örtliche Betäubung eine Mehrausscheidung von Azetonkörpern zur Folge hat; eine vorübergehende funktionelle Schädigung der Leber wird dafür verantwortlich gemacht. Bei Fällen, bei denen der Eingriff eine Notwendigkeit ist, muß zunächst entschieden werden, ob ein Aufschub möglich ist oder nicht. Im ersteren Falle soll versucht werden, eine gewisse Toleranz für Kohlehydrate zu erreichen. Strenge Kosttage mit Kohlehydratkarenz in den Tagen vor dem Eingriff sind unbedingt zu vermeiden. Wird durch diätetische Maßnahmen allein oder aber nicht schnell genug das gesteckte Ziel erreicht, so muß Insulin in der früher besprochenen Weise angewandt werden. Bei allen mittelschweren und schweren Fällen ist ohne Insulin überhaupt nicht auszukommen; man verwendet es in einer Dosis, daß eine nicht zu kleine Kohlehydratmenge — mindestens 100 g Weißbrot entsprechend — ohne Zuckerausscheidung vertragen wird. Blutzuckerbestimmungen sind gerade in diesen Fällen sehr erwünscht. Der Operationstag selbst kann von je einem Insulin-Hafertag umrahmt werden. Ist auch ein kurzfristiger Aufschub für den operativen Eingriff nicht möglich, so muß Insulin in größerer Dosis am besten mit einer gleichzeitigen intravenösen Traubenzuckerinfusion angewandt werden. Die Insulintherapie muß über den Operationstag hinaus fortgesetzt werden.

Azidosis und Coma diabeticum. Wie der Name sagt, kommt es bei der Azidosis zu einer Anreicherung von Säuren im Blut; diese Säuren sind die Oxybuttersäure und die Azetessigsäure. Aus letzterer entsteht, erst am Orte der Ausscheidung, das Azeton, welches der Atemluft azidotischer Zuckerkranker den charakteristischen Obstgeruch verleiht. Diese 3 Stoffe: die Oxybuttersäure, die Azetessigsäure und das Azeton werden als *„Azetonkörper"* zusammengefaßt; ihr Erscheinen im Urin ist die *„Ketonurie"*. Gelingt es nicht, der Azidosis Herr zu werden, so entwickelt sich jener bedrohliche Zustand tiefster Benommenheit, der als „Koma diabeticum" bekannt ist.

Die Quelle der Azetonkörper sind in erster Linie die Fettsäuren und ferner einige Aminosäuren, und zwar von letzteren die, welche als Zuckerbildner nicht in Betracht kommen. Es ist sehr wahrscheinlich, daß die Oxybuttersäure und die Azetessigsäure ein normales Zwischenprodukt im Stoffwechsel der Fette, vielleicht auch der Eiweiße sind; normalerweise werden sie aber schnell weiter abgebaut, und zwar bis zu ihren Endprodukten: Kohlensäure und Wasser. Im Hungerzustand nun, aber auch schon, und das ist für die folgenden Betrachtungen wichtig, wenn bei sonst ausreichender Kalorienzufuhr die Kohlehydrate aus der Kost fortgelassen werden, wird die Oxydation der Fettsäuren nicht zu Ende geführt. Oxybuttersäure und Azetessigsäure erscheinen im Blut. Das Maßgebende für das Auftreten der Azetonkörper ist also nicht die ungenügende oder fehlende Nahrungszufuhr überhaupt, sondern der Mangel an Kohlehydraten. Man stellte sich früher vor, daß die Fette nur „im Feuer der Kohlehydrate" bis zu ihren Endprodukten verbrennen können. Damit wird allerdings die wichtige Rolle der Kohlehydrate für den normalen Ablauf des Fettstoffwechsels treffend charakterisiert, aber in dieser Form ist diese Auslegung doch nicht mehr haltbar. Man muß sich vielmehr vorstellen, daß bei Fortfall der Kohlehydrate aus der Kost nunmehr der andere stickstofffreie Bestandteil der Nahrung, die Fette, in vermehrtem Maße, beim Diabetes vielleicht ungezügelt zur Deckung des Energiebedarfs herangezogen und nun nicht mehr bis zu seinen Endprodukten abgebaut wird; die Folge ist das Auftreten der Azetonkörper. Ihr Entstehungsort ist die Leber. Aber nur, wenn die Leber glykogenarm ist, kommt es zu vermehrter Bildung der Azetonkörper, anscheinend deswegen, weil die hemmende Wirkung der gleichfalls in der Leber gebildeten Milchsäure in Fortfall kommt. Beim schweren Diabetiker besteht also immer die Gefahr der Azidosis: einmal, wenn die Kohlehydrate aus der Nahrung gänzlich gestrichen werden müssen oder aber, wenn der diabetische Organismus völlig die Fähigkeit eingebüßt hat, Kohlehydrate zu verwerten, was ja letzten Endes einem völligen Entzug der Kohlehydrate gleichkommt.

Ein brüsker Entzug der Kohlehydrate ist für den Diabetiker besonders gefährlich; allmähliche Beschränkung der Kohlehydratzulagen ist schon aus diesem Grunde die Regel. Man sieht übrigens häufig, daß die Ketonurie im Verlaufe strenger Kostperioden allmählich an Intensität abnimmt, anscheinend weil der Organismus wieder gelernt hat, den aus dem Eiweiß entstehenden Zucker zu verwerten.

Schreitet die Azidosis unaufhaltsam fort, so kommt es schließlich zum *Koma diabeti-cum;* es wird als eine Vergiftung des Organismus durch Säuren, und zwar die erwähnten Oxybuttersäure und Azetessigsäure, aufgefaßt.

Die Reaktion des Blutes ist bekanntlich ungefähr neutral. Auch bei der Azidosis wird das Blut nicht etwa, wie früher angenommen wurde, sauer. In der Kohlensäure besitzt das Blut eine Substanz, mit der es in weiten Grenzen seine normale Reaktion aufrecht erhalten kann; dringen nämlich reichliche Säuremengen ins Blut ein, so wird automatisch eine entsprechend größere Menge Kohlensäure durch die Lungen entfernt, so daß die normale Reaktion schnell wieder erreicht wird. In der Tat läßt sich bei der Azidosis leicht nachweisen, daß der Gehalt des Blutes an Kohlensäure mitunter sehr erheblich verringert ist. Die Reaktion des Blutes ist also nicht verändert, aber seine Beschaffenheit ist eine andere geworden. Die Säuren werden als Salze durch die Niere ausgeschieden. Die Neutralisation der Säuren geschieht zunächst vorwiegend durch das Ammoniak, mit dem gepaart die Säuren dann im Harn erscheinen. Während normalerweise nur ein kleiner Bruchteil des Harnstickstoffs Ammoniakstickstoff ist, steigt bei der Azidosis seine Menge um ein Vielfaches. Aus der Höhe der Ammoniakausscheidung läßt sich also auf die Schwere der Azidosis schließen, vorausgesetzt, daß dem Körper nicht Alkali (Natr. bic.) zugeführt wird. Dadurch nun, daß der Körper die Säuren mit Ammoniak gepaart ausscheidet, schützt er seinen Alkalibestand. Bei langdauernder Azidosis aber, oder wenn diese einen gewissen Grad überschreitet, ist dieser Schutz kein vollständiger mehr; der Alkalibestand muß angegriffen werden, der Organismus kommt in Gefahr der Alkaliverarmung. Auf diesen Erwägungen beruht die seit langem übliche Alkalitherapie der Azidosis. Die Alkalitherapie hat aber ihre Grenzen; einmal ist es schwierig, bei schwerster Azidosis dem Körper genügende Mengen Alkali zuzuführen; aber selbst, wenn dies gelingt, ist nicht die Garantie gegeben, daß die unmittelbare Gefahr behoben ist. Selbst bei alkalischer Reaktion des Urins kann noch der Tod eintreten.

Für das Zustandekommen der Azidosis müssen also zwei Vorbedingungen erfüllt sein: einmal der Mangel an Kohlehydraten, oder, was gleichbedeutend ist, die Unmöglichkeit, sie zu verwerten, und zweitens das Vorhandensein der Muttersubstanzen der Ketonkörper: der Fette und Eiweiße. Beide Bedingungen sind in schweren Fällen von Diabetes gegeben.

Die diätetische Behandlung der Azidosis wurde bereits früher besprochen (s. u. schwere Fälle); nur das wesentliche soll hier nochmals kurz zusammengefaßt werden. Man läßt eiweißreiche, kohlehydratfreie Tage in einem gewissen Turnus alternieren mit eiweißarmen Tagen, an den Kohlehydrate zugelegt werden. Ein Kohlehydrattag, gefolgt von einem verschärften Gemüsetag oder Hungertag wird wöchentlich eingeschoben und etwa alle 6—8 Wochen wird eine 3 tägige Kohlehydratperiode durchgeführt, die wieder von je einem strengen Schontag umrahmt ist. Gelegentlich kann auch die Mehl rüchtekur *Faltas* oder besser die Gemüse-Fettkost *Petréns* als Dauerkost Anwendung finden; beide Kostformen wurden gleichfalls früher besprochen.

Es kann schließlich versucht werden, ob nicht bestimmte Kohlehydrate bei einseitiger Anwendung vom Diabetiker besser ausgenutzt werden, wodurch dann eine wesentliche Bedingung für das Zustandekommen der Azidosis, der Glykogenmangel, beseitigt wird. Die bessere Verträglichkeit der *Lävulose* und ebenso des im Topinambur enthaltenen *Inulins* ist gewöhnlich zeitlich sehr begrenzt. Noch viel unsicherer ist die Wirkung des *Hediosits* auf die Azidosis. Zuverlässiger ist das *Karamel,* das man am besten als Kara-mose *(Merck)* nehmen läßt. Einseitige Karamelkuren haben allerdings vor anderen Kohle-hydratkuren z. B. Hafertagen keinen Vorteil, aber eine Karamelzulage von 50—100 g zu einer strengen Kostform wirkt oft günstig. Die Verwendung anderer karamelisierter Kohlehydratträger z. B. karamelisierter Mehle scheitert an küchentechnischen Schwierig-keiten. Schließlich kann gelegentlich von der Erfahrung Gebrauch gemacht werden, daß per rectum zugeführter Traubenzucker, der dann also unter Umgehung des Pfortader-kreislaufs dem großen Kreislauf direkt zugeführt wird, oft besser ausgenutzt wird; die übliche Menge beträgt 50—100 g, die als Tropfklistier in 5—10%iger Lösung gegeben werden. In-wieweit Glykosurie und Ketonurie günstig beeinflußt werden, muß in jedem einzelnen Falle ausprobiert werden.

Die diätetische Therapie der Azidosis wird durch die Alkali- und Insulintherapie auf das wirksamste unterstützt. Beide wurden bereits ausführlich besprochen. Gerade bei diesen Fällen feiert das Insulin seine Triumphe. Es gibt dem Organismus die verloren gegangene Fähigkeit, Kohlehydrate zu verwerten, wieder, beseitigt den Zuckermangel und dadurch wieder die Ketonurie; es ist übrigens möglich, daß diese letztere auch unmittelbar durch das Insulin beeinflußt wird.

Bei ausgebrochenem *Koma* oder bei deutlich erkennbaren Prodromalerscheinungen muß mit allen diätetischen und medikamentösen Mitteln energisch eingegriffen werden. Die Kost soll derart zusammengesetzt sein, daß auf die diabetogenen Organe ein möglichst geringgradiger Reiz ausgeübt wird, sie soll wenig oder gar keine Stoffe enthalten, die als Muttersubstanzen der Ketonkörper in Betracht kommen, und schließlich sollen mit der Kost dem Organismus Stoffe zugeführt werden, die eine „antiketogene" Wirkung haben, die also erfahrungsgemäß die Azidosis herabsetzen. Allen diesen Anforderungen werden die Hungertage gerecht: sie sind frei von reizenden und auch frei von ketonkörperbildenden Stoffen, und gleichzeitig enthalten sie im Alkohol eine Substanz, die wie die Erfahrung lehrt, die Azidosis herabdrückt. In der Tat sieht man schon nach 2—3 Hungertagen, die also von kalorienspendenden Nahrungsmitteln lediglich Alkohol enthalten, ein deutliches Absinken der Ketonurie. Die Alkoholzufuhr kann selbst bei nicht an Alkohol Gewöhnten ohne Bedenken reichlich bemessen sein; 150—200 g Kognak, in Mineralwasser verdünnt, werden oft auffallend gut vertragen, wenigstens so lange der komatöse Zustand anhält. Ist die dringendste Gefahr behoben, so wird die Dauerkost allmählich aufgebaut; man beginnt am besten mit Hafertagen, an denen aber nicht mehr als höchstens 100 g Hafer ohne Butterzusatz gestattet werden. Dann geht man zu einer strengen Hauptkost über, der tastend Kohlehydratzulagen unter Kontrolle der Ketonurie und Glykosurie zugelegt werden. Mit den Alkohol- und den Alkaligaben wird jetzt heruntergegangen. Ab und an wird ein Hungertag oder ein strenger Gemüsetag eingeschaltet.

Zur Neutralisation der Säuren sind große Alkaligaben, 50—60 g Natrium bicarbonicum, oder noch größere Mengen nötig; die orale Zufuhr stößt bald auf Schwierigkeiten, so daß zu intravenösen Infusionen oder rektaler Einverleibung einer isotonischen Natrium bicarbonicum - Lösung geschritten werden muß. In allen akut bedrohlichen Zuständen ist von vornherein die intravenöse Applikation anzuwenden.

Mit all diesen Maßnahmen wurde vor der Insulinära bei ausgesprochenem Koma nur selten ein voller und auch dann immer nur ein vorübergehender Erfolg erzielt. Das Insulin hat hier zu einem völligen Umschwung geführt. Es gelingt nicht nur in der überwiegenden Mehrzahl der Fälle, den komatösen Zustand zu beseitigen, sondern schließlich die ganze Stoffwechsellage derart günstig zu beeinflussen, daß manche Kranke ihrer Erwerbstätigkeit wieder zugeführt werden können. Hierzu sind aber große Insulingaben nötig, die die früher angegebenen um ein vielfaches übertreffen. Die Notwendigkeit 100 Einheiten als Einzeldosis und das Doppelte oder Mehrfache als Tagesdosis zu geben, liegt nicht selten vor. Bei akut bedrohlichen Zuständen wird ein Teil, etwa die Hälfte, des Insulins intravenös, der Rest subkutan gegeben. Gleichzeitig oder unmittelbar anschließend an die Insulinverabreichung werden intravenöse Zuckerinfusionen gemacht, oder, besonders bei fraktionierten Insulingaben, bei jeder Injektion kleinere Mengen Zucker, etw 20 g in Wasser gelöst, mittels der Duodenalsonde zugeführt. Ein bedrohliches Sinken des Blutzuckerspiegels mit seinen Folgeerscheinungen wird dadurch immer vermieden. Es ist schließlich nicht überflüssig, daran zu erinnern, daß bei allen Komatösen der Aufrechterhaltung des Kreislaufs besondere Aufmerksamkeit zu widmen ist; Kampfer,

Koffein, Hexeton, Strophantin sind die Mittel der Wahl. Gerade auch bei Komatösen, die große Insulindosen erhalten, sollen Herz- und Gefäßmittel gleichzeitig und in nicht zu sparsamer Menge verwandt werden.

Tabelle I.
Unbedingt erlaubte Nahrungsmittel (kohlehydratfrei).

Frisches Fleisch: alle Muskelteile von Ochs, Kuh, Kalb, Hammel, Schwein, Pferd, Wildbret, zahmen und wilden Vögeln — gebraten, geröstet, gedämpft, gekocht, mit mehlfreier Soße.

Innere Teile der Tiere: Zunge, Herz, Lunge, Gehirn, Thymusdrüse, Nieren, Knochenmark — Leber von Kalb, Wild, Geflügel bis zu 100 g (zubereitet gewogen).

Äußere Teile der Tiere: Füße, Ohren, Schnauze, Schwanz aller eßbaren Tiere.

Fleischkonserven: getrocknetes Fleisch, Rauchfleisch, geräucherte oder gesalzene Zunge, Pökelfleisch, Schinken, geräucherte Gänsebrust, amerikanisches Büchsenfleisch, australisches Corned beef, Sülze, Ochsenmaulsalat. Würste der verschiedensten Arten, soweit sie *brot- und mehlfrei* sind, (Vorsicht besonders bei Leberwürsten); Pasteten der verschiedensten Art, darunter auch Straßburger Gänseleberpastete in den üblichen Mengen — vorausgesetzt, daß die Farce ohne Brot und Mehl zubereitet ist; bei Primaware kann man dessen versichert sein.

Frische Fische: sämtliche frische Fische in jeder mehlfreien Zubereitung, am besten mit Butter, aber nicht paniert (oder die Kruste muß entfernt werden).

Fischkonserven: getrocknete Fische (Stockfisch), gesalzene und geräucherte Fische wie Kabeljau, Schellfisch, Hering, Makrele, Flunder, Sardelle, Salm, Stöhr, Sprotten, Neunaugen, Aal usw., eingemachte Fische, wie Ölsardinen, Anchovis, Sardellen, Thunfisch usw.

Muschel- und Krustentiere: Austern, Miesmuscheln und andere Muscheln, Hummer, Krebse, Langusten, Schildkröte, Krabben.

Fleischextrakt, Fleischpeptone jeder Art; Somatose, Nutrose, Eukasin, Plasmon, Tropon, Roborat, Glidin, Sanatogen, Fortose usw., Fleischgelee und Aspik aus Kalbfüßen oder reiner Gelatine.

Eier von Vögeln, in jeder mehlfreien Zubereitung. Fischeier: Rogen, Kaviar.

Präparierte Fleisch- und Fischsoßen: Die bekannten englischen oder nach englischem Muster hergestellten pikanten Soßen sind in der üblichen Menge erlaubt, falls sie nicht aus anderen Gründen (z. B. wegen Nephritis) verboten werden müssen.

Fette: tierischer oder pflanzlicher Herkunft, z. B. Butter, Speck, Schmalz, Bratenfett, Margarine, Olivenöl, gewöhnliches Salatöl, Kokosbutter, Gänsefett, Lebertran.

Rahm: guter fettreicher Rahm, sowohl süß wie sauer, ist als Getränk und als Zusatz zu Speisen und Getränken (wenn nicht ausdrücklich Beschränkung geboten wird) in Mengen bis zu $^3/_{10}$ Liter am Tage erlaubt, er eignet sich besonders als Zusatz zu Soßen, Eierspeisen usw.

Milch: Boumas künstliche, zuckerfreie, von *Noordens* Rahmmischung.

Käse: jeder Art, vor allem der sog. Rahmkäse bis zu 50 g; geriebener Parmesankäse eignet sich gut zum „Binden" von Suppen, Soßen usw.

Gebäcke: mehlfreie Mandel- und Klebergebäcke.

Frische Vegetabilien:

Salate: Kopfsalat, Endivien, Kresse, Löwenzahn.

Gewürzkräuter: Petersilie, Estragon, Dill, Pimpernell, Minzenkraut, Lauch, Knoblauch, Sellerieblätter.

Gemüsefrüchte: Gurken, Tomaten, grüne Bohnen mit jungen Kernen, Aubergine.

Knollen: Zwiebel, junge oberirdische Kohlrabi (so lange sie noch grün sind), Radieschen, Rettich, Meerrettich.

Stengel: weißer und grüner Spargel, Rübstiel, Hopfenspitzen, Brüsseler Zichorie, englischer Bleichsellerie (ohne die Knollen), junge Rhabarberstengel.

Blüten: Blumenkohl, Rosenkohl, Artischocke.

Blattgemüse: Spinat, Sauerampfer, Krauskohl, Wirsing, Weißkohl, Rotkohl, Butterkohl, Savoyerkohl, Mangold.

Pilze: frische Champignons, Steinpilze, Eierpilze, Morcheln, Trüffeln in der üblichen Menge.

Nüsse in folgenden Mengen: 6 Walnüsse oder 10 Haselnüsse oder 10 Mandeln oder 8 Paranüsse oder 10 Erdnüsse.

Obst: Von den zu Kompotts benützten Vegetabilien sind Preißelbeeren, junge Rhabarberstengel, unreife Stachelbeeren erlaubt, wenn sie mit Sacharin, statt mit Zucker, gesüßt werden.

Gemüsekonserven: eingemachte Spargel, Haricots verts, eingemachte Schneidebohnen, Salzgurken, Essiggurken, Pfeffergurke, Mixed pickles, Sauerkraut, eingelegte Oliven, eingemachte Champignons und andere Vegetabilien aus den oben angeführten Gruppen.

Gewürze: alle Gewürze, falls nicht wegen komplizierender Erkrankungen ihre Einschränkung nötig wird.

Suppen: Fleischbrühe von jeder beliebigen Fleischart oder von Fleischextrakt mit Einlage von grünen Gemüsen, Spargel, Eiern, Fleischstücken, Knochenmark, Fleischleberklößen, Parmesankäse und anderen Substanzen, die in dieser Tabelle verzeichnet sind.

Süße Speisen aus Eiern, Rahm, Mandeln, Zitrone, Gelatine, zu deren Bereitung Sacharin, statt Zucker, benützt ist.

Getränke: Alle Sorten von Sauerbrunnen und künstlichem Selterswasser. Gute Sorten von Kognak, Rum, Arrak, Whisky, Nordhäuser, Kornbranntwein, Kirschwasser, Zwetschgengeist, Steinhäger usw. Weine: Leichte Mosel- oder Rheinweine u. ähnl., Ahrweine, Bordeaux- und Burgunderweine (langes Lagern der Weine auf Faß ist erwünscht). Offene Landweine und Apfelweine (d. h. direkt vom Faß); — zuckerfreie Schaumweine von J. A. Kohlstadt in Frankfurt a. M. — oder von *Schlumberger* (Wien): 0,1% Zucker. Die Menge ist vom Arzt vorzuschreiben.

Tee und Kaffee ohne Zucker, mit Rahm; Kakao s. Tab. II.

Tabelle II.
Bedingt erlaubte Nahrungsmittel.

	Prozentgehalt an Kohle-hydraten %	20 g Weißbrötchen entsprechen g
Normalbrote:		
Weißbrötchen	60	20
Weißbrot in Laibform	58	20
Normal-Roggenbrot	55	22
Kommißbrot	52	23
Klopfer-Vollkornbrot	52	23
Schrot- und Grahambrote	50	24
Simonsbrot (zuckerhaltig)	50	24
Pumpernickel (zuckerhaltig)	50	24
Rademanns D.K.-Schrotbrot	48	25
Rheinisches Schwarzbrot	46	25
Normale Dauerware:		
Friedrichsdorfer Zwieback	70	17
Rademanns Friedrichsdorfer Zwieback (zuckerfrei)	66	18
Freiburger Brezeln	80	15
Natürliche Mehle:		
Weizen-, Roggen-, Gerste-, Reismehl	etwa 75	16
Hafermehl	64	18
Mais-, Grünkern-, Buchenweizenmehl	70	17
Leguminosenmehle	55	22
Bananenmehl	80	15
Materna (Getreidekeimmehl)	28	42
Stärkemehle:		
von Kartoffeln, Mais, Reis, Sago, Tapioka, Weizen . . .	80	15
Teigwaren:		
Nudeln, Makkaroni	75	16
Zerealien:		
Geschälter Reis	80	15
Geschälte Gerste (deutsch)	70	17
„ „ (amerikanisch)	80	15
Geschälter Hafer	65	18
Hülsenfrüchte:		
Erbsen, Linsen, Bohnen (trocken)	etwa 50	24
Erbsen, (frisch, grün)	10—12	100—120
Erbsen in Büchsen	10	120
Salatbohnen (junge grüne Kerne)	16	75
Puffbohnen (junge grüne)	16	75
„ (älter, grau)	20	60

	Prozentgehalt an Kohlehydraten %	20 g Weißbrötchen entsprechen g
Kakao:		
Unentölter	12	100
Gewöhnliche Handelsware	30	40
Rademanns Diabetiker-Kakao	15	80
Knollen, Wurzeln:		
Kartoffeln im Sommer	16—18	66—75
„ „ Winter	20	60
Sellerie (deutsche Knollen)	10—12	100—120
„ (englischer Stangen-)	4	300
Kerbelrübe	28	43
Weiße Kohlrübe	7	170
Karotten	8	150
Große gelbe Rübe und Teltower Rübe	10	120
Schwarzwurzel	12—15	80—100
Kohlrabi (jung)	4	300
Topinambur	15	80
Frische und eingemachte Früchte:		
(auf steinlose Frucht berechnet. Zuckergehalt der Früchte sehr schwankend, je nach Reife, Standort und Jahr)		
Süße Kirschen	12—14	85—100
Saure Kirschen	10—12	100—120
Pflaumen (blau)	10	120
Reineklauden (grün)	12—15	80—100
Pfirsich (Garten-)	10—12	100—120
„ (sog. Weinberg-)	6—8	150—200
Aprikosen	6—10	120—200
Mirabellen	8—12	100—150
Äpfel	8—12	100—150
Birnen	8—12	100—150
Banane (geschält)	16—24	50—75
Bananenmehl (trocken)	57	21
Orange (geschält)	10—12	100—120
Grape fruits (Fleisch)	5—7	170—200
Ananas	8—10	120—150
Melone (süße)	8	150
Wassermelone (Ungarn)	4—6	200—300
Erdbeeren (Garten-)	6—8	150—200
„ (Wald-)	4—6	200—300
Stachelbeeren (reif)	6—8	150—200
„ (unreif zum Kochen)	2—2,25	480—600
Johannisbeeren	7—9	133—170
Himbeeren (Garten-)	6	200
„ (Wald-)	4—5	240—300
Brombeeren	4—6	200—300
Heidelbeeren	4—5	240—300
Preißelbeeren	1,5	300—600
Kastanien (geschält)	18	66
Gekochte Früchte:		
Pfirsiche, Aprikosen, Sauerkirschen, Reineklauden, Äpfel, Birnen im eigenen Saft, (Saft zu meiden) bei häuslicher Bereitung oder als Rademanns „Früchte im eigenen Saft"	6—8	150—200
Preißelbeeren, Himbeeren, Johannisbeeren, Heidelbeeren — wie oben	4—6	200—300
Entzuckerte Früchte von O. Rademann	3	400
Milch:		
Vollmilch	4—5	240—300
Guter Süßrahm	3,2	400
Saure Milch	3,5—4	220—300
Yoghurt	3,5	220

	Prozentgehalt an Kohle- hydraten %	20 g Weißbrötchen enthalten g
Gärtners Diabetikermilch	1	beliebig
Boumas-Diabetikermilch	0	„
Mandelmilch Sojamilch	1	„
Kefir	2,4	450
Bier, Schaumwein:		
Bayerische Winter-Schankbiere	3,5—4,5	275—340
Bayerische Sommer-Lagerbiere	4,0—5,5	215—300
Bayerische Exportbiere	4,5—5,5	215—275
Helle Rheinische Biere	2,5—3	400—480
Pilsener Bier	3,5	340
„ Exportbier	3,8—4	300—320
Lichtenhainer	2,0—2,5	480—600
Grätzer	2,1	600
Anhang.		
Spezialgebäcke für Zuckerkranke.		
Aleuronatbrote	40—45	27—30
Kleberluftbrote (trocken)	50	24
Mehlersatz:		
Reines Aleuronat, reines Konglutin, Lezithin-Eiweiß (Gli-dine), Roborat	2	beliebig

Tabelle III.

(Unbedingt verbotene Nahrungsmittel.)

Zucker zum Süßen der Speisen, Getränke und Früchte (Ersatz: Sacharin).

Süßigkeiten wie Chokolade, Marzipan, Konditorwaren und dergl.; Schaumweine (Diabetikerschaumweine s. Tab. I); Süßweine; gesüßte Liköre.

Die Gicht.

Bei der Gicht handelt es sich um eine Störung im Harnsäurestoffwechsel, derart, daß die Harnsäure nur mangelhaft ausgeschieden wird. Die Folge davon ist eine Anreicherung in Blut und Geweben. Die *„reguläre"* Gicht ist durch die typischen, periodisch auftretenden Schmerzanfälle gekennzeichnet ,die *„irreguläre"* verläuft mehr nach der Art des chronischen Gelenkrheumatismus.

Die *Quelle der Harnsäure* ist ein bestimmtes, in den Zellkernen enthaltenes Eiweiß, das Nucleoproteid. Dieses Kerneiweiß wird durch die Verdauungssäfte vom Eiweiß befreit, es entstehen die eiweißfreien Polynucleotide, die ihrerseits wieder aus den einfacheren und leicht wasserlöslichen Nukleotiden zusammengesetzt sind. Die Spaltung in die Nukleotide erfolgt wahrscheinlich auf fermentativem Wege im Dünndarm. Sie enthalten neben Phosphorsäure, Zucker, Pyrimidin, die Muttersubstanz der Harnsäure: die Purinbasen. Der gemeinsame Ausgangspunkt dieser letzteren ist der Purinkern, dessen einfachste Verbindung — die Wasserstoffverbindung — das Purin ist. Tritt an Stelle eines Wasserstoffatoms eine Amino — NH_2 — Gruppe, so entsteht ein Aminopurin (= Adenin), tritt noch ein Sauerstoffatom hinzu, so entsteht ein Aminooxypurin (= Guanin). Im Organismus sind die Purinbasen zunächst immer als Aminopurine vertreten. Durch einen anscheinend fermentativen Vorgang wird von den Aminopurinen die NH_2-Gruppe abgespalten (Desamidase) und gleichzeitig die Aminopurine in Oxypurine übergeführt, und zwar das Adenin in Hypoxanthin (Mon-Oxypurin), das Guanin in Xanthin (Di-Oxypurin). Ein weiteres oxydierendes Ferment (Oxydase) verwandelt diese Oxypurine in Harnsäure (Trioxypurin). Diese stammt aus zugrunde gegangenen Gewebskernen und Leukozyten zum Teil auch aus dem bei der Tätigkeit des Muskels entstehenden Hypoxanthin. Diese *„endogene" Harnsäure* ist von Menge und Art der Nahrung verhältnismäßig unabhängig, aber doch nicht derart, daß ein Einfluß überhaupt nicht bestünde. Jede Aufnahme von Nahrung, insbesondere aber von eiweißhaltiger, und zwar auch purinfreier, hat eine Vermehrung der endogenen Harnsäurebildung zur Folge, und zwar wohl als Folge eines gesteigerten Stoffwechsels in den Verdauungsdrüsen.

Viel abhängiger von der Beschaffenheit der Kost ist die Menge der *„exogenen" Harnsäure*; sie stammt aus den Kernsubstanzen der genossenen Nahrung. Ist diese reich an solchen, so steigt sie, andernfalls nimmt sie ab, ohne daß freilich ein Parallelismus zwischen Menge der ausgeschiedenen Harnsäure und Puringehalt der Kost besteht.

Vermehrte Zufuhr von Purinbasen führt beim Gesunden zu einer vermehrten Ausscheidung in kurzer Zeit (in 24 bis 48 Stunden). Beim Gichtiker erfolgt die Ausscheidung verzögert und in unzureichendem Maße; auch intravenös einverleibte Harnsäure wird vom Gichtiker ganz oder wenigstens zum größten Teil zurückgehalten, während der Gesunde sie binnen 48 Stunden ausscheidet.

Die Folge der mangelhaften Ausscheidung der Harnsäure durch den Gichtiker ist eine Erhöhung des Harnsäurespiegels im Blute, während gleichzeitig die Harnsäurekonzentration im Urin herabgesetzt ist. Dieses Mißverhältnis — erhöhte Harnsäurekonzentration des Blutes, verminderte des Urins — ist das eigentliche Charakteristikum der Gicht und unterscheidet sie gleichzeitig von anderen Zuständen, bei denen es gleichfalls zu einer Erhöhung des Blutharnsäurewertes kommen kann, z. B. der Leukämie, der Pneumonie in der Krise, nach Röntgenbestrahlung; hier entspricht dem erhöhten Harnsäuregehalt des Blutes auch ein solcher des Urins.

Es ist hier nicht der Ort, die Stoffwechselpathologie der Gicht in allen Einzelheiten zu besprechen; wir müssen aber doch zum Verständnis unserer therapeutischen Maßnahmen auf das mutmaßliche *Wesen der Gicht* mit einigen Worten eingehen.

Garrod sah in einer Erkrankung der Nieren die Ursache der mangelhaften Ausscheidung und der damit zusammenhängenden Speicherung der Harnsäure im Blute. Diese Anschauung *Garrods* hat sich in dieser Form zwar nicht halten lassen, aber die Untersuchungen von *Thannhauser* haben es doch mindestens wahrscheinlich gemacht, daß tatsächlich der Schwerpunkt der Störung in die Nieren zu verlegen ist. Nur darf man sich dabei nicht —

wie es *Garrod* tat — vorstellen, daß die Nieren anatomisch verändert sind, sondern es handelt sich zunächst jedenfalls — bei der *„primären" Gicht* — um eine isolierte Funktionsstörung der Niere für die Harnsäureausscheidung, der anatomische Veränderungen nicht zugrunde liegen. Allerdings kann eine Harnsäurespeicherung im Blute auch Folge einer anatomisch erkennbaren Nierenerkrankung sein, bei dieser *„sekundären" Gicht* sind dann aber auch, im Gegensatz zu der primären, andere Funktionsstörungen von Seiten der Niere nachweisbar. Im Laufe der Jahre kann freilich die Anhäufung der Harnsäure im Blut auch zu entzündlichen Veränderungen an den Nieren führen, aus denen sich dann schließlich die gichtische Schrumpfniere entwickelt. Aber man muß daran festhalten, daß es sich bei der primären Gicht zunächst nur um eine funktionelle, anatomisch nicht faßbare Anomalie der Niere handelt. Auch bei der *„Bleigicht"* trifft das zu; nur gesellen sich hier meistens ziemlich schnell entzündliche Veränderungen hinzu. Man sieht, daß hier angenommen wird, daß die Harnsäure ein Stoffwechselendprodukt des Nukleinstoffwechsels ist, das eines weiteren Abbaus nicht fähig ist. Diese Anschauung wird nicht allgemein geteilt; es wird dann angenommen, daß es sich bei der Harnsäure nur um ein Intermediärprodukt handelt, das auf fermentativem Wege über das Allantoin zu Harnstoff abgebaut wird. Das Wesen der Gicht bestände dann darin, daß dieses — „urikolytische" — Ferment bei Gichtikern fehlt, so daß dann also die Zersetzung der Harnsäure bis zum Harnstoff unterbleibt (*„Stoffwechselgicht", Brugsch* und *Schittenhelm*). Ein solches urikolytisches Ferment wurde von *Schittenhelm* in der Leber des Schweines gefunden, beim Menschen hat es sich bisher nicht nachweisen lassen. Wenn man nun auch annimmt, daß eine funktionelle Schwäche der Niere das maßgebende ist, so bleiben doch noch eine Reihe von Unklarheiten. Die Harnsäureansammlung im Blute findet freilich mit dieser Annahme ihre Erklärung, aber völlig unklar ist doch, welche Momente den Ausfall der Harnsäure in bestimmte Gewebe, die Knorpel der Gelenke, veranlassen. Diese Schwierigkeit wird auch nicht beseitigt, wenn man eine besondere Affinität des Knorpelgewebes („Uratohistechie", *Gudzent*), die sich im Reagenzglas erweisen läßt, annimmt; denn wir kennen doch eine ganze Reihe von Zuständen, bei denen eine Harnsäurevermehrung im Blute nachweisbar ist (s. o.), wo es aber niemals oder doch nur ganz ausnahmsweise zu den typischen Gelenkerkrankungen kommt. Es fehlt hier noch völlig die Möglichkeit einer ausreichenden Erklärung.

Man erkennt aus diesen einleitenden Ausführungen leicht die Grenzen unserer Therapie; die eigentliche Ursache, welcher Art sie auch sei, vermögen wir nicht zu beseitigen. Es kann sich also nur darum handeln 1. die Harnsäurebildung im Organismus nach Möglichkeit einzuschränken, 2. die Ausscheidung der in Blut und Geweben deponierten Harnsäure möglichst zu erleichtern.

1. Um dieser Forderung gerecht zu werden, ist es nötig, die Beziehungen der einzelnen Nahrungsstoffe bzw. Nahrungsmittel zur Harnsäurebildung zu kennen. Wir schicken hierüber einige Worte voraus.

Kohlehydrate und *Fette* kommen als Harnsäurebildner nicht in Betracht; sie können in allen unkomplizierten Fällen in beliebiger Menge gestattet werden. Für die wichtigsten Kohlehydratträger, die Backwaren, gilt dies allerdings nicht ohne Einschränkung. Mit Hefe zubereitete Backwaren enthalten nämlich Purinkörper in immerhin meßbarer Menge; bei den mit Backpulver zubereiteten ist das nicht der Fall. In der Praxis wird der Puringehalt der Hefebackwaren allerdings meist nicht berücksichtigt; bei allen nicht zu schweren Fällen liegt hierzu auch kaum eine Notwendigkeit vor. Wenn es aber darauf ankommt, eine strenge Kostform bei schweren Fällen durchzuführen, ist es nötig, auch den Puringehalt mancher Backwaren zu berücksichtigen und purinfreie vorzuziehen. Andere wichtige Kohlehydratträger: Reis, Grieß, Mehl, Zucker u. a. sind in beliebiger Menge erlaubt. Dasselbe gilt von den Kartoffeln; ihrer Fähigkeit den Urin alkalisch zu machen und ihrem Kalireichtum verdanken sie den Ruhm, als ein besonders wertvoller Bestandteil der Gichtikerkost angesehen zu werden. Die *Eiweiße* der Kost bedürfen immer einer Kontrolle, sowohl hinsichtlich ihrer Menge wie auch ihrer Herkunft. Zunächst einmal natürlich das tierische Eiweiß, das *Fleisch,* das als Harnsäurebildner unmittelbar in Betracht kommt. Von den Fleischsorten sind es wieder besondere Teile, die besonders reich an Kernen, demnach also an Nukleoproteiden, sind; es sind das die inneren Organe: Niere, Hirn, Leber, Milz, Thymus (Bries). Sie sollen vom Gichtiker grundsätzlich gemieden werden, natürlich auch die Speisen, bei denen diese Teile

Verwendung finden: Leberwurst, Leberpasteten, Milzwurst (in Süddeutschland genossen), Ragout fin. Es ist bekannt, daß Genuß von Thymus beim Gichtiker geradezu einen Anfall auslösen kann. Das Muskelfleisch ist zwar wenig kernreich, also arm an Nukleoproteiden; es enthält aber Hypoxanthin, das als Vorstufe der Harnsäure oben erwähnt wurde. Tatsächlich steigt nach Fleischgenuß die Harnsäureausscheidung erheblich, ohne daß aber ein Parallelismus zwischen der Menge des genossenen Fleisches und der Mehrausscheidung von Harnsäure besteht.

Von viel größerer Bedeutung als die Farbe des Fleisches — ob rot oder weiß — ist die Zubereitung. Beim Kochen geht ein Teil der Purinstoffe in das Kochwasser über, beim Bratprozeß wird durch die Krustenbildung ein solcher Verlust verhindert. Gekochtes Fleisch ist also für den Gichtiker weniger schädlich wie gebratenes; natürlich darf die aus dem Fleisch gewonnene Brühe nicht mitgenossen werden. Reich an Purinstoffen sind auch konzentrierte Soßen und Fleischextrakte, die zudem noch die Tätigkeit der Verdauungsdrüsen anregen, wodurch auch der endogene Harnsäurewert gesteigert wird (s. u.). Gepökelte und überhaupt alle salzreichen Fleische und Fische sind für den Gichtiker ungeeignet. Eine Funktionsstörung der Nieren für die Kochsalzausscheidung besteht zwar nicht, aber erfahrungsgemäß werden sie vom Gichtiker häufig nicht gut vertragen. Fischfleisch ist hinsichtlich seines Puringehaltes dem Säugetierfleisch ziemlich gleichwertig, dasselbe gilt von Hummern, Krebsen, Austern. Einige Fische (z. B. Heringe, Sprotten, Sardellen) enthalten sogar mehr Purine, als durchschnittlich das Säugetierfleisch. Der Rogen und die Milch der Fische sind reich an Purinstoffen; Kaviar dagegen ist purinfrei.

Die Ansichten, ob man Fleisch dem Gichtiker grundsätzlich verbieten soll oder nicht, sind geteilt. Eine allgemein gültige Regel läßt sich nicht aufstellen; maßgebend ist die Schwere des Falles. Bei leichteren Fällen bestehen keine Bedenken, bis zu 150 g am Tage zu gestatten, vorausgesetzt natürlich, daß die nukleinreichen Organe grundsätzlich vermieden werden. In allen schweren Fällen, bei drohendem Anfall oder im Anfall selbst, ist aber völlige Fleischentziehung angezeigt. Wir kommen später darauf zurück.

Es ist versucht worden, durch *Toleranzbestimmungen* die Verträglichkeitsgrenze für Fleisch zu bestimmen. Man geht dann so vor, daß zu einem purinfreien Kostgerüst bestimmte Mengen Fleisch allmählich zugelegt werden; durch fortlaufende Harnuntersuchungen wird festgestellt, ob die zugelegten Purinstoffe quantitativ und in der richtigen Zeit ausgeschieden werden. Eingebürgert haben sich diese Toleranzbestimmungen nicht; sie sind überhaupt nur in Anstalten mit entsprechenden Laboratoriumseinrichtungen ausführbar.

Es ist nach den einleitenden Vorbemerkungen verständlich, wenn auch den Eiweißen, die purinfrei sind, demnach also als unmittelbare Harnsäurebildner nicht in Betracht kommen, eine gewisse Kontrolle zugewandt werden muß, und zwar deswegen, weil sie den endogenen Harnsäurewert zu steigern vermögen. Es zeigt zwar die Erfahrung, daß viele Gichtiker das purinfreie Eiweiß in der üblichen Menge ohne Schaden vertragen, aber bei besonders schwer zu beeinflussenden Fällen oder im Anfall ist es doch ratsam, auch diesen Anteil des Eiweißes quantitativ zu kontrollieren. Wir sehen aber keine Veranlassung, grundsätzlich darauf zu dringen, daß der Eiweißgehalt einer Gichtikerkost 50—60 g pro Tag nicht übersteigt. Wenn man also von der gelegentlich angezeigten Notwendigkeit der Eiweißbeschränkung überhaupt absieht, sind die eiweißhaltigen Nahrungsmittel: *Milch, Eier, Käse* (ausgenommen die gewürzreichen) in beliebiger Menge erlaubt. Die vielfache Verwendungsart der Eier und der Milch bei der Zubereitung von Mehl-, Reisspeisen u. dgl. ermöglicht besonders bei der strengen Kostform (s. u.) eine schwer zu ersetzende Abwechslung. Neben diesen animalischen, purinfreien Nahrungsmitteln sind die *Gemüse* und *Früchte* ein besonders wertvoller Bestandteil der Gichtikerkost; sie sollen immer, auch bei leichteren Fällen im Vordergrund des Kostzettels stehen. Mit wenigen Ausnahmen sind alle Gemüse erlaubt. Nur die Hülsenfrüchte: Erbsen, Linsen, Bohnen, die meisten Pilze (besonders die Trüffeln) und allenfalls der Spinat enthalten Purinstoffe in größerer Menge. Extrakte von Gemüsen sind sehr purinreich; aber die zum Würzen der Speisen nötige Menge ist im allgemeinen so gering, daß Bedenken gegen ihre Verwendung nicht bestehen, zumal sie bei der nötigen Einschränkung der scharfen Gewürze (s. u.) eine schmackhafte Zubereitung der Speisen erleichtern. Früchte in jeder Form und Fruchtsäfte sind in beliebiger Menge gestattet; Kirschen-, Erdbeeren-, Traubenkuren wurden und werden auch jetzt noch bei Gicht angewendet (s. u.). Auf die sehr zweckmäßigen Obst-Gemüsetage kommen wir später zurück. Schließlich noch ein Wort über die üblichen Genußmittel: *Kaffee, Tee, Kakao und Alkohol.* Die ersten 3 genannten enthalten die Methylpurine: Coffein, Theein, Theobromin. Da diese Methylpurine aber gar nicht oder jedenfalls in zu vernachlässigender Menge in die Oxypurine übergehen, liegt ein Grund zu ihrem Verbote nicht vor. Ist man besonders vorsichtig, so können sie bei drohendem Anfall oder im Anfall selbst verboten werden. Die Ersatzmittel des Kaffees sind ganz unschädlich. Anders steht es mit dem *Alkohol.* Auf den Purinstoffwechsel übt er eine deutliche Wirkung aus; er kann anscheinend einmal die Bildung von Harnsäure fördern, dann aber, was wichtiger ist, die Ausscheidung hemmen. Es ist also nur berechtigt, wenn dem Gichtiker mindestens alle alkoholreichen Getränke: Schnaps, Grog, Südweine, Champagner, schwere Biere verboten werden. Ob sich das Verbot auf alkoholische Getränke überhaupt, leichte Biere, leichten Wein erstrecken soll, hängt ganz von der Lage des Falles, vor allem aber auch von der Einsicht des Kranken ab. Es muß übrigens hier daran erinnert werden, daß Pilsener Bier einen relativ hohen Puringehalt hat. Bezüglich der *nicht alkoholischen Getränke* ist nur zu sagen, daß sie in unkomplizierten Fällen hinsichtlich ihrer Menge einer Kontrolle nicht bedürfen. Die früher von mancher Seite anempfohlenen Wasserkuren, bei denen bis zu 10 Liter am Tage getrunken wurden, finden wohl kaum noch Anhänger; sie verallgemeinern eine für Zeiten, z. B. für die Zeit des drohenden oder eingetretenen Anfalls, in der Tat bestehende Indikation, durch reichlicheres Trinken die Ausscheidung der Harnsäure zu begünstigen. Aber natürlich sind hierfür nicht so abnorme Mengen von Flüssigkeit nötig. Bei Besprechung der Mineralwasserkuren kommen wir darauf zurück.

Zusammenfassend kann man demnach unterscheiden zwischen: 1. Nahrungsstoffen bzw. Nahrungsmitteln, die in beliebiger Menge erlaubt sind: Kohlehydrate, Fette und ihre Hauptvertreter; Gemüse (Ausnahmen s. o.), Früchte, Eier, Milch, (nicht gewürzreiche) Käse, alle nicht alkoholischen Getränke. Eine Kost, die sich ausschließlich aus diesen Bestandteilen zusammensetzt, ist eine „purinfreie", richtiger *„purinarme"* Kost; diese bildet das Kostgerüst für den Gichtiker. 2. Nahrungsmitteln, die nur bedingt erlaubt sind; hierzu gehört in erster Linie das Fleisch, das der Gichtiker im allgemeinen mehr entbehrt, wie die Hülsenfrüchte und Pilze, die wegen ihres immerhin nicht zu vernachlässigenden Puringehaltes gleichfalls in die Gruppe der bedingt erlaubten Nahrungsmittel fallen. Über die Frage des Alkoholverbots verweisen wir auf die früheren Ausführungen. Das Fleisch bildet die Zulage zu dem purinfreien Kostgerüst der ersten Gruppe; die erlaubte Tagesmenge bestimmt der Arzt. Man kann schließlich als *dritte* Gruppe diejenigen Nahrungsmittel abgrenzen, die grundsätzlich für den Gichtiker verboten sind; hierzu gehören die purinreichen Fleischsorten: Leber, Milz, Hirn, Niere, Lunge, Thymus; ferner alle starken alkoholischen Getränke.

Es gilt als Regel, daß die Gichtikerkost möglichst unkompliziert zubereitet werden soll, d. h. also, daß die Verwendung *scharfer Gewürze* und *Extrakte*

zu pikanten Soßen u. dgl. unterbleiben soll. Es bedeutet das aber nicht, daß
die Kost überhaupt gewürzlos und infolgedessen reizlos zubereitet werden soll;
wir werden noch wiederholt, z. B. in dem Abschnitt Nierenkrankheiten auf den
weitverbreiteten Irrtum hinweisen, daß eine an scharfen Gewürzen arme Kost
eine wenig schmackhafte Kost sein muß. Exzesse im Essen wie im Trinken
bekommen erfahrungsgemäß dem Gichtiker schlecht; ein gelegentlicher Verstoß
sollte wenigstens von einem Schontag (s. u.) gefolgt sein, um dem Körper die
Ausscheidung gestapelter Harnsäure zu erleichtern. Die übliche Mahlzeitordnung
kann eingehalten werden; die physiologische Kurve der Harnsäureausscheidung,
die für die Nachtzeit eine Senkung zeigt, läßt es aber begründet erscheinen, wenn
die Hauptmahlzeit nicht auf den Abend verlegt wird („englische Tischzeit“).
Auch sollen purinhaltige Zulagen möglichst nicht zur Abendmahlzeit genossen
werden.

Es ist nicht schwer, nach diesen vorangegangenen Ausführungen eine Kostform zusammenzustellen, die fast purinfrei ist; auch wieder nur zur Orientierung
bringen wir ein Beispiel für eine *„strenge Kostform“*, die durch Zulagen
von Fleisch leicht in die *„milde Kostform“* umgewandelt werden kann.

Kostschema für eine strenge Kostform.

I. Frühstück: Milch, evtl. mit Kaffee, Tee, Kakao; Weißbrot, Butter, 1—2 Eier,
  Honig, Fruchtgelee.
II. Frühstück: Käse, Butter, Brot oder Milch, Obst.
Mittag: Suppe (nicht aus Fleisch zubereitet) mit Zusatz von Mehl, Grieß,
  Reis, Haferflocken u. a. oder Obstsuppen; Speise von Reis, Makkaroni, Grieß,
  Eiern usw. Gemüse, Kartoffeln; Kompott, Obst, Salat.
Nachmittag: Milch mit Kaffee, Tee, Kakao; Brot, Butter, Honig, Früchte.
Abends: Eierspeise; Gemüsegericht, Käse, Brot, Butter, Salat, Obst.

Es dürfte im allgemeinen die Entscheidung nicht schwer fallen, in welchen
Fällen die strenge, in welchen die mildere Kostform angezeigt ist; hat man
sich zu der letzteren entschlossen, so ist doch immer die Einschaltung von zwei
purinfreien Karenztagen, schon aus erzieherischen Gründen, angezeigt. Bei
drohendem Anfall soll stets die strenge Kostform eingehalten werden.

Bei unkomplizierten Fällen bedarf der Kaloriengehalt der Nahrung keiner
besonderen Kontrolle; der *Kalorienbedarf* des Gichtikers unterscheidet
sich nicht von dem eines Gesunden. Auch sonst zeigt der Stoffwechsel, wenigstens
in der anfallsfreien Zeit, keine Abweichung von der Norm. Während des Anfalls
besteht eine Neigung zu Stickstoffeinbuße; eine praktische Bedeutung hat das
nicht, zumal in der Zeit nach dem Anfall eine Neigung zu Stickstoffretention
besteht.

Umänderungen der Kost bei *komplizierender Fettleibigkeit* oder auch *Magerkeit*
bereiten keine nennenswerten Schwierigkeiten; es sei hier auf die entsprechenden Abschnitte
verwiesen. Schwieriger sind die Verhältnisse, wenn *Gicht und Diabetes* vergesellschaftet
sind. Man hat dann zunächst zu entscheiden, welche Krankheit im Vordergrund steht.
Meist wird man feststellen müssen, daß von Seiten des Diabetes die größeren Gefahren
drohen; sicher ist dies bei zur Azidosis neigenden Fällen. Die diätetischen Maßnahmen
richten sich dann ganz gegen die Gefahren des drohenden Komas. Hungertage, Gemüse-
und Kohlehydrattage enthalten im übrigen keine Stoffe, die für den Gichtiker schädlich
sind.

Wir erwähnen hier schließlich noch einige *besondere Kostformen,* die
gelegentlich beim Gichtiker Verwendung finden können. Zunächst die schon
bei anderer Gelegenheit (s. Fettleibigkeit) erwähnten *Obsttage,* an denen also
ausschließlich Obst, etwa 1½ kg, genossen wird. Auch hier sind die zahlreichen
Kombinationen möglich, als Obst-Gemüsetage, Obst-Milchtage, die gleichfalls
bereits früher besprochen wurden; sie eignen sich besonders für eingeschobene

Karenztage. Der Nutzen dieser strengen Tage besteht einmal in ihrer Purinarmut, dann aber liefern sie einen alkalischen Urin, in dem die Löslichkeitsbedingungen für die aus Blut und Geweben ausgeschiedene Harnsäure günstig sind. Abgesehen davon haben aber die Obst-Gemüsetage einen erzieherischen Wert, der darin besteht, daß der Gichtiker auf den Wert dieser für ihn nützlichen Nahrungsmittel nachdrücklich hingewiesen wird, die einen täglichen Bestandteil seiner Kost bilden sollen.

Bei den *Traubenkuren* werden neben einer gemischten Nebenkost in steigender Dosis bis zu 5 Pfund Weintrauben genossen. Sie können nur in Weingegenden, z. B. Meran durchgeführt werden. Zu berücksichtigen, z. B. bei Fettleibigen, ist der hohe Nährwert der Weintrauben (1 kg = ca. 1250 Kalorien). Bei den früher gebrauchten *Zitronenkuren* wurden täglich bis' zu 20 Zitronen verbraucht. Maßgebend war wohl die irrtümliche Vorstellung (s. auch u.), daß bei der Gicht die Harnsäure retiniert werde infolge ungünstiger Löslichkeitsbedingungen, die durch die pflanzensauren Alkalien gebessert würden.

2. *Die Erleichterung der Ausscheidung der Harnsäure.* Bei den bisher besprochenen Maßnahmen war der Grundgedanke maßgebend, dem Organismus möglichst wenig Material für die Bildung der Harnsäure zu liefern. Es ist nun aber ebenso wichtig, die Ausscheidung der gebildeten, in Blut und Geweben deponierten Harnsäure zu erleichtern. Schon die gleich noch zu besprechenden Mineralwasserkuren dienen diesem Zweck; wir besprechen aber zunächst die gleichfalls hierher gehörige *medikamentöse Therapie,* die sich von der diätetischen Therapie nicht grundsätzlich trennen läßt. Es ist also wohl gerechtfertigt, wenn auf sie etwas näher eingegangen wird. Eine spezifische Wirkung hat das *Atophan.* Wahrscheinlich wird die Niere selbst durch das Atophan beeinflußt, insofern, als ihre mangelhafte Funktion hinsichtlich der Harnsäureausscheidung angeregt wird. Außerdem wirkt es schmerzstillend und entzündungshemmend. Die übliche Tagesdosis beträgt 3 g, die man für etwa 8 Tage nehmen läßt. Kleinere Dosen können dann noch längere Zeit weitergenommen werden. Sehr empfehlenswert sind mehrmals im Jahre sich wiederholende Atophankuren, am besten bei purinarmer Kost. Zur rechten Zeit angewandt, kann Atophan einen drohenden Anfall kupieren. Um günstige Lösungsbedingungen für die Harnsäure im Urin zu schaffen und ein Ausfallen von Harnsäurekonkrementen zu verhindern, soll während der Atophankur etwas Alkali genommen oder aber ein alkalischer Brunnen getrunken werden. Eine gewisse Durchspülung ist wünschenswert. Bei der regulären Gicht ist die Wirkung des Atophans zuverlässiger wie bei der irregulären, aber auch bei der ersteren kommen Versager vor. Das *Acitrin* ist ein gleichwertiges Präparat, das *Novathophan* scheint dem Atophan an Wirksamkeit nachzustehen. Ein gutes Präparat ist auch das *Atophanyl,* das intravenös gegeben wird und besonders für die Fälle geeignet ist, bei denen die orale Darreichung des Atophans Magenstörungen zur Folge hat; die Injektionen müssen öfters wiederholt werden. Andere *Antineuralgika,* z. B. das Salizyl, das gleichfalls die Harnsäureausscheidung fördert, sind durch das Atophan ganz verdrängt worden. Viel weniger klar ist die Wirkungsart des *Colchicins.* Auf die Harnsäureausscheidung hat es keinen Einfluß, aber seine schmerzstillende und anscheinend auch entzündungshemmende Wirkung im Gichtanfall ist oft eklatant. Für eine intermittierende Behandlung ist es weniger geeignet. Wesentlich ist die Art des Präparates; ein zuverlässiges Präparat ist das Colchicin Merck, ferner das Colchicin Houdé (in Pillen zu 1 mg). Letzteres ist aber ein französisches Präparat. Die Tinctura Colchici ist unwirksam. Die unbestreitbare Wirksamkeit mancher Geheimmittel beruht auf ihrem Gehalt an Colchicin. Wir nennen nur einige, die besonders in der Vorkriegszeit von Gichtikern gern genommen und dem Colchicin sogar vorgezogen wurden: den Likör de Laville ·(neben Colchicin, Chinin und Gentiana enthaltend) und Alberts Remedy, das vor allem in England beliebt ist. Lästige Nebenerscheinungen, besonders Magen-

störungen mit gänzlichem Verlust des Appetits, sind beim Colchicin viel häufiger wie beim Atophan; man soll aber deswegen das Mittel nicht vorzeitig aussetzen. Dagegen machen anhaltende Durchfälle ein Absetzen des Medikaments notwendig.

Auf die Besprechung vieler anderer angeblich spezifisch wirkender Mittel kann verzichtet werden. Fast alle gehen von falschen Voraussetzungen aus, so einleuchtend bei oberflächlicher Betrachtung ihre Begründung auch zu sein scheint. Die Urotropintherapie beispielsweise gründet sich auf die an sich richtige Beobachtung, daß die Harnsäure mit Formaldehyd, das sich ja aus dem Urotropin bildet, eine leichter lösliche Verbindung eingeht. Da das Formaldehyd aber erst in den Harnwegen entsteht, sind die Voraussetzungen für die Urotropintherapie hinfällig; allenfalls können die Löslichkeitsbedingungen für die Harnsäure in den Harnwegen gebessert werden. Man darf auch nicht die Feststellung, daß Urozidin, Piperazin, Lysidin und andere Mittel mit anderen Namen und im wesentlichen gleicher Zusammensetzung die Wasserlöslichkeit der Harnsäure im Reagenzglas erhöhen, auf die ganz anderen Löslichkeitsbedingungen der Harnsäure im Blute übertragen. An sich wäre es überflüssig, andere noch viel weniger begründete Behandlungsmethoden zu erwähnen, wenn nicht immer noch von Laien und auch von Ärzten unnütze Zeit mit ihrer Anwendung vergeudet würde; hierher gehört die Behandlung mit Chinasäure oder Präparaten, deren wesentlicher Bestandteil Chinasäure ist: Urosin, Urol, Sidonal, Chinotropin, das daneben noch Urotropin enthält. Auch die von *Falkenstein* empfohlene Salzsäuretherapie ist in diesem Zusammenhang zu nennen. Über die in manchen Geheimmitteln enthaltene Ameisensäure wird von Ärzten meist abfallender geurteilt, wie von manchen Laien, die doch die Besserung ihres Zustandes mit Bestimmtheit auf die Ameisensäureinjektionen zurückführen. Freilich befinden sich viele chronische Rheumatiker unter diesen Kranken, bei denen eben jede unspezifische Reiztherapie und um diese handelt es sich doch bei der Ameisensäuretherapie, Nutzen bringen kann. Die wirksame Substanz des *Krullschen* Präparates ist Ameisensäure; es ist jetzt als „Myrmekan" im Handel. Von der Radiumtherapie hört man jetzt weniger wie früher; sie stützt sich auf den von *Gudzent* erhobenen Befund, daß die schwerlösliche „Laktamform" der Harnsäure unter Radiumwirkung in die leichter lösliche isomere „Laktimform" übergeführt wird. Anscheinend sind große Emanationsdosen nötig, wenn überhaupt ein Erfolg erzielt werden soll, und diese stehen nur in besonders eingerichteten Instituten zur Verfügung. Es ist nur verständlich wenn seit der Empfehlung der Radiumtherapie manche Badeorte die Wirksamkeit ihrer Quellen mit ihrem Radiumgehalt in ursächlichen Zusammenhang bringen; er ist bei den meisten übrigens viel geringer wie der des künstlich mit Emanation versetzten Wassers.

Eine Erleichterung der Harnsäureausscheidung wird ferner durch *Mineralwasserkuren* angestrebt und bis zu einem gewissen Grade auch erreicht. Es bleibe dahingestellt, ob die Trinkkuren lediglich durch die vermehrte Flüssigkeitszufuhr wirken, oder ob andere uns noch unbekannte Momente mit eine Rolle spielen; unzweifelhaft ist, daß bei vielen Gichtikern in geeigneten Badeorten erhebliche Besserungen erreicht werden. Bringt man freilich die an sich schon günstige Wirkung der veränderten Umgebung mit dem Aufenthalt in frischer Luft, der oft im Alltagsleben vernachlässigten Körperbewegung und schließlich die von sachkundiger Seite geleitete Diätkur in Abzug, so bleibt für die mutmaßliche Wirkung der Brunnen nicht mehr viel Raum. Es ist aber wichtig zu wissen und für unbemittelte Kranke, die sich eine Badereise nicht leisten können eine Beruhigung, daß eine Auswaschung der Gewebe und Begünstigung der Harnsäureausscheidung auch mit gewöhnlichem Brunnenwasser, dem man zweckmäßig einen Fruchtsaft hinzusetzt, erreicht werden kann. Die folgenden Badeorte werden vom Gichtiker besonders gern aufgesucht: Wildbad i. Württemberg, Gastein, Pfefferragaz, Teplitz (Wildbäder); Neuenahr (besonders bei gleichzeitigem Diabetes), Bertrich a. d. Mosel (alkal. Quellen, Bertrich zugleich glaubersalzhaltig); Wiesbaden (warme Kochsalzthermen); Kreuznach, Landeck i. Schlesien, Joachimsthal i. Böhmen (Radiumquellen). Für Gichtiker mit chronischen Gelenkveränderungen kommen Moorbäder in Betracht: Polzin i. Pommern, Nenndorf, Elster, Pistyan i. Ungarn, oder auch Schwefelbäder wie Aachen, Eilsen i. Schaumburg-Lippe und andere; fettleibige Gichtiker können auch nach Karlsbad und Marienbad gehen. Als Tafelwässer werden die schwach alkalischen Quellen: Gießhübler, Fachinger bevorzugt.

Die Behandlung des Anfalls. Zwar nicht grundsätzlich verschieden, aber in seinen Einzelheiten doch in mancher Beziehung abweichend ist die Behandlung des gichtischen Anfalls. Auch hier unterscheiden wir zweckmäßig eine *diätetische* und eine *medikamentöse Therapie*; in ihren Grundzügen wurden bereits beide besprochen, so daß wir uns hier kurz fassen können. Es ist eine seit langem bewährte Maßnahme, den Gichtikern in der Zeit, die den eigentlichen Anfall umrahmt, und während des Anfalls selbst auf eine karge, dabei selbstverständlich möglichst purinarme Kost zu setzen. Die Entbehrungen, die eine solche Kost mit sich bringt, werden gewöhnlich nicht als sehr störend empfunden, da die Eßlust in dieser Zeit sowieso schon meist erheblich gelitten hat. Die Kost setzt sich also im wesentlichen zusammen aus Mehl-, Gemüse-, Obstsuppen, Breien aus Kohlehydratträgern wie Reis, Grieß, Kartoffeln u. dgl., Gemüsen mit den früher genannten Ausnahmen, Mehlspeisen, Obst. Damit wird der in der Zeit vor und nach dem Anfall besonders ausgeprägten Funktionsstörung der Nieren hinsichtlich der Harnsäureausscheidung am besten Rechnung getragen. Während des Anfalls selbst findet allerdings eine reichliche Ausscheidung von Harnsäure statt; aber man wird dann erst recht nicht die Nieren noch mehr durch eine purinhaltige Kost belasten. Alkohol wird am besten ganz gemieden, Kaffee und Tee in schwachem Aufguß sind erlaubt. Es ist üblich und in der Tat auch zweckmäßig, durch reichlicheres Trinken die Harnsäureausscheidung zu unterstützen. In wohlhabenderen Kreisen benutzt man hierzu gern eines der genannten alkalischen Wässer, im übrigen leisten Fruchtlimonaden den gleichen Dienst.

Von Medikamenten wird gewöhnlich das Colchicin (*Merck*) bevorzugt; über seine Wirkung und auch seine Nachteile wurde früher bereits gesprochen. Man läßt am 1. Tage 6—8, am 2. Tage 4—6, am 3. Tage 2—4 Pillen zu je ½ mg nehmen. In der Praxis wird das Colchicin vielfach bis zum Auftreten von Durchfällen verordnet; tatsächlich hat man damit die Gewißheit, daß das Mittel seine pharmakologische Wirksamkeit entfaltet hat. Dann aber ist von weiterem Gebrauch abzusehen. Ob man anstatt des Colchicins Atophan verwendet, ist letzten Endes Geschmacksache; über die Anwendungsweise des letzteren ist bereits früher gesprochen worden. Gehen dem eigentlichen Anfall erkennbare Prodromalerscheinungen voraus, so kann versucht werden, durch eine intensive Atophankur den Ausbruch des Anfalls zu verhindern. Auch ein Versuch mit Atophanyl ist gerechtfertigt. . Gegen die heftigen Schmerzen während des Anfalls helfen nur Narkotika.

1. Puringehalt der Nahrungsmittel nach J. Schmidt und G. Bessau.
(Therapeutische Monatshefte 1911. S. 116.)

100 g	Harnsäure in g	100 g	Harnsäure in g
Fleischsorten:		Gehirn (Schwein)	0,084
Rindfleisch	0,111	Leber (Rind)	0,279
Kalbfleisch	0,114	Niere	0,240
Hammelfleisch	0,078	Thymus (Kalb)	0,990
Schweinefleisch	0,123	Lungen (Kalb)	0,156
Gekochter Schinken	0,075	Huhn	0,087
Roher Schinken	0,072	Taube	0,174
Lachsschinken	0,051	Gans	0,099
Zunge (Kalb)	0,165	Reh	0,117
Leberwurst	0,114	Fasan	0,102
Braunschweiger Wurst	0,030	Bouillon (100 g Rindfleisch, 2 Std. lang gekocht)	0,045
Mortadellenwurst	0,036	*Fische:*	
Salamiwurst	0,069	Schellfisch	0,117
Blutwurst	0		

100 g	Harnsäure in g	100 g	Harnsäure in g
Schleie	0,084	Spargel	0,024
Kabeljau	0,114	Zwiebeln	0
Aal (geräuchert)	0,081	Schnittbohnen	0,006
Lachs (frisch)	0,072	Kartoffeln	0,006
Karpfen	0,162		
Zander	0,135	*Pilze:*	
Hecht	0,144	Steinpilze	0,054
Bücklinge	0,084	Pfefferlinge	0,054
Hering	0,207	Champignons	0,015
Forelle	0,168	Morcheln	0,033
Sprotten	0,246		
Ölsardinen	0,354	*Obst:*	
Sardellen	0,234	Bananen	0
Anchovis	0,465	Ananas	0
Krebse	0,060	Pfirsiche	0
Austern	0,087	Weintrauben	0
Hummern	0,066	Tomaten	0
		Birnen	0
Eier:		Pflaumen	0
Hühnereier	0	Preißelbeeren	0
Kaviar	0	Apfelsinen	0
		Aprikosen	0
Milch und Käse:		Blaubeeren	0
Milch	0	Äpfel	0
Edamer Käse	0	Mandeln	0
Schweizer Käse	0	Haselnüsse	0
Limburger Käse	Spuren	Walnüsse	0
Tilsiter Käse	0		
Roquefort	0	*Hülsenfrüchte:*	
Gervais	0	Frische Schoten	0,081
Sahnenkäse	0,015	Erbsen	0,054
Kuhkäse	0,066	Linsen	0,162
		Bohnen	0,051
Gemüse:			
Gurken	0	*Zerealien:*	
Salat	0,009	Grieß	0
Radieschen	0,015	Graupe	0
Blumenkohl	0,024	Reis	0
Welschkraut	0,021	Tapioka	0
Schnittlauch	Spuren	Sago	0
Spinat	0,072	Hafermehl	0
Weißkraut	0	Hirse	0
Mohrrüben	0		
Grünkohl	0,006	*Brote:*	
Braunkohl	0,006	Semmel	0
Rapunzel	0,033	Weißbrot	0
Kohlrabi	0,033	Kommißbrot	Spuren
Sellerie	0,015	Pumpernickel	0,009

Erkrankungen der Leber und der Gallenwege.

Wir besprechen zunächst einige *allgemeine Gesichtspunkte,* nach denen die diätetische Therapie der Lebererkrankungen zu erfolgen hat. Es ist dies um so mehr gerechtfertigt, als es für bestimmte anatomische Veränderungen der Leber typische Diätformen nicht gibt. Auch sind, wie gleich noch näher gezeigt werden soll, Partiarschädigungen des Organs viel weniger richtunggebend für die Kostzusammensetzung wie etwa bei den Erkrankungen der Niere. Es kommt vielmehr darauf an, die Leber in ihrer Gesamtfunktion möglichst wenig zu belasten, und zwar auch in den Fällen, in den klinisch faßbare Störungen der einzelnen Funktionen nicht nachweisbar sind.

Die zahlreichen Funktionen der Leber sind zwar wiederholt in diesem Buche, z. B. im 1. Abschnitt, ferner im Abschnitt Diabetes besprochen; wir müssen aber hier zum besseren Verständnis der folgenden Ausführungen mit einigen Worten zusammenfassend auf sie zurückkommen.

Die *Leber* ist zunächst an der Verarbeitung aller 3 Hauptnahrungsstoffe maßgebend beteiligt. Die Kohlehydrate werden, wie bereits im I. Abschnitt erwähnt, der Leber als Monosaccharide zugeführt und hier zu Glykogen umgebildet. Das Glykogen ist die Quelle des Blutzuckers; durch einen feinen Regulationsmechanismus ist dafür gesorgt, daß seine Höhe einigermaßen konstant bleibt. Aber auch am *Eiweißstoffwechsel* ist die Leber erheblich beteiligt; in welchem Umfang sie sich an dem Wiederaufbau der Aminosäuren zum (arteigenen) Eiweiß beteiligt, ist allerdings fraglich. Sicher ist aber, daß sie bei dem Desamidierungsprozeß der Aminosäuren, bei dem also die NH_2-Gruppe abgespalten wird, eine maßgebende Rolle spielt. Diese Aminogruppe wird dann in Ammoniak übergeführt und dieser dient wieder der Harnstoffbildung. Der Ort dieses synthetischen Prozesses ist jedenfalls im wesentlichen wieder die Leber. Der desamidierte, stickstofffreie Rest wird, soweit er nicht als Energiequelle dient, in Glykogen übergeführt. An der *Fettverdauung* beteiligt sich die Leber im wesentlichen durch die Galle; es ist aber nicht ausgeschlossen, daß sie auch unmittelbar an der Fettzerlegung teilhat.

Ferner wird der Leber eine *entgiftende* Rolle zugesprochen. Jedenfalls wirken Gifte viel heftiger, wenn der Pfortaderkreislauf umgangen wird. Auch die Versuche an Hunden mit *Eckscher* Fistel sprechen durchaus für eine entgiftende Funktion des Organs (s. a. später); in anderen, später zu besprechenden Versuchsreihen wurde sie allerdings nicht sicher nachgewiesen.

Inwieweit die Galle das Produkt einer sekretorischen oder exkretorischen Tätigkeit der Leber ist, soll hier nicht diskutiert werden. Für das praktische Vorgehen bei fehlendem oder ungenügendem Gallezufluß zum Darm ist diese Frage von untergeordneter Bedeutung.

Man sollte meinen, daß *Störungen* der genannten Funktionen bei parenchymatösen *Erkrankungen der Leber* frühzeitig vorhanden sein und klinisch leicht faßbar sein müßten. Das ist aber nicht der Fall. Klinische Zeichen für Störungen im Kohlehydrat-Stoffwechsel fehlen zunächst fast regelmäßig, wenn man von der alimentären Lävulosurie und Galactosurie, die diagnostisch verwertet werden, absieht. Aber alimentäre Zuckerausscheidungen nach Stärkebelastung gehören doch zu seltenen Ausnahmen, und auch dann ist ihre Erklärung nicht eindeutig; es ist jedenfalls fraglich, ob sie nur mit einem funktionellen Ausfall der Leber in Beziehung zu setzen sind. Auch im Fettstoffwechsel fehlen im allgemeinen mindestens gröbere Störungen, wenn man von den durch Behinderung des Galleabflusses bedingten absieht. Störungen im *Eiweißstoffwechsel* feinerer Art fehlen fast nie; zwar scheint die Funktion der Harnstoffbildung selbst bei schweren Erkrankungen der Leber nicht zu leiden, vielleicht deswegen nicht, weil diese lebenswichtige Funktion unter allen Umständen aufrecht erhalten werden muß. Dagegen ist der Aminosäurengehalt des Blutes und dementsprechend die Aminosäureausscheidung z. B. bei Leberzirrhotikern fast regelmäßig erhöht; auch eine Vermehrung der Ammoniakausscheidung kann vorkommen. Am schwierigsten zu beurteilen ist die Frage, ob und inwieweit die entgiftende Funktion bei den diffusen Erkrankungen der Leber gelitten hat; hier fehlen so gut wie alle Anhaltspunkte für eine klare klinische Beurteilung.

Bei Tieren, bei denen die Leber entweder funktionell — durch Anlegung einer *Eckschen* Fistel — oder, wie es neuerdings geschieht, auch anatomisch völlig ausgeschaltet wird *(Mann und Magath)*, sind Störungen im normalen Ablauf des Stoffwechsels regelmäßig und in ausgesprochenem Maße nachweisbar. Zunächst zeigt sich bei entleberten Hunden sehr schnell ein Sinken des Blutzuckers und gleichzeitig eine Abnahme des Muskelglykogens. Die Hypoglykämie ist es anscheinend, durch die, falls sie nicht durch Traubenzuckerinfusionen beseitigt wird, der Tod des Tieres herbeigeführt wird. Gesetzmäßig und gleichzeitig mit dieser Störung im Kohlehydratstoffwechsel sind Störungen im intermediären Eiweißstoffwechsel nachweisbar. Zunächst hört jede meßbare Harnstoffbildung auf, und gleichzeitig damit oder vielmehr als Folge davon kommt es im Blute zu einer Anhäufung von Harnsäure, die bekanntlich beim Hunde normalerweise bis zum Harnstoff (bzw. Allantoin) verbrannt wird. Der Aminosäuregehalt des Blutes steigt regelmäßig an, injizierte Aminosäuren werden vom Organismus nicht verwertet; anscheinend, weil die Aminosäuren erst nach ihrer Desamidierung für den Organismus verwertbar sind. Der Desamidierungsprozeß scheint aber, wenigstens beim Hunde, einer der Leber allein zukommende Funktion zu sein. Eine entgiftende Funktion der Leber (s. o.) ließ sich beim leberlosen Hunde nicht mit Sicherheit nachweisen.

Diese im Experiment leicht nachweisbaren Funktionsstörungen sind nun beim leberkranken Menschen nur zum Teil und auch dann niemals in dem ausgesprochenen Maße nachweisbar; es liegt das wohl daran, daß der intakt gebliebene Teil der erkrankten Leber genügt, um die lebenswichtigsten Funktionen aufrecht zu erhalten. Niemals ist eine Funktionsstörung derart, daß einer der *Hauptnahrungsstoffe* gänzlich bei der *Ernährung* ausgeschaltet werden müßte. Die *Kohlehydrate* bzw. *Kohlehydratträger* wie Mehle und die aus ihnen bereiteten Backwaren, die kohlehydrathaltigen Gemüse und Früchte werden, von seltenen Ausnahmen abgesehen (s. o.), immer gut vertragen; sie sind sogar ein besonders wertvoller Bestandteil der Kost, wenn es nötig ist, den Fleischgenuß und die Fettzufuhr einzuschränken (s. u.). Eine Beschränkung der *Fettzufuhr* in stärkerem Maße kommt in erster Linie in Betracht bei Erkrankungen der Gallenwege, wenn der Abfluß der Galle mechanisch etwa durch einen Stein oder eine Geschwulst behindert ist. Eine gewisse Beschränkung ist aber auch nötig bei diffusen Erkrankungen der Leber, die mit Ikterus einhergehen. Mäßige Mengen Fett werden aber ebenso gut ausgenutzt wie beim Gesunden. Am geeignetsten sind Butter (ca. 40 g) und die emulgierten Fette wie Sahne und Eigelb. Dagegen rufen fette Fleische oder stark mit Fett durchtränkte Mehlspeisen leicht Beschwerden und Widerwillen hervor. Von den *Eiweißen* bzw. *Eiweißträgern* nimmt das tierische Eiweiß und von diesem wieder das Fleisch eine Sonderstellung ein. Man wird sich bei diffusen Erkrankungen des Leberparenchyms der Tatsache erinnern, daß Fleischgenuß bei experimenteller Ausschaltung des Pfortaderkreislaufs eine toxische Wirkung ausübt. Es ist also nur gerechtfertigt, wenn das Fleisch im Speisezettel Leberkranker eine untergeordnete Rolle spielt und gegenüber anderen Eiweißträgern wie Milch, Eiern, Käse und dem vegetabilischen Eiweiß in den Hintergrund tritt. Eine übermäßige Zufuhr von Eiweiß ist aber überhaupt nicht angebracht, sie bedeutet eine unnötige Belastung der Leber. Zu den ausgesprochenen *Schädlichkeiten* für die parenchymatös erkrankte Leber gehört der *Alkohol*. Es sollte grundsätzlich völlige Enthaltsamkeit angeordnet werden, ohne Rücksicht darauf, ob Alkoholmißbrauch ätiologisch für die Erkrankung des Organs in Betracht kommt oder nicht. Andere Genußmittel wie *Kaffee* und *Tee* brauchen dagegen nicht prinzipiell verboten zu werden, falls nicht ein offensichtlicher Mißbrauch mit ihnen getrieben wird. Zu den Schädlichkeiten sind auch die scharfen *Gewürze* zu rechnen; sie können leicht, ohne daß die schmackhafte Zubereitung der Kost zu leiden braucht, entbehrt werden. Ersatzstoffe stehen reichlich zur Verfügung, worauf wiederholt z. B. in dem Abschnitt

Nierenkrankheiten hingewiesen ist. Eine Beschränkung der *Kochsalzzufuhr* kommt in Betracht bei Erkrankungen, die mit Aszites einhergehen.

Zusammenfassend läßt sich also sagen:

Die Kost der Leberkranken soll im wesentlichen bestehen aus Kohlehydratträgern (Mehlen, Teigwaren, Backwaren u. dgl.), Milch, Eiern, Butter in mäßiger Menge; dazu kommen zarte Gemüse und Früchte und schließlich als Zulage Fleisch. Die statthafte Höhe der Fleischration muß von Fall zu Fall entschieden werden. Scharfe Gewürze sind bei der Zubereitung der Speisen ganz zu vermeiden, die Verwendung von Kochsalz ist nötigenfalls (z. B. bei Aszites) einzuschränken. Der Kaloriengehalt der Kost soll ausreichend sein, der Eiweißgehalt die für den Organismus nötige Menge decken, ohne ihn aber wesentlich zu überschreiten (Tagesmenge ca. 80 g).

Oft wird die Kost mehr oder weniger den Charakter einer Schonungskost haben müssen, z. B. wenn katarrhalische Erscheinungen des Magens stark hervortreten. Es muß von Fall zu Fall entschieden werden, welche Form der Schonungskost dann gewählt werden muß (s. d. Abschnitt Schonungskost). Schon diese allgemein gehaltenen Angaben dürften es ermöglichen einen geeigneten Kostzettel aufzustellen, der dem einzelnen Fall Rechnung trägt. Wir fügen aber der besseren Übersicht halber eine kurze Zusammenfassung bei über das zweckmäßigste Vorgehen bei den einzelnen Hauptformen. Auf manche Einzelheiten kann dabei in Anbetracht der vorangegangenen Ausführungen verzichtet werden.

1. *Leberzirrhose ohne Aszites. Die Kost besteht im wesentlichen* aus Mehlspeisen, Backwaren, Gemüsen, Früchten, Fruchtsäften, Fruchtsuppen, Eiern (2—3), Milch (ca. ½ Liter), Butter (40—60 g); als Zulage kommt hinzu zartes, mageres Fleisch (bis 150 g, zubereitet). Mehrmals in der Woche fleischfreie Gemüse-Obst-Eiertage oder Milch-Reistage.

2. *Leberzirrhose mit Aszites.* Die Dauerkost setzt sich im wesentlichen aus den unter 1. genannten Nahrungsmitteln zusammen; dazu kommt Beschränkung der Flüssigkeitszufuhr und der Kochsalzzufuhr. Der Fleischverzehr tritt noch mehr zurück. Die Höhe des Eiweißgehaltes der Kost soll schärfer kontrolliert werden, (Tagesmenge ca. 80 g).

3. *Leberkrankheiten mit stärkerem Ikterus.* Die Kost besteht wieder im wesentlichen aus lockeren Mehlspeisen, Backwaren, Gemüsen (nötigenfalls in Püreeform) reichlich Früchten, Fruchtsäften (z. B. Traubensaft) u. dgl., ferner Eiern (2—3), Milch (bis zu ½ Liter), etwas Butter (30—40 g).

Erkrankungen der Gallenwege (Cholecystitis, Cholelithiasis). Es interessieren hier vorwiegend die Erkrankungen, die mit einer Behinderung des Gallenabflusses in den Zwölffingerdarm einhergehen. Die diätetischen Maßnahmen verfolgen hier andere Ziele wie bei den parenchymatösen Erkrankungen der Leber, bei denen eine funktionelle Schonung des erkrankten Organs angestrebt wird. Hier kommt es darauf an, die Gallesekretion anzuregen und weiterhin den durch das Fehlen der Galle im Darm bedingten Störungen im Abbau und der Resorption einzelner Nahrungsstoffe Rechnung zu tragen.

Es ist hier nicht der Ort, auf die Beziehungen zwischen *Entzündung und Steinbildung* oder gar auf die Ursache der Konkrementbildung überhaupt im einzelnen einzugehen; wesentlich ist für das Verständnis der folgenden Ausführungen, daß die Stauung der Galle eine wichtige Rolle bei der Entstehung der Konkremente sowohl wie für das Zustandekommen der Infektion spielt. Der Galleabfluß in den Zwölffingerdarm erfolgt schon normalerweise nicht kontinuierlich, sondern erst dann, wenn ein spezifisch chemischer Reiz im Duodenum den Reflex der Galleentleerung durch Öffnung des Spinkter Oddi auslöst. Zunächst wird auf den Reiz hin das Reservoir für die Galle, die Gallenblase entleert, erst wenn diese leer ist, wird die Lebergalle unmittelbar ins Duodenum sezerniert. Die Gallenblase füllt sich erst wieder wenn nach Aufhören des Reizes die *Vater*sche Papille sich schließt. Bei längerem Verweilen der Galle in der Gallenblase etwa infolge einer Störung im Reflexmechanismus zwischen Öffnung der *Vater*schen Papille und Kontraktion des Hohlmuskels der Gallenblase oder infolge eines mechanischen Hindernisses, wird die Blasengalle durch Rückresorption von Wasser eingedickt; dadurch aber werden die Bedingungen für die Steinbildung und auch für die Infektion vermehrt.

Die drei Hauptnahrungsstoffe üben nun einen verschieden *starken Reiz auf die Galleabsonderung* aus, und zwar wirkt am stärksten anregend das Eiweiß, es folgen die Fette und schließlich die Kohlehydrate; von den Eiweißen wirkt wieder am stärksten das Fleischeiweiß, weniger schon das Kasein. Überhaupt ist die Art des Eiweißes von Bedeutung. Gegen die Verabreichung von Eiweiß und Kohlehydratträgern liegen nun auch keinerlei Bedenken vor; zweifelhaft könnte es erscheinen, ob eine reichlichere Zufuhr von Fetten statthaft ist, wo doch die Galle wesentlich an der Verarbeitung der Fette beteiligt ist und tatsächlich auch, wenigstens bei völliger Behinderung des Gallenabflusses in den Darm, die Resorption der Fette erheblich leidet. Trotz dieser Bedenken ist es nicht gerechtfertigt, wie vielfach üblich, den Gallenblasenkranken grundsätzlich fettfrei zu ernähren. Abgesehen davon, daß dadurch ein wichtiger Kalorienträger in Fortfall kommt, wird auf einen starken physiologischen Reiz für die Galleabsonderung unnötig verzichtet.

Es ergibt sich somit als allgemeine Regel, daß die Kost bei Erkrankungen der Gallenblase, die mit einer Abflußbehinderung der Galle einhergehen, eine gemischte sein soll. Neben anderen gleich noch zu erwähnenden Bestandteilen enthält sie also Fleisch, Kohlehydratträger wie Backwaren und Mehlspeisen und Fett. Bei der Wahl des Materials ist dabei auf die Empfindlichkeit des Verdauungsapparates und den entzündlichen Prozeß der Gallenwege Rücksicht zu nehmen; das Fleisch soll zart und fettarm, die Backwaren sollen porös, die Mehlspeisen locker sein; von den Fetten kommen nur in Betracht gute Butter, die emulgierten Fette wie Eigelb und Sahne und schließlich gutes Olivenöl, das auch eßlöffelweise gegeben werden kann (s. u.). Fette Fleische und fettdurchtränkte Speisen werden dagegen fast immer schlecht vertragen.

Die galletreibende Wirkung des Olivenöls ist längst bekannt; auch seine schmerzstillende Wirkung wird vielfach, besonders von französischen Autoren betont. Man kann es, wie oben bereits erwähnt, eßlöffelweise als solches nehmen lassen oder nach einer alten Verordnungsweise als eine Mixtur mit Eidottern (die Vorschrift lautet: Olivenöl, feinstes Speiseöl 200, Kognak 20, Menthol 0,2—0,5, 2 Eidotter, aufs feinste verrieben in 1 Stunde portionsweise zu nehmen). Von Kurpfuschern werden bekanntlich die mit dem Stuhl abgehenden Ölseifenkügelchen dem Laien gern als abgegangene Steine demonstriert.

Neben den genannten Nahrungsmitteln soll die Kost Schlacken enthalten, um der häufigen Neigung zur Obstipation vorzubeugen; sie ist wenigstens zum Teil auf den Fortfall der stuhlfördernden Wirkung der Galle zurückzuführen. Zarte Gemüse, bei frischer Entzündung in Püreeform, schalenfreie Früchte und Kompotte sollen regelmäßig gegeben werden. Und schließlich kommt es darauf an, die Mahlzeiten derart zu verteilen, daß für eine häufige und möglichst anhaltende Entleerung der Gallenwege Sorge getragen wird; man gibt also häufigere, kleinere Mahlzeiten etwa in der Art, wie es in der IV. oder V. Form der Schonungskost vorgesehen ist (s. d. betr. Abschnitt).

Wir müssen noch mit einigen Worten auf die *Mineralwasserkuren* eingehen, die gerade bei Erkrankungen der Leber und besonders der Gallenwege seit altersher eine Rolle spielen.

Die beliebtesten Brunnen sind die alkalischen, alkalisch-muriatischen und besonders die alkalisch-salinischen Wässer; wir nennen nur Neuenahr, Homburg, Kissingen, Bertrich, Mergentheim, Karlsbad, Marienbad. Es ist selbstverständlich eine irrige Vorstellung, daß etwa durch den Gebrauch eines Brunnens ein Stein zur Auflösung gebracht werden könne; die Wirkung besteht im wesentlichen wohl darin, daß die Sekretion einer dünnflüssigen Galle angeregt wird, wodurch dann Infektionen der Gallenwege günstig beeinflußt werden können. Vielleicht wird auch die duodenale Peristaltik angeregt und damit der Abgang eines Konkrementes erleichtert. Auf die Leber selbst können Brunnenkuren dadurch günstig wirken, daß die Blutzirkulation in ihr angeregt wird und eine Hyperämie der Leber „durch Ableitung auf den Darm" abgeschwächt wird.

Gerade bei entzündlichen Prozessen an der Gallenblase können auch zu Hause durchgeführte Brunnenkuren nützlich wirken. Nach einer Vorschrift von *Naunyn* läßt man den Kranken während dreier Vormittagsstunden, etwa um 9, 10, 11 Uhr, und ebenso am Nachmittag, um 4, 5, 6 Uhr je 100 ccm Karlsbader Mühlbrunnen möglichst warm trinken; während dieser Zeit soll der Kranke liegen und warme Umschläge auf die Gallenblasengegend machen. Die Dauer einer solchen Kur soll 3 Wochen betragen. In leichteren Fällen oder wenn äußere Verhältnisse die Durchführung der Kur in dieser Form nicht möglich machen, läßt man den Kranken morgens nüchtern in einem Zeitabstand von je $\frac{1}{4}$ Stunde, zwei bis dreimal je 100 ccm des warmen Brunnens trinken; wenn irgend möglich, soll am Nachmittag noch wenigstens ein Glas getrunken werden.

Nur anhangsweise schließlich ein Wort über einige Medikamente, die in dem Rufe stehen, die Gallesekretion anzuregen. Am besten begründet ist die sekretionsfördernde Wirkung der Gallensäuren bzw. gallensauren Salze, auf die schon *Naunyn* hingewiesen hat. Anscheinend werden die Salze im Darm resorbiert, gelangen über die Pfortader zur Leber und regen hier die Sekretion einer wasserreichen Galle an. Mittel, deren wirksamer Bestandteil Gallensäuren oder ihre Salze sind, sind unter den verschiedensten Namen im Handel; wir nennen nur einige: Degalol (Desoxycholsäure + Pfefferminzöl), Agobilin (gallensaure Salze + salizylsaures Strontium + Phenophtalein), Ovogal (an Hühnereiweiß gebundene gallensaure Salze), Bilival (Gallensäuren + Lecithin). Auch reine Ochsengalle kann gegeben werden (Fel. tauri dep. sicc. in Pillen zu 0,1, 4 mal tgl. 2 Stück).

Die wirksame Substanz des Cholaktols ist Pfefferminzöl, das auch im Degalol enthalten ist; es soll gleichfalls galletreibend wirken. Im Chologen ist Kalomel und Podophyllin enthalten.

Zunächst mehr theoretisches wie praktisches Interesse haben die Versuche, durch intravenöse Injektion von Farbstoffen: Methylenblau, Kongorot, Indigokarmin, Trypaflavin die Gallensekretion anzuregen. Eine desinfizierende Wirkung dieser Mittel ließ sich ebenso wenig nachweisen wie übrigens auch beim Urotropin.

In der Art der Wirkung abweichend von den oben genannten Mitteln, die die Sekretion der Lebergalle anregen, ist das Magnesiumsulfat, das in hypertonischer Lösung (25—30%) den Abfluß bereits gebildeter Galle fördert; es wird also die Gallenblase ausgepreßt. Das Magnesiumsulfat wirkt am besten, wenn es mit der Duodenalsonde (s. künstliche Ernährung) direkt in das Duodenum eingeführt wird (40—80 cm). Hypertonische Traubenzuckerlösung (25%) soll den gleichen Effekt haben.

Alle die genannten Mittel können auf infektiöse Prozesse in den Gallenwegen insofern günstig wirken, als einer Stauung der Galle vorgebeugt wird. Man kann sich schließlich auch vorstellen, daß unter dem vermehrten Gallefluß der Sekretionsdruck in den Gallenwegen derart gesteigert wird, daß ein Hindernis leichter überwunden wird, vielleicht sogar ein den Abfluß behindernder Stein zur Ausstoßung gebracht wird.

Die doppelseitigen Nierenerkrankungen.

Anhang: Steinbildung.

Das *Prinzip der Behandlung* der doppelseitigen Nierenerkrankungen, von denen hier ausschließlich die Rede ist, ist möglichste Schonung des erkrankten Organs. Es ist klar, daß bei einem Ausscheidungsorgan, wie es die Niere ist, eine Schonung in erster Linie durch diätetische Maßnahmen erreicht werden kann; in der Tat steht denn auch die diätetische Therapie bei der Behandlung der doppelseitigen Nierenerkrankungen ganz im Vordergrund. Nun sind aber die Funktionen der Nieren sehr mannigfaltige, und es ist selbstverständlich, daß bei den verschiedenen Erkrankungen nicht alle Funktionen oder wenigstens nicht alle gleichmäßig gelitten zu haben brauchen; in der Tat sind „Partiarschädigungen" der Niere seit langem bekannt und bis zu einem gewissen Grade auch für die einzelnen Typen der verschiedenen Nierenleiden charakteristisch. Man darf allerdings nicht vergessen, daß eine isolierte Funktionsstörung auf die Dauer nicht ohne Einfluß auf die anderen Funktionen der Niere sein wird, aber für unser therapeutisches Handeln, speziell in diätetischer Hinsicht, ist es doch von Wert, die vorherrschende Partiarschädigung zu kennen.

Von den verschiedenen *Funktionen der Niere* wurden und werden auch heute noch im wesentlichen 3 berücksichtigt: die der Wasser-, Kochsalz- und Stickstoffausscheidung. Mit der Feststellung gestörter oder ungestörter Fähigkeit der Niere, diese Stoffe auszuscheiden, wird aber die Gesamtfunktion der Niere keineswegs restlos erfaßt und eine, und vielleicht eine der wichtigsten Teilfunktionen gänzlich außer acht gelassen, nämlich die, das Ionen- und speziell wieder das Säure-Basengleichgewicht in den Gewebssäften aufrecht zu erhalten. Es ist aber für eine normale Funktion der Zellen von grundlegender Bedeutung, daß dieses Gleichgewicht aufrecht erhalten wird, und es ist erstaunlich, mit welcher Vollkommenheit die gesunde Niere dieser Aufgabe gerecht wird. Beim Gesunden bleibt nicht nur die Gesamtsumme aller gelösten Serumbestandteile konstant, sondern auch jeder einzelne von ihnen unterliegt hinsichtlich seiner Menge nur geringen Schwankungen (s. auch I. Abschnitt). Alle exogenen — durch die Kostzusammensetzung bedingten — und alle endogenen — im intermediären Stoffwechsel bedingten — Vorgänge, die das Ionen- und das Säurebasengleichgewicht gefährden, werden durch die Nieren ausgeglichen und zwar bekanntlich durch ihre Fähigkeit, einen Harn von wechselnder Konzentration und wechselnder Reaktion auszuscheiden. Es hat sich nun gezeigt, daß bei manchen doppelseitigen Nierenerkrankungen die Ionenzusammensetzung des Serums eine andere geworden ist, derart, daß die einzelnen Ionen vermindert oder vermehrt sein können. An diesen Schwankungen beteiligen sich, soweit wir es heute überblicken, im wesentlichen die Anionen (s. I. Abschnitt); dabei braucht nun aber eine Vermehrung eines Anions nicht etwa eine erhöhte Konzentration der gelösten Bestandteile überhaupt zur Folge zu haben, denn ein Bestandteil kann auf Kosten eines anderen aus dem Serum in die Gewebe verdrängt werden, so daß dann also die Gesamtsumme der gelösten Bestandteile gegenüber der Norm nicht verändert ist, nur die Zusammensetzung des Serums ist eine andere geworden. Der Organismus ist also bestrebt, die Isotonie des Blutes auch unter krankhaften Bedingungen nach Möglichkeit aufrecht zu erhalten. Eine erhöhte Konzentration der Serumbestandteile kommt aber vor; die Erhöhung des Gefrierpunktes des Blutes ist dafür der sichtbare Ausdruck. Man sieht aber, daß eine normale Höhe des Gefrierpunktes eine veränderte Zusammensetzung des Serums hinsichtlich seiner gelösten Bestandteile nicht ausschließt. Der Zustand, bei dem die kranke Niere die lebenswichtige Fähigkeit eingebüßt hat, sich unabhängig von all den Einflüssen zu machen, die das Gleichgewicht der Ionenzusammensetzung des Serums gefährden, wird (nach *Straub*) als „Poikilopikrie" bezeichnet; die Serumzusammensetzung ist hier also abhängig geworden von exogenen und endogenen Faktoren.

Von praktisch größerer Bedeutung ist die Einbuße der Fähigkeit mancher kranken Nieren, die bekanntlich ungefähr neutrale Reaktion des Blutes, also den Gleichgewichtszustand zwischen Wasserstoff (H) — und Hydroxyl — (OH)-Ionen, aufrecht zu erhalten. Es kann nämlich die kranke Niere die Fähigkeit eingebüßt haben, die nicht gasförmigen Säuren mit dem Urin auszuscheiden. Diese retinierten Säuren nehmen nun aber die normalerweise zur Neutralisation der Kohlensäure bestimmten basischen Valenzen in Beschlag; die Folge ist, daß die Kohlensäurebindungskurve des Blutes herabgesetzt ist („Hypokapnie"). Es besteht also hier eine der Azidosis der Diabetiker ganz ähnliche Störung. Der Unterschied ist nur der, daß vom Nephritiker nicht abnorm viel Säuren gebildet werden, sondern der Nephritiker wird azidotisch, weil die kranke Niere die Fähigkeit verloren hat, den normalerweise im Stoffwechsel entstehenden Säureüberschuß durch den Urin zu beseitigen. Der Reaktionswert des Blutes braucht dabei aber keineswegs verändert zu sein; denn der Organismus verfügt auch hier über einen wirksamen Kompensationsmechanismus, und zwar dadurch, daß es vermittels der Atmung zu einer Überventilation kommt, wodurch die Kohlensäurespannung des Blutes herabgesetzt und so die Wasserstoffzahl — also der Säurewert — auf einer normalen Höhe gehalten wird. Ein Ausbleiben dieses kompensatorischen Vorganges muß notwendigerweise eine Verschiebung der Blutreaktion nach der sauren Seite zur Folge haben, ein Zustand, der klinisch durch die „urämische Dyspnoe" gekennzeichnet ist (s. u.). Es ist leicht einzusehen, daß eine Funktionsstörung der Niere hinsichtlich der Ausscheidung überschüssiger Basen zu dem gegenteiligen Zustand führen muß, bei dem also zur Bindung der Kohlensäure abnorm viel basische Valenzen zur Verfügung stehen; die Kohlensäurebindungskurve ist dann also erhöht („Hyperkapnie").

Leider sind die Methoden, mit denen allein eine Feststellung dieser Störungen gelingt, viel zu kompliziert, als daß sie regelmäßig am Krankenbett Verwendung finden könnten; und doch wäre es von großer Wichtigkeit, wenn es gelänge, sie frühzeitig festzustellen, da eine Beeinflussung speziell der Acidosis der Nierenkranken durch diätetische Maßnahmen möglich ist. Vielleicht wird sich für die Praxis die Alkali- bzw. Säuretoleranzprobe bewähren; Anfänge hierzu sind bereits gemacht, ohne daß aber ein abschließendes Urteil möglich wäre.

Störungen der *Kochsalzausscheidung* gehen mit solchen der Wasserausscheidung häufig parallel; ja die Beziehungen können so enge sein, daß eine gesonderte Besprechung der einen ohne die andere nur schwer möglich ist. Es braucht in diesem Zusammenhang nur an die bekannten Versuche von *Strauß* und von *Widal* und *Javal* erinnert zu werden. Aber schon *Widal* und *Marie* war eine trockene Kochsalzretention („Chloruration sèche") bekannt; irrtümlich war nur ihre Annahme, daß diese das präödematöse Vorstadium sei. Wir wissen heute, daß schon normalerweise eine wäßrige Kochsalzretention in eine trockene übergehen kann.

Normalerweise erfolgt die Deponierung des mit der Nahrung überschüssig zugeführten Kochsalzes als physiologische Kochsalzlösung („seröse Plethora"). Sehr reichliche Kochsalzzufuhr kann aber auch den prozentualen Kochsalzgehalt des Blutes vorübergehend ansteigen lassen. Das Blut entledigt sich aber bald dieser Kochsalzlast dadurch, daß es das Salz in den Geweben deponiert; die wäßrige Kochsalzstapelung ist also in eine trockene übergegangen. Anscheinend von den mit Kochsalz angereicherten Geweben wird nun ein Reiz auf die Nieren ausgeübt, der diese zur Eliminierung der Depots veranlaßt; dabei kommt es wieder zu einer vorübergehenden Plethorabildung, ohne daß eine prozentuale Anreicherung des Kochsalzes im Blute dabei statthat. Bei Erkrankungen der Nieren zeigt nun dieser normale Ablauf des Kochsalzstoffwechsels mannigfache Störungen. Wir sind gewohnt, diese Störungen durch Bilanzversuche festzustellen; quantitative Chlorbestimmungen im Urin vor und nach Kochsalzbelastung decken ja in der Tat eine aufgehobene, mangelhafte oder auch nur verzögerte Ausscheidung auf. Aber Abweichungen im intermediären Kochsalzstoffwechsel werden damit nicht erfaßt. Ja, man ist nicht einmal berechtigt, bei einem günstigen Ausfall des Bilanzversuches eine Störung im intermediären Kochsalzstoffwechsel auszuschließen. Wir müssen uns hier damit begnügen, kurz die uns bekannten Tatsachen zu registrieren, ohne in eine Diskussion über Sitz und Wesen der Störung einzutreten. Bei *anhydropischen Schrumpfnierenkranken*, von denen eine Kochsalzzulage zwar verzögert, aber doch vollständig unter Polyurie ausgeschieden wird, findet sich im Blute eine Anreicherung von Kochsalz und zwar ohne gleichzeitige Wasserspeicherung („aplethorische Hyperchlorämie"). Eine Umkehr der Hyperchlorämie in den gegensätzlichen Zustand — eine Hypochlorämie — bedeutet eine Verschlechterung des Leidens; im allgemeinen geht diese Umstellung den urämischen Erscheinungen ungefähr parallel. Es kann aber die Hypochlorämie nicht in kausale Beziehungen zu dem urämischen Symptomenkomplex gesetzt werden; denn bei des *Sublimatniere* findet sich anscheinend regelmäßig eine Hypochlorämie, ohne daß aber urämische Symptome vorhanden oder im Anzug sind. Die Hyperchlorämie bei der *akuten* hydropischen Glomerulonephritis unterscheidet sich von der Hyperchlorämie der Schrumpfnierenkranken dadurch, daß sie mit einer serösen Plethora einhergeht. Hier drohen also dem Organismus von 2 Seiten Gefahren: der Kreislauf wird belastet durch die Verwässerung des Blutes, dann aber wird, was vielleicht schwerwiegender ist, die Konstanz des osmotischen Druckes ernstlich gefährdet. Bei der *Nephrose* endlich spielt sich das krankhafte Geschehen im Kochsalz — (und Wasser-) Stoffwechsel im wesentlichen zwischen Gewebe bzw. Lymphe und Nieren ab, während die normale Blutzusammensetzung gewahrt bleibt. Eine Kochsalzzulage wird zwar verzögert, aber schließlich doch ausgeschieden.

Störungen des *Wasserstoffwechsels* wurden zum Teil schon bei den Störungen des Kochsalzstoffwechsels besprochen. Zusammenfassend läßt sich sagen: eine Wasserretention kann mit einer Retention des Kochsalzes einhergehen, sei es, daß das Wasser neben dem Kochsalz in den Geweben als Anasarka oder in den Gefäßen als seröse Plethora zurückgehalten wird; aber wir sahen auch, daß eine Kochsalzspeicherung in den Geweben kein Ödem, und eine Hyperchlorämie keine Plethora zwangsläufig zur Folge haben muß. Hier sind die Beziehungen also gelöst.

Das Problem der Störung der Wasserausscheidung gestaltet sich dadurch so kompliziert, daß die Entscheidung, wie weit „extrarenale" Einflüsse, wie weit die kranke Niere unmittelbar an dem Zustandekommen der Störung beteiligt ist, nicht immer möglich ist. Für das praktische Handeln ist die Tatsache der Störung an sich allerdings das Wesentliche. Zur Erkennung feinerer Störungen im Wasserstoffwechsel ist der „Wasserversuch" wenig geeignet; seine Unbrauchbarkeit bei Ödembereitschaft, seine Abhängigkeit von der Vorperiode schränken seine Bedeutung wesentlich ein. Für klinische Zwecke gibt er bei kritischer Bewertung allerdings brauchbare Werte. Die beste Aufklärung erhält man durch fortlaufende Kontrolle der Flüssigkeitszufuhr und Ausfuhr bei täglicher Bestimmung des Körpergewichtes; hiermit werden auch alle extrarenalen Faktoren, die an der Ausfuhr und an einer Retention beteiligt sind, am sichersten erfaßt.

Eine Störung der Niere hinsichtlich *Ausscheidung der stickstoffhaltigen Schlacken* hat im allgemeinen wenigstens eine Reststickstofferhöhung des Blutes zur Folge. Aber eine normale Höhe des Reststickstoffes schließt diese Partiarschädigung der Niere doch nicht aus, denn mit der üblichen Methodik wird ja nur der Reststickstoffwert des Serums, aber nicht der in die Gewebe abgewanderte Stickstoff bestimmt, dessen Anteil aber, wie wir heute wissen, ein sehr erheblicher sein kann. Streng genommen kann man nicht einmal sagen, daß erhöhter Reststickstoffgehalt tatsächlich eine partielle Schädigung der Niere hinsichtlich Ausscheidung stickstoffhaltiger Schlacken anzeigt; er kann auch Folge einer anderen Partiarschädigung, und zwar der Wasserausscheidung sein. So findet man in der Tat die höchsten Reststickstoffwerte bei der Anurie. Das schränkt die Bedeutung eines deutlich erhöhten Reststickstoffwertes allerdings nicht ein; er zeigt jedenfalls die Unmöglichkeit genügender Ausscheidung der stickstoffhaltigen Schlacken an. Auch kann man sagen, daß zunehmende Steigerung des Reststickstoffwertes eine Progredienz des Leidens bedeutet.

Zusammenfassend läßt sich sagen: um eine kausale diätetische Therapie treiben zu können, wäre es nötig zu wissen, ob folgende Teilfunktionen der kranken Niere intakt oder geschädigt sind:

1. der Ionen-, spez. der Säure-Basenhaushalt,
2. der Kochsalzstoffwechsel,
3. der Wasserstoffwechsel,
4. die Stickstoffausfuhr.

Wir können dieser Forderung, wie aus den vorhergehenden Ausführungen leicht zu entnehmen ist, nur unvollkommen nachkommen; eine funktionelle Durchprüfung jedes einzelnen Falles ist weder in der Praxis, noch selbst im Krankenhaus möglich. Bei Besprechung der einzelnen Formen der Nierenleiden soll deshalb eine kurze Zusammenstellung über die Richtlinien, nach denen die diätetischen Maßnahmen zu erfolgen haben, vorausgeschickt werden; um aber unvermeidbare Wiederholungen zu vermeiden, soll zunächst besprochen werden, welche Maßnahmen bei den einzelnen Partiarschädigungen zu treffen sind.

1. Die *Schwankungen im Ionenhaushalt* im weiteren Sinne — die Poikilopikrie — sind nach unseren heutigen Kenntnissen einer Beeinflussung durch diätetische Maßnahmen nicht zugänglich. Es interessiert hier also zunächst nur die Störung des Säure-Basengleichgewichtes; sie ist diätetisch beeinflußbar. Mit wenigen Ausnahmen darf man damit rechnen, daß, wenn überhaupt eine diesbezügliche Störung besteht, das Gleichgewicht nach der sauren Seite verschoben ist; es liegt also eine Unfähigkeit von seiten der Niere vor, die im Stoffwechsel entstehenden organischen Säuren auszuscheiden. Sie kann als sicher angenommen werden, wenn klinisch eine — nicht durch Herzinsuffizienz

bedingte — „urämische Dyspnoe" vorhanden ist. Unsere übliche Kost enthält meist einen Säureüberschuß. Es kommt aber darauf an, dem Organismus mit der Nahrung einen Überschuß von basischen Valenzen zuzuführen; besonders zu Beginn der Behandlung soll diese überwiegen. Eine Kost, die diesen Ansprüchen genügt, ist die laktovegetabilische. Die Bevorzugung dieser Kost bei vielen Nierenkranken bedeutet ja nichts Neues, aber ihre Zweckmäßigkeit beurteilen wir heute von anderen Gesichtspunkten aus. Es verdient aber auch in diesem Zusammenhang anerkannt zu werden, daß die alten Ärzte, fußend auf den Erfahrungen am Krankenbett allein, mit ihren Kostvorschriften für viele Fälle das Richtige trafen. Der Fehler bestand nur darin, daß die Milch-Gemüse-Kost als die zweckmäßigste Kost für die Nierenkranken überhaupt angesehen wurde, was in dieser Verallgemeinerung natürlich nicht zutreffend ist und für viele Nierenkranke eine unnötige Entbehrung bedeutete. Dadurch weiter, daß die Milch ganz in den Vordergrund des Kostzettels trat, wurde der Kreislauf durch die reichliche Flüssigkeitszufuhr unnötig belastet oder aber, bei vorhandener Ödembereitschaft, die Ausbildung oder Zunahme der Ödeme gefördert.

An sich könnte man ja daran denken, der Azidosis der Nierenkranken durch medikamentöse Alkaligaben entgegenzuarbeiten; bei der Urämie wird dieser Weg in der Tat beschritten (s. u.) Aber eine Verallgemeinerung dieses Vorgehens ist aus verschiedenen Gründen nicht ratsam. Einmal sind die Verhältnisse unübersehbar, in welchem Maße durch stomachale Alkaligaben eine Anreicherung des Blutes an Alkali tatsächlich gelingt, dann aber stößt eine dem Einzelfall angepaßte Dosierung zunächst noch auf unüberwindliche Schwierigkeiten. Es ist überhaupt zweckmäßiger, wenn nicht unmittelbare Gefahr droht, den Fehler durch eine geeignete Kostzusammensetzung zu korrigieren, weil die Niere durch diese Maßnahme weniger belastet wird.

Es wäre nur logisch, den gegensätzlichen Zustand, eine Reaktionsverschiebung des Blutes nach der alkalischen Seite mit konsekutiver Hyperkapnie (s. o.) durch eine an sauren Valenzen reiche Kost, also eine überwiegende Fleischkost, zu bekämpfen. Mit Recht wird aber auf diese Maßnahme verzichtet; denn es läßt sich bisher noch nicht übersehen, ob die Hyperkapnie durch eine Insuffizienz der Niere, die basischen Valenzen auszuscheiden, bedingt ist, oder aber durch eine zentral bedingte Überventilation, die den gleichen Endzustand, eben die Hyperkapnie, zur Folge haben muß. Nur im ersteren Falle wäre aber eine säurereiche Kost von tatsächlichem Nutzen. Nach dem vorliegenden Material darf man übrigens annehmen, daß der hyperkapnische Zustand bei Nierenkranken sehr viel seltener wie der gegenteilige ist.

Störungen im Kochsalzstoffwechsel erfordern eine Beschränkung der Kochsalzzufuhr; ob dadurch die Störungen im intermediären Kochsalzstoffwechsel, z. B. die Hyperchlorämie der Schrumpfnierenkranken auf die Dauer beeinflußt wird, ist allerdings fraglich, aber es ist eine alte Erfahrung, daß bei chronisch Nierenkranken eine Beschränkung der Kochsalzzufuhr auf den Verlauf oder wenigstens die symptomatischen Beschwerden günstig wirkt, selbst wenn eine Kochsalzbelastung im Bilanzversuch bewältigt wird.

Man unterscheidet üblicherweise 4 Grade der Kochsalzbeschränkung:
I. Form: Völlige Entziehung des Kochsalzes; bei salzfreier Zubereitung der Kost kann man mit einem Kochsalzgehalt von 1,5—2,5 g rechnen. Brot muß bei dieser strengsten Form salzfrei gebacken werden; der Kochsalzgehalt des üblichen Brotes beträgt 0,4—0,8%. Butter muß durch Kneten in Wasser entsalzt werden. II. Form: Die erlaubte Kochsalzmenge beträgt 5 g; bei ökonomischer Verwendung genügt diese Menge, um den Speisen den faden Geschmack zu nehmen. Auch bei dieser Form der Salzbeschränkung empfiehlt es sich, die Speisen salzfrei zubereiten zu lassen, und die erlaubten 5 g dem Kranken zur freien Verfügung zu stellen. III. Form: Die erlaubte Kochsalzmenge beträgt 10 g; sie können bereits bei der Zubereitung den Speisen zugesetzt werden. IV. Form: Die erlaubte Kochsalzmenge beträgt 15 g; diese mildeste Form erfordert nur eine gewisse Beschränkung der Kochsalzverwendung bei der Zubereitung der Speisen. Es genügt im allgemeinen, wenn sehr zahlreiche Gerichte, wie gepökeltes und geräuchertes Fleisch, Wurstwaren, marinierte Fische, salzreiche Soße n, vermieden werden.

Die strengen Formen der Kochsalzbeschränkung, mindestens die 1. Form, sind für lange Dauer nicht durchführbar; Sinken der Eßlust, schließlich völlige

Abneigung gegen Nahrungsaufnahme sind die Folge. Es ist aber ein weitver-
breiteter Irrtum, daß eine kochsalzarme Kost überhaupt gewürzarm sein muß;
alle *Pflanzenwürzstoffe* sind erlaubt und sollen sogar ausgiebig verwandt
werden. Weiterhin sind erlaubt zum Würzen der Speisen: Petersilie, Schnittlauch,
Tomaten, Zitronensaft, auch Essig für Salate. Ein schmackhaftes Gewürz
geben ferner Karotten, Zwiebeln, Selleriewurzel, Petersilie, wenn sie mit wenig
Wasser angesetzt und, nachdem das Wasser durch vorsichtiges Erwärmen
vertrieben ist, entweder in trockener Hitze oder in ungesalzenem Fett geröstet
und dann im Mörser pulverisiert werden (*v. Noorden*). Ein guter Würzstoff
ist ferner geriebener Parmesankäse. Fruchtsäfte sollen reichlich verwandt
werden. Übrigens ist gegen kleine Mengen Fleischextrakt und Fleischbrühe
zum Würzen der Speisen auch nichts einzuwenden. Dagegen sollten alle so-
genannten scharfen Gewürze wie Paprika, Pfeffer, Kümmel, Senf und die hierher zu rechnenden Gemüse wie Rettich, Radieschen, vermieden werden, gleichgültig, ob es sich um ein akutes oder chronisches, ein degeneratives oder ent-
zündliches Leiden handelt. Dieser Standpunkt wird nicht allgemein geteilt,
und es wäre sicher richtig Konzessionen zu machen, wenn tatsächlich, wie
vielfach angenommen wird, die schmackhafte Zubereitung der Speisen durch
Verzicht auf die genannten Gewürze zu leiden brauchte. Das ist aber, wie nochmals betont sei, nicht der Fall, wenn von den vegetabilischen Gewürzen mehr
Gebrauch gemacht würde, als es üblicherweise der Fall ist.

Als Ersatzmittel für Kochsalz kann ameisensaures Natron verwandt werden, das in
einer Tagesmenge von 4 g gestattet werden kann. Auf das früher empfohlene Bromnatrium
wird am besten ganz verzichtet. Im allgemeinen kommt man übrigens ohne Ersatzpräparat
aus. Gute Winke für eine schmackhafte Zubereitung kochsalzarmer Kost finden sich bei
Strauß, Anleitung zu kochsalzarmer Ernährung (bei Karger, Berlin).

Störungen im Wasserhaushalt erfordern selbstverständlich eine Beschränkung der Flüssigkeitszufuhr; es ist dabei von untergeordneter Bedeutung,
inwieweit renale oder extrarenale Faktoren an dem Zustandekommen der
Störung beteiligt sind. Eine Beschränkung der Wasserzufuhr macht selbstverständlich eine solche der Kochsalzzufuhr nötig.

Die äußerste Beschränkung bilden die Dursttage mit völliger Entziehung
der Flüssigkeit; da auch keine Kalorienspender während dieser Tage verabreicht werden, ist es richtiger, von Durst-Hungertagen zu sprechen. Diese
strengste Form der Flüssigkeitsbeschränkung ist natürlich nur kurzfristig,
für 1 bis höchstens 3 Tage durchführbar; auch dann stellt ihre Durchführung
an die Energie der Kranken einige Anforderungen, in geeigneten Fällen, z. B.
als einleitende Behandlung der akut einsetzenden Glomerulonephritis (s. u.)
sind sie aber ohne Zweifel eine wirksame Maßnahme. Eine mildere Form der
Flüssigkeitsbeschränkung sind Zuckertage, an denen ausschließlich Zucker-
wasser in einer Menge von 300—1000 ccm, der Lage des Falles entsprechend,
gegeben werden (s. a. später). An Stelle der Zuckertage können auch Obsttage
Verwendung finden, bei denen also ausschließlich (saftreiche) Früchte, bis 1 kg
pro Tag, gegeben werden. Bei anderen milderen Formen der Flüssigkeitsbe-
schränkung wird soviel reine Flüssigkeit gestattet, wie die 24 stündige Urinmenge
des Vortages beträgt; der Wassergehalt der Breie wird dabei nicht mitgerechnet.
Auf Suppen wird am besten ganz verzichtet. Bei kompensierten, chronischen
Nierenleiden mit genügender Urinausscheidung treten freiere Vorschriften in
Kraft, nach denen eine Tagesmenge Flüssigkeit bis zu 1½ Liter erlaubt ist.
Eigentliche Trinktage sind selten und dann nur kurzfristig angezeigt; ein in der
Woche eingeschobener Trinktag mit einer Flüssigkeitszufuhr von 2—2½ Liter
kann bei Schrumpfnierenkranken unter Umständen die Ausscheidung etwa
retinierter harnpflichtiger Substanzen begünstigen. Voraussetzung ist aber,
daß keine Kompensationsstörungen von seiten des Herzens und kein Ödem

bzw. keine Ödembereitschaft bestehen. Die früher üblichen langfristigen Trinkkuren kommen nicht in Betracht..

Ob man versucht, eine stockende Wasserausscheidung durch einen „Wasserstoß" in Gang zu bringen, ist letzten Endes Geschmackssache; uns scheint bei diesem immerhin brutalen Eingriff die Hoffnung auf einen Erfolg geringer wie die Gefahr einer Verschlechterung. Der Wasserstoß kommt überhaupt nur in Betracht, wenn extranerale Einflüsse an der Eliminationsstörung fehlen oder mindestens ganz im Hintergrund stehen.

In diesem Zusammenhang seien einige Worte über den Gebrauch von Mineralwässern bei Nierenkranken hinzugefügt. Die früher angenommene spezifische Wirkung auf das Nierenleiden wird jetzt wohl fast allgemein abgelehnt. Es ist aber fraglich, ob dies ganz mit Recht geschieht. Experimentelle Grundlagen über die Art der Wirkung fehlen allerdings so gut wie ganz. Immerhin wäre es denkbar, daß die Wässer auf das vielfach gestörte Ionengleichgewicht bei Nierenleiden einen günstigen Einfluß haben; gewisse Anhaltspunkte für diese Möglichkeit liegen immerhin vor (s. I. Abschnitt). Es ist aber selbstverständlich, daß mit diesen Andeutungen nicht etwa einer kritiklosen Verordnung von Mineralwassertrinkkuren das Wort geredet werden soll. Die gebräuchlichsten Wässer sind die salzarmen Quellen: Wildunger Georg-Viktor- und Helenen-Quelle, Wernarzer-Brückenau, um nur die wichtigsten zu nennen.

Eine *Störung der Ausscheidung stickstoffhaltiger Schlacken* erfordert leicht zu übersehende Maßnahmen: die Eiweißzufuhr muß eingeschränkt werden. Diese Einschränkung betrifft das tierische und vegetabilische Eiweiß in gleichem Maße. Die eiweißärmsten Kostformen sind, wenn man von den Durst-Hungertagen absieht, die bereits erwähnten Zuckertage; es folgen Obsttage, Gemüse- bzw. Gemüse-Obsttage. Die eiweißreichen Hülsenfrüchte (Erbsen, Linsen, Bohnen) müssen dabei natürlich vermieden werden. Strenge eiweißarme Kostformen sind nur für kurze Zeit durchführbar; bei den milderen, die aus Reis, feinem Mehl, Milch (ca. 250 g), einigen Gelbeiern, Butter, Zucker bestehen, wird das Eiweißminimum im allgemeinen gedeckt sein. Erfolgen zu den Gemüse- oder Gemüse-Obsttagen Zulagen von Milch, Eiern, Käse, Fleisch und anderen eiweißhaltigen Nahrungsmitteln, so kann eine strenge Kostform bis zu einer freien in allen Stufen graduiert werden.

Anschließend an diese Ausführungen muß eine prinzipielle Frage kurz gestreift werden, nämlich die, ob man berechtigt ist, bei erwiesener Intaktheit einer Partiarfunktion der kranken Niere diese nun auch vollwertig auszunutzen; um ein konkretes Beispiel zu nennen, ob eine im Bilanzversuch nachgewiesene Unversehrtheit der Wasser- oder Kochsalzausscheidung eine uneingeschränkte Zufuhr von Flüssigkeit und Kochsalz erlaubt. Es ist nötig, zu dieser Frage Stellung zu nehmen, da sie verschieden beantwortet wird. Ich glaube, man muß sie verneinen, und zwar aus folgenden Gründen: einmal werden durch die üblichen klinischen Funktionsprüfungen, wie wiederholt betont, feinere Störungen im intermediären Stoffwechsel nicht aufgedeckt; dann aber wissen wir aus dem Experiment, daß der schon an sich hohe Ruhestoffwechsel der gesunden Niere, soweit man von einem solchen bei der Niere überhaupt sprechen kann, durch Belastung mit harnfähigen Stoffen (Wasser, Harnstoff) erheblich gesteigert wird (*Barcroft, Straub*); von der kranken Niere wissen wir nur, daß sie unbelastet einen erheblich höheren Energieverbrauch hat wie die gesunde Niere (*Tangl*). Wie sie sich bei Belastungen verhält, wissen wir zwar nicht, aber man muß doch mit der Möglichkeit rechnen, daß sie die Ausscheidung harnfähiger Stoffe mit einem unverhältnismäßig größeren Mehrverbrauch von (Reserve)-Kraft vollzieht wie die gesunde Niere. Nach der heute gültigen Auffassung ist dieses Arbeiten auf einem höheren Niveau aber nicht gleichgültig für ein erkranktes Organ. Ein Vergleich mit dem erkrankten, wenn auch kompensierten Herzen liegt hier nahe.

Schließlich bedarf die Frage, ob und inwieweit die üblichen *Genußmittel* Nierenkranken erlaubt oder verboten sind, einer kurzen Erörterung. Speziell die Frage des Alkoholverbotes tritt gerade bei Nierenkranken oft an den Arzt heran; der kausale Zusammenhang zwischen manchen Nierenleiden und chronischem Alkoholgenuß kann nicht abgelehnt werden, wir halten es aber nicht für gerechtfertigt, deswegen einen mäßigen Alkoholgenuß unter allen Umständen zu verbieten. Bei den Nephrosen und auch bei den anhydropischen Schrumpfnierenkranken kommt es mehr auf die Menge wie die Art der Flüssigkeit an, es liegen also keine Bedenken vor, einige Glas Wein am Tage zu gestatten. Bier und konzentrierte alkoholische Getränke sollen aber aus leicht ersichtlichen

Gründen verboten werden. Völliges Alkoholverbot halten wir nur bei der akuten Glomerulonephritis für gerechtfertigt. Auch hinsichtlich der anderen Genußmittel: Kaffee, Tee kann man einen liberaleren Standpunkt einnehmen, als es vielfach geschieht.

Es dürfte nicht schwer sein, auf Grund dieser Ausführungen einen Kostzettel festzulegen, der frei vom Schematismus den im einzelnen Fall vorliegenden Funktionsstörungen Rechnung trägt; der besseren Übersicht halber soll aber hier am Schluß eine kurze Zusammenfassung gegeben werden über die bei den einzelnen Formen der Nierenleiden im Vordergrunde stehenden Funktionsstörungen und das einzuschlagende Kostregime, das diesen Rechnung trägt. In Anbetracht der vorausgegangenen Ausführungen kann dabei auf viele Einzelheiten verzichtet werden.

1. *Degenerative Nierenerkrankungen (Nephrosen)*. Die Funktionsstörung betrifft vorwiegend den Wasser- und Kochsalzstoffwechsel; bei erheblicher Oligurie ist aber auch eine ausreichende Ausschwemmung der stickstoffhaltigen Schlacken in Frage gestellt.

Kostform: Beschränkung der Flüssigkeits- und Kochsalzzufuhr, aber aus dem genannten Grunde auch der Eiweißzufuhr. Im Reparationsstadium vorsichtige Zulagen, aber immer noch wöchentlich etwa 2 Schontage, z. B. Obst-, Gemüse-Eiertage. Die Kost besteht also im wesentlichen aus Mehlspeisen, Gemüsen, die praktisch alle erlaubt sind (auch die Spargel), Früchten, 2—3 Eigelb, Butter, salzarmen Fettkäsen, salzarmen Backwaren einschließlich der Konditorwaren, Milch, die aber bei Berechnung der Trinkmenge natürlich voll in Rechnung gesetzt werden muß. Als Zulage zu dieser Hauptkost kommt als Nebenkost Fleisch.

Die verschiedenen Formen der Nephrosen sind absichtlich hier summarisch besprochen; die Grundlinien des Kostregimes sind im allgemeinen die gleichen. Einige Besonderheiten sind zu beachten. Bei der *Sublimatniere* ist zwar gleichfalls in erster Linie die Wasser- und Kochsalzausscheidung gestört, aber bei der oft minimalen Urinsekretion leidet auch die Ausscheidung der stickstoffhaltigen Schlacken besonders stark, was durch Erhöhung des Reststickstoffes zum Ausdruck kommt; bei der Zusammensetzung der Kost ist dies zu berücksichtigen. Bei Bemessung der Flüssigkeitsmenge sind die oft erheblichen Wasserverluste durch Darm und Magen zu berücksichtigen; bei hochgradiger Wasserverarmung kann intravenöse Flüssigkeitszufuhr (z. B. von isotonischer, 5,4 %, Traubenzuckerlösung) nötig sein. Die *Amyloidnephrose* ist einer diätetischen Behandlung nicht zugänglich; im Vordergrund steht meist das Leiden, als dessen Folge die Amyloidentartung entstanden ist. Bei der Aussichtslosigkeit des Leidens sind strenge Kostvorschriften nicht angezeigt. Zu den leichtesten Formen der Nephrose gehören manche *febrile Albuminurien*; sie bedürfen keiner besonderen diätetischen Behandlung, zumal die Fieberkost (s. diese) ohnehin eine Schonungskost für die Nieren bedeutet.

2. *Entzündliche Nierenerkrankungen (Glomerulonephritiden)*. Die Funktionsstörung betrifft die Wasser- Kochsalz- und Stickstoffausscheidung. Bald überwiegt die eine, bald die andere Störung. Oft steht die mangelhafte Wasser- und Kochsalzausscheidung ganz im Vordergrund.

Kostform: Im akuten Stadium, beim Wachsen der Ödeme und Steigen des Blutdruckes kann versucht werden, durch 1—2 Durst-Hungertage, oder 2—3 Zuckertage oder schließlich 1 Durst-Hungertag mit 2 anschließenden Zuckertagen die Diurese in Gang und den Blutdruck zum Sinken zu bringen. Im weiteren Verlauf eiweißarme, kochsalzarme Kost mit einer Flüssigkeitszufuhr, die etwa der 24 stündigen Urinmenge entspricht, also Bevorzugung der Kohlehydratträger wie Mehl, Reis, (salzarmer) Backwaren, Früchte, schließlich Gemüse, ferner salzarmer Butter. Allmähliche Zulagen von Eiweiß, aber weit in das Reparationsstadium hinein Beschränkung der Kochsalzzufuhr. Immer noch wöchentlich 2 eiweißarme Schontage.

Bei *chronischem* Verlauf muß die Diät etwas freier gestaltet werden, besonders auch hinsichtlich der Eiweißzufuhr, aber die vegetabilische Kost steht auch weiter im Vordergrund; sie trägt auch gleichzeitig einer etwa vorhandenen Störung im Säurebasenhaushalt Rechnung.

Es ist selbstverständlich, daß auch hier jeder Schematismus vermieden werden muß, und die Regelung der Diät der Verlaufsart des einzelnen Falles Rechnung tragen muß. In manchen Fällen bleibt die funktionelle Leistungsfähigkeit der Niere dauernd gut, eine Neigung zur Progredienz besteht nicht und eine mäßige Albuminurie ist das einzige Symptom eines Defektes („Heilung mit Defekt"); hier sind strengere diätetische Vorschriften nicht angezeigt, die Kost unterscheidet sich von der eines Gesunden nur insofern, als Exzesse in jeder Beziehung zu vermeiden sind.

3. *Schrumpfniere.* Besonders bei der genuinen Schrumpfniere fehlen nachweisliche funktionelle Störungen oft lange Zeit vollständig; trotzdem soll die Kost eine Schonungskost sein, derart, daß die Gesamtfunktion der Niere geschont wird. Strenge, auf die Dauer doch nicht durchführbare Vorschriften sind aber zu vermeiden, sowohl hinsichtlich der Eiweiß-, Kochsalz-, und Flüssigkeitszufuhr. Die vegetabilische Kost steht zwar im Vordergrund, aber mäßiger Fleischgenuß ist erlaubt; zwei eiweißarme Schontage in der Woche sollen eingehalten werden. Die Flüssigkeitszufuhr soll den Bedarf decken, ohne ihn unnötig zu überschreiten. Aber eine grundsätzliche Flüssigkeitsbeschränkung ist nicht statthaft, unter Umständen sogar schädlich, wenn eine bestehende Zwangspolyurie anzeigt, daß die Niere die Fähigkeit, einen konzentrierten Urin auszuscheiden, verloren hat. In geeigneten Fällen kann ein wöchentlicher Trinktag, bei dem also bewußt das übliche Maß der Flüssigkeitszufuhr überschritten wird, von Nutzen sein.

Bei der *sekundären Schrumpfniere,* also dem Endstadium der chronischen Glomerulonephritis, hängt es von der Art und dem Grade der funktionellen Störung ab, inwieweit die diätetischen Vorschriften verschärft werden müssen. Die lange Dauer des Leidens verbietet auch hier zu strenge Vorschriften. Eingeschobene eiweißarme Schontage wechseln mit solchen, an denen Zulagen gestattet werden. Fehlen zunächst, wie so häufig, gröbere funktionelle Störungen überhaupt, so soll die Dauerkost eine allgemeine Schonungskost sein, wie dies eben bei der genuinen Schrumpfniere besprochen wurde.

Stellt sich im Verlaufe des Leidens Herzinsuffizienz ein mit all ihren Folgeerscheinungen, so können 1—2 eingeschobene Milch- oder besser Milch-Obsttage (s. Fettleibigkeit) mit Nutzen verordnet werden. Zunehmende Niereninsuffizienz schließlich macht die Maßnahmen nötig, die bei der Urämie besprochen sind (s. u.).

Die häufigen „*Mischformen*" sind hier nicht besonders besprochen; es dürfte aber nicht schwierig sein, den richtigen Weg zu finden, der der im Vordergrunde stehenden Form der Erkrankung Rechnung trägt.

Die Urämie. Es interessiert hier in erster Linie die „echte" Urämie, deren Abgrenzung von der eklamptischen Form mindestens auf Grund der klinischen Symptome berechtigt ist. Auf theoretische Erörterungen über die Entstehungsbedingungen der Urämie soll hier nicht eingegangen werden; das Wesentliche für die folgenden Ausführungen ist die Tatsache, daß sie Folge einer absoluten Niereninsuffizienz ist, bei der also alle Funktionen der Niere gelitten haben, am wenigsten häufig die Fähigkeit der Wasserausscheidung. Es kommt also darauf an, die Niere so wenig wie möglich zu belasten; es gelingt dies am ehesten durch eine kohlehydratreiche Kost, deren Stoffwechselendprodukte ja im wesentlichen jedenfalls ebenso wie die der Fette einer extrarenalen Ausscheidung fähig sind. Die extremste Form solcher Kohlehydrattage sind die schon erwähnten Zuckertage, bei denen also für einige Tage ausschließlich Traubenzucker — 200—300 g pro Tag — in etwa 1 Liter Wasser gegeben werden; sie haben sich in der Tat bei überhaupt noch therapeutisch beeinflußbaren Urämien gut bewährt. Nach Beseitigung der bedrohlichsten Symptome erfolgt dann der Aufbau der Dauerkost, bei der Kohlehydrate bzw. Kohlehydratträger —

Mehle, Reis, Makkaroni, Früchte, Fruchtsäfte, schließlich Gemüse — immer noch den Hauptanteil bilden. Durch Zusatz von — entsalzter — Butter kann der Kaloriengehalt der Kost erhöht werden.

Nicht oder doch nur mangelhaft erfaßt wird mit dieser Kostzusammensetzung eine wichtige, bereits oben besprochene Störung der insuffizienten Niere, nämlich die der Aufrechterhaltung des Säure-Basengleichgewichtes; die Folge dieser Störung ist schließlich, wie gleichfalls bereits besprochen wurde, eine Anreicherung von Säuren im Blute, also eine Azidosis. Durch eine basenreiche — laktovegetabilische — Kost dieser Störung gerecht zu werden und die Übersäuerung des Blutes zu paralysieren, gelingt bei der Notwendigkeit schneller Abhilfe natürlich nicht; es muß also versucht werden, durch parenterale Alkalizufuhr das gestörte Säure-Basengleichgewicht auszugleichen. Intravenöse Infusionen einer isotonischen — etwa 5% — Natr. bicarbonicum-Lösung haben sich in der Tat mitunter gut bewährt. Ein Versuch ist mindestens immer dann angezeigt, wenn durch eine urämische Dyspnoe das Vorhandensein einer Azidosis manifest wird. Bei dem Aufbau der Dauerkost ist dann diese wichtige Partiarschädigung der Niere zu berücksichtigen derart, daß neben Kohlehydratträgern eine lakto-vegetabilische Kost verordnet wird, eine Maßnahme, die sich ja seit altersher bei mangelhafter Funktion der Niere bewährt hat.

Dem quälenden Durstgefühl muß nachgegeben werden; die den Kranken angenehmsten Getränke sind (eventuell mit etwas Essig angesäuerte) Fruchtlimonaden, kalter Teeaufguß, ferner Eispillen. Bei Benommenheit muß unter Umständen Flüssigkeit durch Tropfklistiere (z. B. Traubenzuckerlösung) oder durch intravenöse Infusionen zugeführt werden; für letztere verwendet man dann zweckmäßig die eben erwähnte Alkalilösung.

Es ist selbstverständlich, daß ein Erfolg mit den erwähnten Maßnahmen nur in überhaupt noch besserungsfähigen Fällen erzielt werden kann. Die chronische Urämie, die bereits zum Nierensiechtum geführt hat, ist einer Behandlung nicht mehr zugänglich. Freilich wird man auch hier versuchen, durch eine eiweißarme, im wesentlichen also aus Kohlehydraten und Fetten bestehende Kost die Katastrophe aufzuhalten oder wenigstens Beschwerden zu lindern; aber es ist andererseits nicht richtig, diesen Kranken, die keine Zukunft mehr haben, aus theoretischen Erwägungen den Wunsch etwa nach etwas Fleisch oder einem Glase Wein zu versagen.

Anhang: Steinbildung in den Harnwegen. Von einer diätetischen Therapie der Steinbildung kann nur insofern gesprochen werden, als die Neigung zur Konkrementbildung erfolgreich bekämpft werden kann; es darf aber nicht erwartet werden, daß in den Harnwegen gebildete Steine etwa durch diätetische Maßnahmen oder auch, wie gleich hier bemerkt sei, durch Medikamente, in Lösung gebracht werden können. Die diätetische Therapie ist also eine vorbeugende Maßregel, die angezeigt ist, wenn durch Sedimentbildung kristallinischer Stoffe die Neigung zur Steinbildung offenbar wird. Die eigentliche Ursache der Konkrementbildung vermögen wir, wie aus den folgenden Ausführungen hervorgehen wird, nicht zu bekämpfen. Unsere diätetischen Maßnahmen richten sich nach der chemischen Beschaffenheit des Konkrements, die also stets festgestellt werden muß; das Ziel geht dann dahin, einmal mit der Nahrung möglichst wenig Material zur Konkrementbildung zuzuführen und ferner möglichst günstige Lösungsbedingungen für den kristallinischen Stoff, aus dem das Konkrement besteht, zu schaffen; es geschieht dies durch Beeinflussung der Reaktion des Urins.

Die überwiegende Mehrzahl der Steine besteht aus Harnsäure; es folgen dann in weitem Abstand der phosphorsaure Kalk, der oxalsaure Kalk; andere seltene Steinbildner sind hier nicht berücksichtigt. Es bedingt nun nicht etwa eine zu große Zufuhr bzw. Ausscheidung der genannten Stoffe ihre Sedimentierung im Urin. Die Konzentration dieser kristallinischen Stoffe im Urin ist immer eine so hohe, daß es zur Bildung von Niederschlägen schon normalerweise kommen würde, wenn nicht der Harn kolloide Substanzen — „Schutzkolloide" —

enthielte, die die abnorm hohe Löslichkeit der kristallinischen Stoffe ermöglichen. Enthält der Harn — aus uns noch unbekannten Ursachen — zu wenig Kolloide oder haben sich diese niedergeschlagen, so fällt der Kolloidschutz fort und es kommt zur Sedimentbildung. Die jeweilige Reaktion des Harns bestimmt dann die Art des Sediments: in sauren Harnen kommt es zum Ausfallen von Harnsäure, in alkalischen von phosphorsaurem Kalk; das Ausfallen der Oxalatsteine ist dagegen an keine bestimmte Reaktion des Harns geknüpft.

Harnsäuresteine. Hinsichtlich der diätetischen Maßnahmen können wir uns kurz fassen. Obwohl die harnsaure Diathese mit der Gicht in keinem unmittelbaren Beziehungen steht, gelten für sie doch im ganzen dieselben Kostvorschriften, die in dem Abschnitt „Gicht" ausführlich besprochen sind. Indem wir auf diese Ausführungen verweisen, geben wir hier nur eine kurze Zusammenstellung über die erlaubten und verbotenen Nahrungsmittel, wobei, ebenso wie bei der Gicht, ihr Gehalt an Purinstoffen maßgebend ist.

I. *Erlaubte Nahrungsmittel.* Hierzu gehören mit wenigen Ausnahmen alle Gemüse und Früchte; eine Ausnahme bilden die verhältnismäßig purinreichen Hülsenfrüchte: Linsen, Erbsen, Bohnen, allenfalls noch Pilze und Spinat. Die Gemüse sind nicht nur wegen ihres geringen Puringehaltes wertvoll, sondern auch wegen ihrer Fähigkeit, die saure Reaktion des Harns herabzudrücken und damit die Löslichkeitsbedingungen für die Harnsäure zu erhöhen; diese Eigenschaft soll in besonderem Maße den Kartoffeln, ferner Gurken und Tomaten zukommen (*Hindhede*). Auch Obst erhöht die harnsäurelösende Eigenschaft des Harns; wenn auch einseitige Obstkuren z. B. Traubenkuren nicht empfehlenswert sind, so soll doch Obst in jeder Form bei harnsaurer Diathese reichlich verzehrt werden.

Von den animalischen Nahrungsmitteln sind ohne Einschränkung erlaubt: Eier, Milch, Käse, Butter.

II. *Bedingt erlaubte Nahrungsmittel:* Hierzu gehört zunächst das Fleisch; völliges Verbot ist nicht nötig, aber im ganzen soll der Fleischverzehr gegenüber dem Genuß der uneingeschränkt erlaubten Nahrungsmittel doch zurücktreten. Stark gesalzene Fleischsorten (wie Pökelfleisch) werden am besten vermieden, nicht wegen höheren Puringehaltes, sondern wegen seines Kochsalzreichtums (s. u.). Zu den bedingt, d. h. in mäßiger Menge gestatteten Nahrungsmitteln rechnen wir auch die purinhaltigen Gemüse, in erster Linie also die Hülsenfrüchte, falls auf ihren Genuß nicht völlig verzichtet werden kann.

III. *Verbotene Nahrungsmittel* sind schließlich die besonders purinreichen Fleischsorten: Leber, Milz, Niere, Thymus, Hirn, Lunge. Von den *Genußmitteln* werden Bier und alle konzentrierten alkoholischen Getränke am besten ganz verboten; Wein in mäßiger Menge, ferner Tee in dünnem Aufguß und etwas Kaffee können gestattet werden.

Bei der Zubereitung der Speisen sollen die im übrigen leicht entbehrlichen scharfen *Gewürze*: Pfeffer, Senf, Paprika, vermieden werden; auch eine mäßige Einschränkung der Kochsalzmenge (etwa III. Form der Kochsalzbeschränkung, s. Nierenkrankheiten) ist angezeigt, um die molekulare Konzentration des Urins nicht unnötig zu erhöhen. Eine gewisse Durchspülung durch reichliche *Flüssigkeitszufuhr* ist angezeigt, besonders als Vorbeugungsmaßregel bei Leuten, bei denen wiederholt kristallinische Harnsäure ausgeschieden wird. Dauernder Gebrauch von Mineralwässern ist unnötig; es genügen Fruchtlimonaden oder gewöhnliches Wasser, dem man etwa 1 Teelöffel Natrium bicarbonicum oder Calcium carbonicum für den Tag hinzusetzt. In wohlhabenden Kreisen wird der Gebrauch von Mineralwässern (Fachinger, Gießhübler, Vichy) allerdings bevorzugt. Von den Badeorten erfreut sich Wildungen besonderer Beliebtheit.

Von Medikamenten kommt dem Urotropin eine gewisse Bedeutung zu; das von ihm in den Harnwegen abgespaltene Formaldehyd geht mit der Harnsäure eine leichtlösliche

Verbindung ein (s. a. den Abschnitt Gicht). Bei dem gleichfalls viel gebrauchten Urizedin ist das harnsaure Natron die wirksame Substanz.

Phosphatsteine. Phosphatniederschläge kommen schon normalerweise vor, z. B. auf der Höhe der Verdauung, wenn also reichlich Salzsäure in den Magen sezerniert wird oder aber, wenn durch häufiges Erbrechen dem Körper viel Salzsäure entzogen wird, und dadurch die Azidität des Harns vermindert wird. Eine Bedeutung hat die Niederschlagsbildung erst, wenn sie habituell statthat; bekanntlich zeigen solche Kranke häufig deutliche Zeichen der Neurasthenie. Übrigens handelt es sich bei der Phosphaturie nicht um eine Mehrausscheidung von Phosphorsäure, sondern von Kalk, so daß die Bezeichnung Kalkariurie richtiger wäre. Die Therapie muß dahin zielen, einmal den Urin sauer zu machen, und ferner die Kalkzufuhr mit der Nahrung einzuschränken. Eine Säuerung des Urins durch Salzsäure gelingt nicht oder nur mangelhaft. Aussichtsreicher ist es, den Säuregehalt des Magensaftes herabzudrücken und dadurch die Azidität des Urins zu erhöhen, einmal durch Medikamente wie Atropin (1—3 mg pro Tag), ferner durch Verbot der Speisen, die starke Säurelocker sind (s. Hyperazidität). Auch Muskelarbeit, vor allem wenn sie zur Schweißabsonderung führt, steigert den Säuregrad des Harns; reichliches Trinken vermindert ihn.

Kalkreiche Nahrungsmittel sind: Milch, Eier und viele Früchte (z. B. die Beerenfrüchte, ferner Orangen, Feigen, Pflaumen u. a.). Von den Gemüsen enthalten verhältnismäßig viel Kalk die grünen Gemüse; kalkarm dagegen sind die Hülsenfrüchte. Fleisch und Brot sind gleichfalls arm an Kalk.

Oxalatsteine. Auch hier kommt es zunächst darauf an, den Genuß derjenigen Nahrungsmittel einzuschränken, die reich an Oxalsäure sind. Bei einigen Gemüsen ist der Gehalt so reichlich, daß sie am besten ganz gemieden werden: Sauerampfer, Spinat, Rhabarber; andere: Kartoffeln, Bohnen, Tomaten, Endivien, Sellerie, Rosenkohl sind in mäßigen Mengen (etwa 200 g) erlaubt. Viele andere können in beliebiger Menge genossen werden: Blumenkohl, Weißkohl, grüne Erbsen, Linsen, Erbsen, Pilze, Gurken, Zwiebeln und die meisten Früchte (mit Ausnahme der Stachelbeeren, Pflaumen, Erdbeeren). Auch das Fleisch ist arm an Oxalsäure. Dasselbe gilt vom Brot und Mehl. Völlig frei sind Eier, Milch, Käse und Fette. Von den Genußmitteln sind oxalsäurereich Kakao und Tee, während Kaffee nur geringe Mengen von Oxalsäure enthält.

Von Medikamenten hat sich Calcium carbonicum (3 mal tgl. 1 g) bewährt; unter seinem Gebrauch wird die Oxalsäureausscheidung mit dem Urin herabgedrückt.

Die Kost im Fieber.

Schon die durch den fieberhaften Zustand bedingte Appetitlosigkeit macht eine Abänderung der üblichen Kost notwendig. Aber es liegen auch noch andere, gleich näher zu besprechende Gründe vor, der Kost im Fieber besondere Aufmerksamkeit zuzuwenden, und zwar sowohl hinsichtlich ihrer Menge wie ihrer Zusammensetzung.

Auf die *Wichtigkeit ausreichender Ernährung* fieberhafter Kranker hinzuweisen, ist deswegen nicht überflüssig, weil auch heute noch die Abneigung, solchen Kranken reichlich Nahrung zuzuführen, nicht ganz beseitigt ist. Dabei herrscht die Vorstellung, daß reichliche Nahrungszufuhr die an sich erhöhte Körpertemperatur weiter zu steigern vermag oder aber, daß der Organismus doch nicht in der Lage sei, die Speisen zu verdauen und sich nutzbar zu machen. Beide Vorstellungen sind irrig. Bei kurzdauernden fieberhaften Zuständen, z. B. einer Lungenentzündung ist es zwar von untergeordneter Bedeutung, ob der Körper kurzfristig unterernährt wird oder nicht; aber bei länger anhaltendem Fieber, z. B. beim Typhus, hängt der Ausgang der Krankheit doch ganz wesentlich von der Erhaltung des Kräftezustandes und damit also von der Ernährung ab.

Man kann zwar annehmen, daß in vielen Fällen fieberhafter *Erkrankung der Stoffwechsel* in normalen Bahnen verläuft; aber bei schwereren Infektionen hat sich doch eine Erhöhung des Stoffwechsels fast regelmäßig nachweisen lassen. Und zwar bestehen im allgemeinen wenigstens Beziehungen zwischen Temperaturerhöhung und Steigerung des Stoffwechsels. Man glaubte früher, als nur einseitig der Eiweißstoffwechsel bei Fiebernden untersucht wurde, daß an der Steigerung des Stoffwechsels fast ausschließlich das Eiweiß beteiligt sei. Bei sehr hohem Fieber und besonders schweren Infektionen kann es allerdings zu einem „toxischen" Eiweißzerfall kommen, aber im allgemeinen geht doch die Steigerung des Stoffverbrauchs auf Kosten aller drei Hauptnahrungsstoffe: der Fette, der Kohlehydrate, des Eiweißes. Dabei wird der Hauptanteil von den Fetten, demnächst von den Kohlehydraten und zum kleinsten Teil von den Eiweißen gedeckt, deren prozentualer Anteil an dem Gesamtumsatz etwa so groß ist wie unter normalen Verhältnissen. Wenn nun aber der Gesamtumsatz erhöht ist, muß natürlich auch die absolute Menge des umgesetzten Eiweißes vermehrt sein. Insofern weicht übrigens doch der Eiweißstoffwechsel des Fiebernden von dem des Gesunden ab, als selbst durch eine sehr kalorienreiche, viel Kohlehydrate enthaltende Kost das Stickstoffminimum nicht auf den gleichniedrigen Wert wie beim Gesunden herabgedrückt werden kann.

Andere Stoffwechselstörungen beim Fiebernden sind von geringerer praktischer Bedeutung; sie betreffen den Wasser- und Kochsalzstoffwechsel. Und zwar besteht bei länger dauerndem Fieber die Neigung, Wasser und damit gleichzeitig Kochsalz zurückzuhalten.

Der *Versuch,* einen Fieberkranken ausreichend zu ernähren, scheitert gewöhnlich an der *mangelhaften Appetitlust* der Kranken. Man muß annehmen, daß die Appetitlosigkeit zentral, und zwar durch Toxinwirkung auf das im Zwischenhirn gelegene Hungerzentrum bedingt ist. Es ist also wenig aussichtsreich, etwa durch die üblichen Medikamente den Appetit anregen zu wollen; sie haben in der Tat keinen Erfolg. Die besten Aussichten, die Eßlust des Kranken zu heben, bietet eine sorgfältig zubereitete, zweckmäßig ausgewählte Kost.

Ein wesentlicher Anteil des Kalorienbedarfs soll durch *Fett* gedeckt werden; in Betracht kommt eigentlich nur gute, wenig gesalzene Butter, die Suppen,

Breien u. dgl. zugesetzt wird. In einem Teller Suppe lassen sich leicht 50 g Butter unterbringen, so daß ohne besondere Schwierigkeiten am Tage 100—150 g Butter gegeben werden können. Ferner ist Sahne sehr geeignet, als Zusatz zu Milch und Breien; auch als Sahneneis wird sie von fiebernden Kranken gern genommen. Andere Fette sowie fettes Fleisch oder auch stark mit Fett durchtränkte Mehlspeisen erregen meistens Widerwillen bei den Kranken.

Ein weiterer erheblicher Anteil des Kalorienbedarfs wird durch *Kohlehydrate* gedeckt, die bei geeigneter Auswahl den Verdauungsapparat wenig belasten und weiterhin als Eiweißsparer den Eiweißverbrauch herabzusetzen vermögen. Hauptkohlehydratträger sind Backwaren aus feinem Mehl (Weißbrot, Zwieback, Kekse), feine Mehle als Zusatz zu Suppen oder Grundlage zu Breien, ferner Reis, Grieß, Kartoffeln (als Brei). Zucker kann Limonaden zugesetzt werden.

Die Beteiligung des *Eiweißes* an der Kost braucht nicht größer zu sein, wie in gesunden Tagen. Es wäre sogar unzweckmäßig etwa durch reichliche Eiweißzufuhr die Einschmelzung von Organeiweiß verhindern zu wollen; es gelingt dies nicht und die ausgesprochene spezifisch dynamische Wirkung des Eiweißes wirkt nur nachteilig. Die Einschränkung des Eiweißverbrauchs gelingt noch am ehesten durch reichliche Zufuhr von Kohlehydraten. Haupteiweißträger ist die Milch, die in der Fieberkost unentbehrlich ist, ferner Eier, feine Mehle und schließlich das Fleisch, gegen dessen Verabreichung nur ausnahmsweise Bedenken vorliegen (s. a. später). Die eiweißreichen Hülsenfrüchte (Erbsen, Linsen, Bohnen) stehen in dem Rufe blähend zu wirken und Hitzegefühl hervorzurufen. In der üblichen Zubereitung sind sie in der Tat in der Fieberkost wenig geeignet. Dagegen können die feinen Leguminosenmehle (z. B. von Hartenstein) ohne Bedenken Verwendung finden. Sehr empfehlenswert ist auch die Verwendung von Gelatinespeisen, die ohne Schwierigkeiten durch verschiedene Zusätze wie Fruchtsäfte, Wein, Rahm u. a. abwechslungsreich zubereitet werden können. Auch Fleischbrühe mit Gelatinezusatz, die beim Erkalten erstarrt, wird von Fiebernden gern genommen. Der kalorische Wert aller dieser Speisen ist nicht sehr hoch, aber sie wirken erfrischend und nebenbei noch eiweißsparend. Wohlschmeckend, allerdings ziemlich kostspielig sind die konzentrierten Fleischbrühen z. B. die Flaschenbouillon; auch bei diesen ist der eigentliche Nährwert nur gering. Aus rohem Fleisch gewonnener Preßsaft, mit Eigelb, Rahm, Zucker, Zitronensaft oder Vanille versetzt, wurde von *Ziemßen* als Gefrorenes für Fieberkranke empfohlen.

Dem häufig gesteigerten *Flüssigkeits*bedürfnis Fieberkranker soll Rechnung getragen werden. Ob es allerdings gelingt, durch reichliches Trinken Giftstoffe schneller aus dem Organismus zu entfernen, ist sehr zweifelhaft, aber zu einer Beschränkung der Flüssigkeitszufuhr liegt nur ausnahmsweise Veranlassung vor. Das gesteigerte Durstgefühl ist zum Teil übrigens Folge der darniederliegenden Speichelsekretion und der dadurch bedingten Trockenheit des Mundes. Es genügen dann kleine Schlucke, oft schon Spülungen des Mundes, um das Gefühl des Durstes zu beseitigen. Das geeignetste Getränk ist neben der Milch Brunnenwasser, das durch Zusatz von fertigen Fruchtsäften oder Zitronensaft und Zucker kalorienhaltig gemacht werden kann. Eine Veranlassung, alkoholische Getränke grundsätzlich zu verbieten, liegt nicht vor; ein Glas Wein oder auch ein Glas gutes Bier kann erfrischend und oft auch anregend auf die Appetenz wirken. Ein Glas Südwein, mit 1—2 Eigelb versetzt, liefert ein wohlschmeckendes, zugleich kalorienreiches Getränk.

Es gilt als Regel, daß die Kost Fieberkranker *gewürzarm* zubereitet wird. Insofern liegt auch hierzu eine Berechtigung vor, als die sog. scharfen Gewürze wie Pfeffer, Paprika, Senf, aber auch schon sehr gesalzene Speisen in der Tat eine unerwünschte Reizwirkung auf die Schleimhaut des Magens oder auch

auf die in ihrer Funktion möglicherweise an sich schon geschädigte Niere ausüben können; sie sind in der Fieberkost auch immer entbehrlich. Andererseits
darf die sparsame Verwendung von Gewürzen nicht dazu führen, daß die
Schmackhaftigkeit der Speisen leidet. Es stehen eine ganze Reihe von pflanzlichen Würzstoffen zur Verfügung, die eine schmackhafte, oder sogar pikante
Zubereitung der Speisen erlauben. Wir verweisen hier auf unsere Ausführungen
über die Technik der kochsalzarmen Ernährung in dem Kapitel Nierenkrankheiten.

Im allgemeinen wird die Fieberkost wenigstens zu Beginn *flüssig oder
flüssigbreiig* sein; je größer die Abneigung des Kranken gegen Nahrungsaufnahme ist, um so mehr wird sie sich der flüssigen Beschaffenheit nähern
müssen. Es liegen aber nur ausnahmsweise Bedenken gegen die Verabreichung
fester Nahrung, z. B. von zartem Fleisch, zartem Gemüse und Backwaren
vor. Das Verlangen nach fester Kost kann nur begrüßt werden, es erleichtert
wesentlich eine ausreichende Ernährung. Es soll sogar als Regel gelten, daß
eine flüssige Kost stets auch einige feste Bestandteile — Zwiebäcke, Kekse,
geröstetes Weißbrot — enthalten soll, die den Kranken zum Kauen zwingen.
Durch die Speichelsekretion wird am besten eine Reinigung der durch Pilz-
ansiedlung gefährdeten Mundschleimhaut auf natürlichem Wege gewährleistet.

Eine Fieberkost ist immer *arm an Schlacken*; die an sich oft schon vorhandene Neigung zur Verstopfung wird dadurch weiter begünstigt. Man soll
versuchen, bald durch Apfelmus, Fruchtgelees, Fruchtsäfte, Gemüsepürees die
Darmperistaltik anzuregen. Auch rohes Obst ist in vielen Fällen erlaubt. Zum
Süßen der Limonaden kann Milchzucker verwandt werden, der als leichtes
Abführmittel wirkt. Ganz ohne Medikamente oder einen gelegentlichen Einlauf wird man allerdings wenigstens zu Beginn nicht immer auskommen.

Die *Einzelmahlzeit soll nicht zu groß* bemessen sein; ein voluminöses
Gericht kann geradezu abschreckend auf den appetitlosen Kranken wirken.
Das Anrichten der Speisen soll mit großer Sorgfalt geschehen. Nicht restlos
verzehrte Speisen müssen aus der Nähe des Kranken entfernt werden. Häufiges,
freilich nicht aufdringliches Anbieten ist nötig, bei benommenen Kranken besonders zu Zeiten, in denen das Bewußtsein weniger getrübt ist (s. a. Typhus).
Es ist also erklärlich, daß die übliche Mahlzeitordnung nicht immer eingehalten
werden kann.

Es ist vielleicht nicht überflüssig, hier als *Beispiel* ein aus leicht zu be-
schaffenden Materialien bestehendes Kostgerüst für eine Fieberkost anzuführen: in 1 Liter Milch, 100 g Rahm, 2 Eiern, 120 g Butter, 100 g Mehl, Grieß,
Reis usw. sind ca. 2300 Kalorien enthalten. Durch Zugaben von Backwaren,
zartem Fleisch, zartem Gemüse, Früchten, Fruchtgelees, Gelatine, Zucker kann
der Kaloriengehalt leicht erhöht werden, ohne daß das Volumen der Einzel-
gerichte erheblich gesteigert zu werden braucht. Es wird kaum jemals nötig
sein, von Nährpräparaten zur qualitativen und quantitativen Aufbesserung der
Kost Gebrauch zu machen; nur die feinen Mehle verdienen hier ausgenommen
zu werden. Wir verweisen auf den Abschnitt Nährpräparate.

Wenn wir schließlich am Schluß dieses Abschnittes einige beachtens-
werte Punkte in der Ernährungstechnik bei einigen Infektionskrankheiten
besonders besprechen, so hat dies besondere Gründe. Die Kost weicht hier
hinsichtlich ihrer Beschaffenheit zwar nicht grundsätzlich von der eben
besprochenen Fieberkost ab, aber einmal spielt bei diesen Krankheiten die
Ernährungstherapie von jeher eine besonders wichtige Rolle, dann aber ist es
nötig, zu einigen, und zwar zum Teil strittigen Punkten Stellung zu nehmen.
In Betracht kommen der *Typhus,* der *Scharlach* und die *Lungentuberkulose.*

Der Typhus. Auf die Wichtigkeit einer ausreichenden Ernährung der häufig über Wochen fiebernden Typhuskranken ist oben bereits hingewiesen. Alle die besprochenen Schwierigkeiten, die bei Fieberkranken überhaupt diesem Ziele im Wege stehen, gelten hier aber in erhöhtem Maße. Einmal erschwert die Benommenheit eine reichliche Nahrungszufuhr, dann aber erfordern die geschwürigen Veränderungen im Darm eine ganz besondere Vorsicht. Es war nun in der Tat üblich, die Typhuskranken ausschließlich mit Milch zu ernähren, die allenfalls durch Sahnezusatz kalorisch angereichert wurde. Es ist leicht einzusehen, daß eine solche Kost immer eine Unterernährung bedeuten mußte. Es ist daher als ein Fortschritt zu begrüßen, daß in den letzten Jahren eine Erweiterung der Typhuskost propagiert wurde, dahingehend, daß neben dem üblichen, früher besprochenen Kostgerüst schon frühzeitig die Kost durch fein geschabtes Fleisch, lockeren Kartoffelbrei oder Spinat erweitert wurde. Die Vorteile bestehen darin, daß es viel eher gelingt, mit einer solchen freieren Kostform dem Kranken die notwendige Nahrung zuzuführen und seinen Kräftezustand zu erhalten. Nachteile haben sich nicht gezeigt; insbesondere sind Darmperforationen oder Rezidive nicht häufiger geworden wie bei der einseitigen Milch- oder Milchbreikost.

Es ist selbstverständlich, daß bei Darmblutungen, oder bei Gefahr der Perforation von jeder freieren Kost Abstand genommen werden muß; die Kost ist dann reinflüssig und in ihrer Menge auf das äußerste beschränkt; sie besteht ausschließlich in Milch oder besser Sahne, die dann etwa stündlich eßlöffelweise gegeben werden. Worauf die Vorstellung beruht, daß durch gekühlte Getränke eine Ruhigstellung des Darms eher erreicht wird wie durch warme, ist nicht klar ersichtlich; kühle Getränke wirken nach sonstigen Erfahrungen stärker peristaltikauslösend wie angewärmte. Bei akuterer Gefahr ist es schließlich überhaupt zweckmäßiger auf jede Nahrungszufuhr zu verzichten und kurzfristig zur rektalen Ernährung überzugehen (s. d. betr. Abschnitt). Nach Beseitigung der akuten Gefahr erfolgen dann über die flüssige, flüssig-breiige Kost allmähliche, vorsichtie Zulagen.

Mehr noch wie bei andern Kranken müssen klare Momente erfaßt werden, um Nahrung anzubieten; bei Kranken, die gebadet werden, ist die Zeit nach dem Bade ein geeigneter Zeitpunkt. Nach der Entfieberung bereitet die Ernährung keine Schwierigkeiten; es besteht dann viel eher die Gefahr, daß dem rasch und intensiv sich einstellenden Hungergefühl zu freigebig nachgegeben wird. Der Übergang zu einer frei gewählten Kost, besonders auch hinsichtlich der Quantität soll ein ganz allmählicher sein; man hält sich ungefähr an die Richtlinien, die für die Ernährung von Rekonvalescenten gelten (s. u.).

Der Scharlach. Hier wird üblicherweise fast allgemein an einer fleischfreien Kost wenigstens für die ersten Wochen festgehalten. Die Vorstellung ist dabei die, daß durch Fortlassen des Fleisches das Auftreten der Nephritis viel eher verhütet werden kann. Es ist sehr fraglich, ob das zutrifft; wenigstens haben dahingehende Versuche hierfür keine Anhaltspunkte geliefert. Aber andererseits besteht doch mindestens bei Kindern kein Bedürfnis, von der eingebürgerten fleischfreien Kost abzugehen, die ohne Schwierigkeit durch Zulagen von Gemüsen, Früchten, Mehlspeisen zu dem früher besprochenen Kostgerüst abwechslungsreich gestaltet werden kann. Es ist aber immerhin wichtig zu wissen, daß bei steigendem Widerwillen gegen eine fleischfreie Kost nach der vorliegenden Erfahrung keine Bedenken gegen mäßige Fleischzulagen bestehen.

Die Lungentuberkulose. Das Ziel der diätetischen Therapie geht im allgemeinen dahin, Gewichtsansatz zu erzielen; insofern mit Recht, als viele Tuberkulöse tatsächlich unterernährt sind, und Hebung des Körpergewichtes wenigstens vielfach mit einer Besserung des Krankheitsprozesses einhergeht. Die Technik einer solchen Ernährungskur ist ausführlich in dem Abschnitt „Magerkeit" besprochen. Hier heben wir nur einige Punkte hervor. Die Zulagen sollen — aus gleichfalls früher besprochenen Gründen (s. Magerkeit) — allmählich erfolgen; entscheidend für die Höhe der Mastzulage ist das Verhalten des Körpergewichtes, das regelmäßiger Kontrolle bedarf. Bleibt der erzielte Erfolg hinter dem errechneten deutlich zurück (s. Magerkeit), so ist eine krankhafte Steigerung des Umsatzes wahrscheinlich; er kommt auch bei nichtfiebernden Tuberkulösen vor. In diesem Falle muß die Mastzulage erhöht werden. Ist das Normalgewicht erreicht oder sogar, was häufig wünschenswert ist, eine gewisse Reserve geschaffen, so sollen die Zulagen eingeschränkt werden; übermäßiger Fettansatz schafft keinen weiteren Nutzen. Bei Tuberkulösen, deren Ernährungszustand nicht gelitten hat, sind Überernährungskuren überhaupt nicht angezeigt. Bei normalen Appetit genügt die Verringerung der Ausgaben, wie sie ja schon durch die übliche Liegekur erreicht wird, um einen gewissen Reservefond zu schaffen.

Es ist schließlich nicht überflüssig, auch hier nochmals darauf hinzuweisen, daß bei fettleibigen Tuberkulösen, mindestens solange frische Krankheitserscheinungen bestehen, Entfettungskuren zu unterlassen sind. Auch später sind sie nur unter äußerster Vorsicht statthaft (s. a. Fettleibigkeit).

Bei hochfiebernden Tuberkulösen scheitert jeder Versuch, den erwünschten Gewichtsansatz zu erzielen meistens an der Appetitlosigkeit oder an Komplikationen. Sie werden ernährt nach den Grundsätzen, die für fieberhafte Erkrankungen überhaupt gelten.

Anhang. Die Ernährung in der Rekonvalescenz.

Die gewöhnlich schnell in der Rekonvalescenz erwachende Eßlust bereitet einer ausreichenden Ernährung keine Schwierigkeiten. Es ist aber nicht überflüssig, auf einen gerade hier oft gemachten Fehler hinzuweisen. Er besteht darin, daß dem Rekonvalescenten nach einer fieberhaften Erkrankung, dessen Ernährungszustand oft sehr erheblich gelitten hat, von vornherein eine möglichst kalorienreiche Kost verordnet wird, um den Gewichtsverlust schnell wieder einzuholen. So verständlich dieses Vorgehen von seiten besorgter Angehöriger ist, so unzweckmäßig ist es vom wissenschaftlichen Standpunkt aus betrachtet. Gerade unterernährte Rekonvalescenten beantworten, wie Unterernährte überhaupt, eine plötzlich einsetzende reichliche Kalorienzufuhr in der Regel durch einen erhöhten Umsatz (s. „Luxuskonsumption" in dem Abschnitt Magerkeit); ein Teil des Kalorienüberschusses wird also nutzlos verpufft und nicht zum Ansatz gebracht. Abgesehen davon ist reichliche Nahrungszufuhr bei manchen Rekonvalescenten, z. B. bei Typhusrekonvalescenten, von einer gewöhnlich zwar harmlosen, aber doch unerwünschten Temperatursteigerung gefolgt. Es ist also viel zweckmäßiger, zunächst wenigstens eine Kost zu verordnen, deren Kaloriengehalt den der Erhaltungskost nicht oder jedenfalls nicht wesentlich übersteigt. Schon mit dieser Kost wird meistens ein Gewichtsansatz erzielt, da der in seinem Ernährungszustand heruntergekommene Organismus bestrebt ist, seine Verbrennungen einzuschränken. Auch die Eiweißzufuhr braucht nicht das übliche Maß zu überschreiten. Eiweißverluste werden schon damit gedeckt. Allmählich können Zulagen erfolgen, durch die dann das Ausgangsgewicht gewöhnlich bald wieder erreicht wird. Eigentliche Mastkuren sind in der Rekonvalescenz nur ausnahmsweise angezeigt.

Künstliche Ernährung.

Für die künstliche Ernährung stehen *verschiedene Methoden* zur Verfügung; sie lassen sich in 2 Hauptgruppen einteilen. Bei der einen unterliegen die Nahrungsmittel dem natürlichen Verdauungsprozeß; bei den anderen kommt die Nahrung mit den Verdauungssäften nicht in Berührung, der natürliche Verdauungsvorgang wird also umgangen. Zu der ersten Gruppe gehören: Die Schlundsondenernährung, die Duodenalernährung, die Ernährung durch eine Magen- bzw. Duodenalfistel; zu der zweiten Gruppe: Die rektale, die intravenöse, die subkutane Ernährung.

1. Die *Schlundsondenernährung.* Die Technik kann als bekannt vorausgesetzt werden. Bei der Schlundsondenernährung kommen die Nährstoffe mit allen Verdauungssäften in Berührung; nur das diastatische Ferment des Speichels ist ausgeschaltet, was aber auf die Ausnutzung des Nährmaterials ohne Einfluß ist. Die Wahl des Nährmaterials bleibt dem Gutdünken des Arztes weitgehend überlassen, nur ist flüssige oder wenigstens dünnbreiige Beschaffenheit eine selbstverständliche Voraussetzung. Obwohl die Geschmacksempfindung ausgeschaltet ist, ist doch die geschmackliche Seite bei der Zusammensetzung nicht zu vernachlässigen. Die am häufigsten gewählten und auch zweckmäßigsten Materialien sind Milch, Eier, Suppen aus feinen Mehlen mit Zusatz von Butter, Zucker. Durch reichliche Zugabe von Butter kann der Kaloriengehalt leicht auf die zur Erhaltung des Körpergewichtes nötige Höhe gebracht werden. Erfolgt die Ernährung ausschließlich mittels der Sonde, so ist auf genügenden Eiweißgehalt des Speisegemisches zu achten; bisweilen ist die Zutat eines Eiweißpräparates (z. B. 30 g Nutrose, Riba oder dgl.), zweckmäßig. Die Einführung der Sonde erfolgt 2 mal täglich, nötigenfalls nach vorheriger Spülung des Magens. Die Menge der Einzelmahlzeit beträgt 500—1000 ccm. Das Speisegemisch soll lauwarm gegeben werden. Ein Beispiel, das zahlreiche Abänderungsmöglichkeiten gestattet sei hier angeführt: 1500 ccm Milch, 2 Eigelb, 100 g Butter, 100 g Zucker, 50 g feines Mehl, 30 g Nutrose; Kaloriengehalt ca. 2500, Eiweißgehalt ca. 65 g, in 2 Portionen zu geben. Muß die Schlundsondenernährung über längere Zeit fortgesetzt werden oder wird die Einführung des Magenschlauches z. B. von Irrsinnigen verweigert, so empfiehlt sich die Einführung einer dünnen, weichen Sonde durch die Nase, wie dies bei der Duodenalsondenernährung geschieht (s. u.).

2. *Ernährung durch die Magenfistel.* Sie erfolgt nach den gleichen Grundsätzen wie die Schlundsondenernährung. Das gleiche gilt von der Ernährung durch eine *Duodenalfistel*; nur muß hier das Speisegemisch in mehrere, etwa 5, Portionen geteilt werden, damit die Einzelmahlzeit nicht zu groß ausfällt. Die Umgehung des Magensaftes ist für die Ausnutzung ohne wesentliche Bedeutung.

3. *Duodenalsondenernährung.* Sie wurde von *Einhorn* in die Praxis eingeführt.

Bei ihr wird ein dünner, weicher, am unteren Ende mit einem durchlöcherten Knopf aus Metall oder Hartgummi versehener Schlauch durch die Nase, die Speiseröhre und den Magen ins Duodenum eingeführt, was meistens leicht nach kurzer Zeit gelingt. Alkalische

Reaktion des aspirierten Saftes zeigt an, daß die Sonde den Magen passiert hat. Das obere Ende der Sonde wird mittels einer Fadenschlinge am Ohr befestigt. Die Sonde kann, wie *Einhorn* angibt, 10—14 Tage ununterbrochen liegen bleiben. Das Einführen des möglichst dünnflüssigen, körperwarmen Speisegemisches erfolgt mittels eines Trichters oder einer Spritze in nicht zu großen Portionen. Auf sorgfältige Mundreinigung während der Zeit der Sondenernährung ist zu achten. Eine Gegenanzeige zur Einführung der Sonde sind frische Blutungen.

Die Duodenalsondenernährung wurde von *Einhorn* für die Behandlung des Magen- und Zwölffingerdarmgeschwüres empfohlen; im letzteren Falle ist für eine erfolgreiche Behandlung natürlich Voraussetzung, daß das untere Schlauchende unterhalb der lädierten Stelle liegt. Bei dem dünnen Kaliber des Schlauches kommt nur ein dünnflüssiges Speisegemisch in Betracht, das also im wesentlichen aus Milch, Sahne, Suppen besteht. Wir verweisen auf die Ausführungen in dem Abschnitt Magen- und Zwölffingerdarmgeschwür, wo bereits einiges darüber gesagt ist.

4. *Die rektale Ernährung.* Sie ist die älteste Form der künstlichen Ernährung. Da das Nährgemisch mit den Verdauungssäften nicht in Berührung kommt, seine Bestandteile demnach also genügend vorbereitet sein müssen, um überhaupt resorptionsfähig zu sein, ist die Auswahl der zur Verfügung stehenden Nährstoffe begrenzt, obwohl, wie wir sehen werden, die Resorptionsfähigkeit des Dickdarms für Stoffe verschiedener Herkunft recht erheblich ist.

Die Leistungsfähigkeit des Dickdarms hinsichtlich seiner Verwertungsfähigkeit für rektal zugeführte Nährstoffe ist früher überschätzt worden. Die von *Ewald* empfohlenen Nährklistiere bestanden aus Milch, Eiern, Mehl, Rotwein. Das *Leubesche* Klistier besteht aus einer Suspension von etwa 300 g feinem, verteiltem Rindfleisch, der 50—100 g gleichfalls fein verteilte Bauchspeicheldrüse zugesetzt ist, um genügende Eiweißverdauung im Darm zu erzielen; auch Fett durfte diesem Gemisch zugesetzt werden, das gleichfalls durch das Pankreas ausreichend zur Resorption vorbereitet werden sollte. Ähnliche Rezepte existieren in reicher Auswahl. Sie werden nach unseren heutigen Kenntnissen viel zweckmäßiger ersetzt durch Klistiere, die nur solche Nährstoffe enthalten, deren Resorption durch den Dickdarm tatsächlich gewährleistet ist. Abgesehen von dem Vorzug größerer Einfachheit und Billigkeit haben sie den Vorzug, daß die Gefahr der Darmreizung durch Fäulnisprodukte nicht resorptionsfähiger Substanzen viel geringer ist.

Wir bringen zunächst eine kurze Übersicht der Nährstoffe, deren Verwendbarkeit durch den Darm sicher gestellt ist. 1. *Wasser* wird vom Dickdarm in beliebigen Mengen resorbiert, am besten, wenn es in isotonischer Konzentration (phys. NaCl-lösung, 0,9%) Ringerlösung (Kochsalz: 9,0 Chlorkalzium: 0,2, Chlorkal.: 0,2, Natr. bic.: 0,1 Aqua dest. 1000) zugeführt wird.

2. *Alkohol* wird gleichfalls gut resorbiert, am besten in einer Konzentration, die 3% nicht übersteigt. Es gelingt demnach, durch Alkoholzusatz den kalorischen Wert eines Nährklistieres zu erhöhen. Zusatz von Alkohol in der genannten Konzentration zu gärungsfähigem Nährmaterial, z. B. Traubenzuckerlösungen (s. u.) kann zur Verhinderung der Gärung und dadurch bedingtem Kalorienverlust angewandt werden. Auch reine Spirituosen (Kognak, Rum und dgl.) können Anwendung finden, vorausgesetzt, daß eine Alkoholkonzentration von 3% nicht überschritten wird.

3. *Kohlehydrate.* Am besten resorbiert und am meisten verwandt wird der Traubenzucker; die geeignete Konzentration ist die isotonische (ca. 5,4%); aber auch höhere Konzentrationen (bis 10%) können wenigstens für kürzere Zeit angewandt werden. Ein kleiner Teil des zugeführten Zuckers geht zwar durch Gärung verloren, der weitaus größere Teil kommt aber dem Organismus als Energiespender zugute. Durch Alkoholzusatz (s. o.) oder Thymol ($1^0/_{00}$) kann der Verlust durch Gärung auf ein Minimum beschränkt werden. In mancher Beziehung dem Traubenzucker vorzuziehen ist das Dextrin, das in kolloidale Lösung übergeht und somit den osmotischen Druck nur wenig beeinflußt; es kann also in viel höherer Konzentration gegeben werden wie der Traubenzucker. Dadurch wird die Zuführung einer viel größeren Kalorienmenge in

gleicher Menge Flüssigkeit ermöglicht; 10—15% Lösungen können längere Zeit ohne Schaden Anwendung finden. Für vorübergehende Anwendung sind noch höhere Konzentrationen (bis 20%) statthaft. Der Dextrinlösung muß Kochsalz zugesetzt werden (s. u.). Die Resorption vom Darm aus erfolgt, nachdem das Dextrin durch die stets im Darm vorhandene Diastase zu Dextrose umgewandelt ist.

Anderen Kohlehydraten: der Lävulose, dem Milchzucker und der Stärke kommt eine praktische Bedeutung als Zusatz zu Nährklistieren nicht zu.

Eiweiß als solches ist für den Darm nicht verwertbar. Eine Resorption ist erst möglich, wenn das Eiweißmolekül in seine niedersten Bausteine zerlegt ist. Diese Zerlegung kann nur unter bakterieller Einwirkung geschehen. Es ist an sich also wohl möglich, daß in den Darm eingeführte Eiweißträger wie Milch, Eier, wenigstens zum Teil ausgenutzt werden, aber die Zertrümmerung dieser Vollproteine geht sehr langsam von statten, und der Fäulnisprozeß, dem sie unterliegen, reizt die Darmschleimhaut häufig derart, daß eine weitere rektale Ernährung unmöglich gemacht wird. Eiweißspaltprodukte dagegen unterliegen einem raschen weiteren Abbau, der sie dann resorptionsfähig macht. In der Tat hat sich gezeigt, daß Albumosen-, Pepton- und Polypeptidgemische vom Darm zum größten Teil resorbiert werden; der Eiweißbestand des Organismus kann also durch rektale Einverleibung dieser Gemische weitgehend geschützt werden, was bei einer für längere Zeit notwendigen künstlichen Ernährung von großem Werte ist. Besonders bewährt haben sich das Riba und das Erepton; auch das Rektamin wird in letzter Zeit empfohlen.

Fett wird vom Dickdarm aus so gut wie gar nicht resorbiert; auf diesen wertvollen Kalorienträger muß also bei der rektalen Ernährung verzichtet werden. Die von *Leube* empfohlenen Pankreas-Fleisch-Fett-Klistiere (s. o.) haben sich nicht bewährt und werden in der Praxis wohl kaum noch angewandt.

Von den *Salzen,* die vom Darm aus resorbiert sind, interessiert hier nur das *Kochsalz,* das am besten in physiologischer Lösung (0,9%) gegeben wird. Der Kochsalzbedarf des Organismus kann mühelos auf rektalem Wege gedeckt werden.

Einige allgemeine Regeln seien dem Gesagten hinzugefügt. Vor den Nährklistieren soll möglichst ein Reinigungsklistier gegeben werden, wenigstens bei Verwendung von stickstoffhaltigen Nährklistieren. Bei nur Kohlehydrate enthaltenden genügt ein täglicher oder auch zweitäglicher Reinigungseinlauf. Tropfklistiere verdienen vor Nähreinläufen den Vorzug. Mehr als zwei Nährklistiere am Tage sollen nicht gegeben werden, bei Tropfklistieren kommt man häufig mit einem aus. Die Flüssigkeitsmenge des Einlaufklistiers soll 500 ccm, die des Tropfklistiers 1500 ccm nicht übersteigen. Zweckmäßig fügt man der *körperwarmen* Lösung einige Tropfen (6—8) Opiumtinktur hinzu, was das Halten des Einlaufs erleichtert. Die Umgebung des Afters sowie das Darmrohr selbst, das 8—10 cm tief in den Darm eingeführt werden soll, ist sorgfältig mit Fett einzureiben. Nach dem Einlauf ist für mindestens 2 Stunden Bettruhe einzuhalten.

Jede rektale Ernährung bedeutet selbstverständlich eine Unterernährung; es gelingt auch nicht annähernd durch sie den Energiebedarf des Organismus zu decken. Trotzdem darf der Wert der Nährklistiere nicht unterschätzt werden. Man gibt zweckmäßig je ein Kohlehydrat- und ein stickstoffhaltiges Klistier am Tage (z. B. N. 1 oder 3. und 2 s. u.). Bei Tropfklistieren oder wenn nur eines am Tage gegeben werden soll, können Kohlehydrate und N-haltige Substanz auch gemischt gegeben werden. (z. B. N. 5). Wir bringen zum Schluß einige Rezepte für Nährklistiere (im wesentlichen nach v. *Noorden* und *Salomon*).

1. Traubenzucker 54, Alkohol 30, Thymol 1,0, Wasser 1000 als Tropfklistier oder für zwei Einlaufklistiere.

2. Riba 60,0, Alkohol 9,0, Kochsalz 2,5, Wasser 300, als Einlaufklistier.

3. Dextrin 100, Alkohol 9, Kochsalz 2,5, Wasser 300 als Einlaufklistier.

4. Dextrin 150, Kochsalz 7,0, Alkohol 30, Wasser 1000 als Tropfklistier.

5. Dextrin 150, Riba 50, Alkohol 30,0, Wasser 1000 als Tropfklistier.

6. Nährstoff Heyden 20, Dextrin 50, phys. Kochsalzlösung 250; fertig in Glastuben erhältlich.

5. Die *intravenöse Ernährung*. Für die intravenöse Ernährung kommen zunächst Kohlehydratlösungen in Betracht; in erster Linie solche von Traubenzucker. Dieser wird in einer Lösung, die der physiologischen Konzentration entspricht (5,4%) oder diese nicht wesentlich übersteigt (bis 10%) fast restlos vom Organismus verwertet; nur ein minimaler Prozentsatz des infundierten Zuckers wird mit dem Urin unverwertet ausgeschieden.

Intravenöse Ernährung ist angezeigt in Zuständen akuter bedrohlicher Inanition mit starkem Wasserverlust, z. B. bei Cholera, Cholera nostras und ähnlichen Zuständen, bei profusen Blutungen, bei Kollapszuständen, bei fieberhaften Erkrankungen und nach Operationen, wo schnelle Flüssigkeitszufuhr angezeigt ist; in all diesen Fällen wird die übliche Infusion von physiolog. NaCl- oder Ringerlösung viel zweckmäßiger durch die gleichzeitig kalorienhaltige Traubenzuckerlösung ersetzt. Auch bei Urämien, ferner im Koma diabeticum (s. dieses) werden Zuckerinfusionen (6—8%) mit Erfolg angewandt. Höher konzentrierte Lösungen — 10—30% — wurden neuerdings von *Büdingen* für die Behandlung mancher Herzerkrankungen („Kardiodystrophien") empfohlen; auch zur Beschleunigung der Blutgerinnung bei Blutungen wurden sie von einigen Autoren an Stelle der sonst verwandten 10%-NaCl-Lösung mit Erfolg angewandt.

Die Menge der infundierten Lösung mit physiologischer oder diese nicht wesentlich überschreitender Konzentration beträgt 500—1000 ccm für die Einzelinfusion, die Tagesmenge 1500—2000 ccm. Von stark hypertonischen Lösungen sollen nicht mehr als 30—50 ccm infundiert werden. Die Lösung soll körperwarm und steril sein. Trotz dieser Vorsichtsmaßregeln sind gelegentliche Temperatursteigerungen nicht zu vermeiden. Langsames Einfließenlassen der Lösung ist nötig, um eine zu plötzliche Überlastung des Herzens zu vermeiden. Eine besondere Apparatur für Dauerinfusionen wurde von *Friedemann* angegeben (Zeitschr. f. ärztl. Fortb. 1919, 45). Die Lösungen sind nicht haltbar; dies erschwert die Anwendung der Zuckerinfusionen bei akut bedrohlichen Zuständen. In diesen Fällen hat sich ein im wesentlichen aus Invertzucker (Dextrose und Lävulose) bestehendes Präparat, die

Calorose (chem. Fabrik, Güstrow) bewährt, das in sterilen Packungen im Handel ist, die die Herstellung einer 5%-Lösung schnell ermöglichen. Der Verlust durch die Nieren ist etwas größer wie beim Traubenzucker, beeinträchtigt aber seine praktische Verwendbarkeit nicht. (Über Zucker-Alkohol-Nährlösung s. u.).

Die *Lävulose* (Fruchtzucker) hat vor dem Traubenzucker bei intravenöser Verabreichung keine Vorteile; nur im Koma oder bei präkomatösen Zuständen wird sie vielfach dem Traubenzucker vorgezogen. Sie wird in einer Konzentration von 5—10% gegeben (s. Diabetes).

Kurz erwähnt mögen schließlich die Versuche werden, *Alkohol* als Kalorienspender intravenös zuzuführen. Nach den vorliegenden Versuchen scheint es, daß der in die Blutbahn eingespritzte Alkohol vom Menschen als Energiespender verwertet wird (*Gabbe* unter *Moritz*). Verwandt wurden 10%ige Lösungen in einer Menge, daß auf 1 kg Körpergewicht 0,3 g Alkohol kamen. Schwindelgefühl, Hitzegefühl, leichte Benommenheit, aber auch Erregungszustände im Anschluß an die Infusion wurden beobachtet. Es scheint übrigens und ist ja auch durchaus wahrscheinlich, daß die Folgeerscheinungen je nach den Lebensgewohnheiten und der Konstitution der einzelnen Individuen verschieden sind. Versuche auf breiterer Basis liegen noch nicht vor. *Alkohol* in geringer Konzentration (3%) kann dagegen ohne Bedenken für intravenöse Infusionen verwendet werden. Man kann beispielsweise Traubenzuckernährlösungen Alkohol in dieser Konzentration hinzufügen, was den Kaloriengehalt erhöht und gleichzeitig die Zuckerlösung haltbarer macht. Bei der Behandlung des Koma diabeticum kommt außerdem die antiketogene Wirkung des Alkohols vorteilhaft in Betracht (s. Diabetes).

6. *Die subkutane Ernährung.* In weiterem Sinne gehört zu dieser die subkutane Infusion von Salzlösungen in physiologischer Konzentration, z. B.

von Ringerlösung. Aber mit dieser werden dem Organismus nur Salze und, worauf es meistens ankommt, Wasser beigebracht, was in vielen Fällen auch genügt. Es gelingt aber auch kalorienhaltige Nährlösungen subkutan zu geben, vorausgesetzt, daß auf Isotonie der Lösung geachtet wird. So werden isotonische Traubenzuckerlösungen gut und ohne nennenswerte Beschwerden vertragen. Allerdings sind intravenöse Infusionen immer vorzuziehen, bei denen eine größere Flüssigkeitsmenge auf schnellerem Wege und für den Kranken in angenehmerer Weise einverleibt werden kann. Konzentrierte Zuckerlösungen, subkutan gegeben, verursachen Schmerzen und haben Entzündungen, oft sogar Nekrosen der Haut zur Folge.

Ältere Versuche z. B. von *Leube* Oliven- oder Sesamöl in größerer Menge (30—40 ccm) subkutan als Energiespender zu geben, sind gänzlich aufgegeben, nachdem erwiesen ist, daß nur ein kleiner Bruchteil des Öles tatsächlich zur Resorption gelangt. Versuche, tief abgebautes Eiweiß zur subkutanen Ernährung zu verwenden, haben zu keinen praktischen Ergebnissen geführt; die Anwendung höherer Bausteine (Albumosen, Peptone) verbietet sich wegen ihrer toxischen Wirkung von selbst.

Nährpräparate.

Bei der unübersehbaren Zahl der Nährpräparate kann es sich hier natürlich nur darum handeln, einige Richtlinien zu erörtern, die dem Arzt die Auswahl und Bewertung eines Präparates erleichtern. Die Beurteilung ist allerdings dadurch erschwert, daß das Ausgangsmaterial der Präparate nicht immer aus dem Namen des Präparates hervorgeht; es ist das aber natürlich entscheidend für die Wahl. Auch wäre es wünschenswert, daß der kalorische Wert des Präparates auf der Packung angegeben wird; der Kaloriengehalt allein ist ja allerdings nicht der einzige Gesichtspunkt, nach dem die Wahl des Präparates zu erfolgen hat; aber seine Kenntnis würde doch die Errechnung des „Nährgeldwertes" (s. Magerkeit) ermöglichen. Dabei würde sich zeigen, daß er bei vielen unverhältnismäßig hoch ist. Wenn es also darauf ankommt, den Kräftezustand durch eine Mehrzufuhr von Kalorien zu heben, läßt sich das oft viel zweckmäßiger und zugleich billiger durch natürliche Nahrungsmittel wie Eier, Mehl, Sahne u. dgl. erreichen. Es ist auffallend, wie wenig gerade auch in unbemittelten Kreisen dieser Gesichtspunkt berücksichtigt wird, und wie fest eingewurzelt der Glaube an die überlegene Wirksamkeit der Nährpräparate als Kraftspender ist. Es soll freilich nicht verkannt werden, daß es Kranke gibt, bei denen eine vermehrte Kalorienzufuhr am bequemsten durch Nährpräparate gelingt; dann sollten aber wenigstens solche gewählt werden, die tatsächlich auch einen nennenswerten Nährwert haben. In anderen Fällen können Nährpräparate wertvolle Hilfsmittel zu einer qualitativen Verbesserung der Kost sein. Das trifft beispielsweise zu bei der künstlichen Ernährung, bei der durch Eiweiß-präparate auf bequeme Weise eine ausreichende Stickstoffzufuhr ermöglicht wird. Auch bei einseitigen, dabei eiweißarmen Kostformen, z. B. der Karell-Milchkur, kann durch etwa 30 Gramm eines Eiweißpräparates ein Schutz des Körpereiweißes gewährleistet werden, ohne daß dadurch der kalorische Wert der Kost nennenswert erhöht wird. Einige Eiweißpräparate schließlich, z. B. Nutrose können vermöge ihrer stark salzsäurebindenden Fähigkeit gelegentlich bei Hyperaziden, bei Magengeschwüren und Zwölffingerdarmgeschwüren mit Vorteil angewandt werden.

Für die *Beurteilung eines Nährpräparates* ist ferner wesentlich, daß Geschmack und Geruch nicht Widerwillen erregen; bei manchen z. B. pulverisierten Eiweißpräparaten ist es schließlich vorteilhaft, wenn sie in Wasser löslich sind oder wenigstens in kolloidale Lösung übergehen. Es ist zweckmäßig, sich davon zu überzeugen, daß die Löslichkeit auch in einer sauren Flüssigkeit wie dem Magensaft bestehen bleibt (Zusatz von einigen Tropfen Salzsäure zum gelösten Präparat).

Nach ihrem *Ausgangsmaterial* kann man Nährpräparate unterscheiden, die aus Kohlehydraten, Fetten oder Eiweiß hergestellt sind; einige endlich sind gemischte Präparate. Sie bestehen beispielsweise aus Eiweiß und Kohlehydraten. Manche Eiweißpräparate bestehen nicht aus Vollproteinen, sondern das Eiweiß ist durch entsprechende Vorbehandlung in seine Bausteine: Albumosen, Peptone, Polypeptide oder gar Aminosäuren zerlegt. Dabei herrscht die Vorstellung, daß durch diese künstliche Vorverdauung dem Organismus die Aufarbeitung des Proteins erleichtert wird. Dazu muß aber bemerkt werden, daß die Anwendungsmöglichkeit völlig — bis zu den Aminosäuren — abgebauten Eiweißes doch begrenzt ist; im allgemeinen jedenfalls übt stark vorverdautes Eiweiß eine unerwünschte Reizwirkung auf die Magenschleimhaut aus, die um so größer ist, je weiter die künstliche Vorverdauung vorgearbeitet hat. Eine leichtere Aufarbeitung vieler Kohlehydratpräparate wird dadurch angestrebt, daß die Stärke in das unmittelbar lösliche Dextrin übergeführt ist; dieses Prinzip liegt beispielsweise den „aufgeschlossenen" Mehlen zugrunde, die breitere Anwendung in der Krankenkost verdienen.

Die folgende, natürlich höchst unvollkommene Zusammenstellung ist vielleicht geeignet, dem Arzt die Auswahl eines geeigneten Präparates zu erleichtern.

I. Kohlehydratpräparate.

Hierher gehören die zahlreichen aus Keimen der Gerste gewonnenen Malzextrakte, die in Syrup- oder Pulverform im Handel sind; sie werden eßlöffelweise zu Milch, Wein, Bier, Suppen oder Wasser zugesetzt; 100 Gramm enthalten durchschnittlich 300 Kalorien. Auch die Malzbiere gehören hierher; ferner die feinen Mehle: Knorrs Hafermehl, die Hartensteinschen Leguminosemehle, Knorrs Feinmehl, Maizena u. a. Anwendung: Als Suppen- und Breizusatz. 100 Gramm enthalten durchschnittlich 350—400 Kalorien. Aufgeschlossene (dextrinisierte) Mehle, z. B. von Dr. Klopfer, Kufecke, Netsle, Theinhardt. Besonders in der Kinderpraxis werden sie viel gebraucht; 100 Gramm enthalten durchschnittlich 400 Kalorien. Soxleths Nährzucker, Dextrin und Maltose enthaltend, wird als Zusatz zu Milch u. dgl. verwandt.

II. Fettpräparate.

Leberthran, stammt aus der Leber des Dorsches; sein unangenehmer Geschmack kann durch einige Tropfen Pfefferminzöl gemildert werden (z. B. Ol. jec. asell 100, Sacch. 0,2, Aeth. acet. 2,0, Ol. Menth. pip. acet. 2). Der aromatische Leberthran (Ol. jec. asell. arom.) schmeckt angenehmer, ist aber teurer. Anwendung: Dreimal täglich 1 Teelöffel, steigend bis dreimal täglich 1 Eßlöffel etwa 1 Stunde nach dem Essen. 100 Gramm enthalten ca. 900 Kalorien. Scotts Emulsion besteht aus Leberthran und Glyzerin. Er ist bedeutend weniger nahrhaft als der Leberthran. Lipamin *(v. Mering)* enthält Lebertran, Sesamöl und Ölsäure (6%).

III. Eiweißpräparate.

1. Vollproteine. Tropon ist ein aus Fleisch hergestelltes unlösliches Präparat.

Bei den zahlreichen im Handel befindlichen aus Fleisch hergestellten Extrakten: Liebigs Fleischextrakt, Kämmerichs Pepton, Valentins Meat juice, Bovril u. a. kommt der kalorische Wert nicht in Betracht; sie können aber als Säurelocker den Appetit anregen. Dasselbe gilt von der im Haushalt herstellbaren Flaschenbouillon. Die wohlschmeckende gleichfalls als Suppenzusatz geeignete *Leube-Rosenthal*sche Fleischsolution ist kalorienreicher als die genannten Extrakte, neben gelösten und nicht gelösten Eiweißkörpern enthält sie Albumosen und Extraktivstoffe. Der hohe Puringehalt aller dieser Extrakte ist zu berücksichtigen (z. B. bei Gichtikern).

Die folgenden Präparate werden aus Milch hergestellt, ihr Hauptbestandteil ist Kasein.

Nutrose, Kasein-Natrium, geht in kolloidale Lösung über. Eukasin (Kasein-Ammoniak), leicht löslich; Plasmon, in kolloidale Lösung übergehend, Sanatogen, leicht löslich. *Puro* wird aus Eier-Eiweiß hergestellt.

Die genannten Präparate können Suppen, Brei usw. zugesetzt werden; 100 Gramm haben durchschnittlich 350 Kalorien, einige etwas weniger, andere mehr; Puro ist viel kalorienärmer (100 Gramm = ca. 150 Kalorien).

Das Ausgangsmaterial von *Aleuronat, Roborat,* Glidine ist Getreide; sie eignen sich zu Zusätzen zu Backwaren und Suppen. *Materna* wird aus Getreidekeimlingen hergestellt. Der kalorische Wert dieser Präparate beträgt ca. 360—400 Kalorien in 100 Gramm.

2. Albumosen, Peptone, Polypeptide, durch Vorverdauung meist aus Fleisch oder Fisch gewonnen. Für innerlichen Gebrauch mehr als appetitanregende, säuretreibende Mittel wie als Kalorienspender eignen sich Somatose, Fortose, Riba als Zusätze zu Suppen, Breien u. dgl. Weniger geeignet ist Witte-Pepton und das bis zu den Polypeptiden vorverdaute Erepton. Ein neues anscheinend gleichfalls aus Albumosen, Polypeptiden und Aminosäuren bestehendes Präparat ist das Rektamin (Chemische Fabrik Güstrow). Das Eatan (Eatinwerke, München) besteht nach Angabe der Firma aus den — durch Hydrolyse gewonnenen — Bestandteilen des Fleisches.

IV. Mischpräparate.

Riba-Malz, Riba- und Malzextrakt enthaltend, leicht löslich und wohlschmeckend. *Hygiama,* aus Milch, Zerealien, Kakao bestehend, sehr wohlschmeckend. *Odda,* aus Molke, Weizenmehl, Eidotter, Kakaobutter, Rohrzucker. Maltosellol, im wesentlichen aus Lebertran und Kakao bestehend.

Sachregister.